成本《伤寒论》通释

· 陈宝明　主编

全国百佳图书出版单位

中国中医药出版社

· 北京 ·

图书在版编目（CIP）数据

　　成本《伤寒论》通释 / 陈宝明主编 . -- 北京：
中国中医药出版社 , 2025. 4.
ISBN 978-7-5132-9325-9

　　Ⅰ . R222.29

　　中国国家版本馆 CIP 数据核字第 2025RK5977 号

中国中医药出版社出版

北京经济技术开发区科创十三街 31 号院二区 8 号楼
邮政编码　100176
传真　010-64405721
山东临沂新华印刷物流集团有限责任公司印刷
各地新华书店经销

开本 710×1000　1/16　印张 25.25　字数 360 千字
2025 年 4 月第 1 版　2025 年 4 月第 1 次印刷
书号　ISBN 978 - 7 - 5132 - 9325 - 9

定价　99.00 元
网址　www.cptcm.com

服 务 热 线　010-64405510
购 书 热 线　010-89535836
维 权 打 假　010-64405753

微信服务号　zgzyycbs
微商城网址　https://kdt.im/LIdUGr
官 方 微 博　http://e.weibo.com/cptcm
天猫旗舰店网址　https://zgzyycbs.tmall.com

如有印装质量问题请与本社出版部联系（010-64405510）

周　序

　　后汉张仲景所著的《伤寒论》，言精而奥，法简而详，内容博大精深，意旨宏博深远，不仅是外感病的专书，而且是治疗百病的基础和轨范，在临床上具有普遍的指导意义，"启万世之法程，诚医门之圣书"，是中医古代医学史上公认的第一部理法方药俱备的经典著作。故历来注疏者层出不穷，深入阐述，拓展应用，各张其说，多所发挥，形成蔚为大观的伤寒学派，至今在中医药学研究和临床中仍发挥着不可替代的作用。国学大师章太炎先生称颂道："中医之胜于西医者，大抵《伤寒》为独甚。"又谓："他书或有废兴，《伤寒论》者，无时焉可废者也。"足见仲景之学价值所在。

　　《伤寒论》流传于后者，一为金皇统四年（1144）成无己注本《注解伤寒论》，一为明万历二十七年（1599）赵开美复刻宋治平二年（1065）二月校正医书局刊行的《伤寒论》校定本，另有治平三年（1066）一月校正医书局校刊的《伤寒论》别本《金匮玉函经》。而后两者一线单传，流布不广，湮晦不彰，所见亦寥。故成无己注本遂成为后世千百注家之祖，明代方有执以降诸家注本，皆据成本。成注本是伤寒著作中传播最广之著作。

　　《注解伤寒论》之价值，一是其所据底本虽为宋本，但尚可能参考了当时所见的古本《伤寒论》，从中可窥《伤寒论》的旧貌。日人丹波元简《伤寒论辑义》曰："成氏注本，又有少异。"唯《伤寒明理论》所载，或有与宋本文同者。又案李时珍《本草纲目》曰人参、柴胡，唯张仲景

《伤寒论》作人蔜、茈胡。今世未见此本，唯成本注释音，载蔜音参，茈音柴。得知古本如此。成本对《伤寒论》原文的编排自成一家，又为全文注释《伤寒论》第一家，大行于世。清代汪琥《伤寒论辨证广注》曰："犹王太仆之注《内经》，所难者为创始。"二是其以《素问》《灵枢》《难经》《脉经》等为据，以经解经，逐条注释，注文详明，见解独特，赵开美称赞其"博极研精，深造自得"，对后世影响深远。

陈宝明先生，幼年失怙，矢志于医，后列伤寒学泰斗刘渡舟教授门墙，完成硕士学业，获益先天独厚，自优于他人。毕业后执教于大同大学，不忘初心，致力长沙之学，寝馈伤寒大论，深入钻研，不废临证，勤于笔耕，日日浸淫，朝夕讲授，时时实践，广育桃李，著作迭出，成绩斐然，造诣深湛。退休后，不顾年老病衰，全身心投入中医人才培养和拯济黎元疾患的医疗事业中，兹又将其毕生学伤寒、讲伤寒、用伤寒的学习、临证、教学体会心得，整理成帙，命之曰《成本〈伤寒论〉通释》，以付剞劂，可钦可佩。其索序于不佞，予泛阅其稿，颇受启迪，较之众多注疏伤寒者，自有特色。概言之，有如下特点。

1. 精选底本。本书所据底本是 1973 年人民卫生出版社重印《注解伤寒论》本。该本仍为人民卫生出版社 1962 年所印《注解伤寒论》第 1 版，不过是在重印时，删去了原有的吕滨、江瓘校刻序文二篇、宋刻《伤寒论》敕文一篇，以及卷首所附"图解运气图"。人民卫生出版社此本是根据商务印书馆出版的涵芬楼影印明嘉靖汪济川校正成无己注本，重加标点，并对所有校勘进行整理后排印的。而商务印书馆在 1955 年出版此书时，曾参照赵开美本和"医统正脉本"校勘，对各本字句有出入的，分作夹注。有参考熊译元的《注解伤寒论字句》，对各本不同的释义，凡可取的，另在夹注中注明"熊校记"字样，以供参考。故此本校勘精湛，讹误绝少，本书选为底本，自为允当。

2. 通释全篇。《伤寒论》历来注家对《伤寒例》《辨脉法》《平脉法》及汗吐下可不可等诸篇内容，概行删去，不予注释，将《伤寒论》原 10 卷 22 篇缩减为 6 卷 10 篇，人称为"节本"或"洁本"《伤寒论》。如此虽然撷取了《伤寒论》六经辨证论治体系和理法方药程序的主要内容，但尚不足反映张仲景辨治外感热病经验及辨证论治精神的全貌。《伤寒例》等三篇虽然掺入王叔和的意见，但其中多有张仲景的学术思想，而诸可不可等篇为王叔和因"疾病至急，仓促寻按，要者难得"而分类归纳而成，自有其临床价值。今本书将 10 卷 22 篇全部注解，全面反映了《伤寒论》的风貌，书名为《成本〈伤寒论〉通释》，名实相符。

至于成氏注本首卷前原附有"图解运气图"，经前人考证此非成本原有内容。如明代汪机《读素问钞》卷下谓："黄仲理曰：南北二政三阴，司天在泉，寸尺不应交反。《脉图》并《图解运气图说》出刘温舒《运气论奥》，又《六气上下加临补泻病症图》并《汗差棺墓图歌括》出浦云《运气精华》，又《五运六气加临转移图》并图说出刘河间《原病式》，后人采附仲景《伤寒论》中。夫温舒、浦云、守真三家之说，岂敢附于仲景之篇，特后人好事者为之耳。"而明代以前的版本皆无此类附图。明代缪希雍《论运气》曰："后从歙邑见赵少宰家藏宋版仲景《伤寒论》，皆北宋善版，始终详检，并未尝载有是说。六经治法之中，亦并无一字及之。予乃谛信予见之不谬。而断为非治伤寒外感之说。"日本文献学家丹波元简《医滕》亦云："予家藏元版成无己注解本，亦不载此诸图，知是出成氏以后之人也。"故今人叶法正《伤寒学术史》即言："成氏注本首卷附有论脉的'南政''北政'和运气'加临''转移'三十六图解等内容。经考大同于刘温舒《运气论奥》，与医理、脉理无涉，宋本无此图，纵观成本全书注文中亦绝无此运气内容之痕迹；严器之、赵开美序中亦未提及，是知此图既非仲景原文，又非成氏注文，乃明代好事者所增添。"故本书不注释此部分内容，亦本成氏原貌也。

3. 折衷诸家。本书本成无己注文，博采注家意见，折衷前人议论，结合自己的见解，提出合理的解释。尤其是对经文难释及成注顺文敷衍之处，深入探讨，寻根究底，不断深化，发明隐奥，明辨是非。

4. 以案论证。实践是检验真理的唯一标准，也是认识的源泉。注释研究《伤寒论》目的在于指导临证，故《成本〈伤寒论〉通释》一书不仅以经解经，而且联系临床实际，结合自己临证经验和治疗验案，以论证条文的实际意义，证明《伤寒论》理论对实践的指导意义，可谓以经验经，既可加深对条文的理解，又可取得新的认识和经验，有助于解决一些疑难、争议问题。

总之，本书凝集了宝明先生五十余年运用《伤寒论》之心得，以成本为蓝本，引诸说释仲景，出己见解疑惑，附验案证理论，对《伤寒论》全篇内容，逐条阐释，前后相参，纵横对比，广征博引，参证互明，间附己意，析疑解惑，抉发经义，阐幽探奥，融会贯通，其述精炼简达，要言不烦，识见赅富，其论平正公允，见解独到，多有新意，别开心眼。

冉雪峰先生尝言："脱离实践的空头理论家为伪医，没有理论基础为医匠，只有能坐而言、起而行，有理论、有实践的才能称得上医学家。"陈宝明先生正是冉氏所言坐言起行、学验俱富的方家。兹书付梓，对于诱掖后学，惠泽生民，不无裨益，予乐为之序。

癸卯初冬上浣末学周益新识于古都大同守机簃

自 序

《伤寒论》，为汉代医学家张仲景所著，惜其问世不久，惨遭兵火洗劫，使之散失于民间而濒临失传。幸经西晋太医令王叔和，倾毕生之心血收集整理而得以幸存，命名为《张仲景方十五卷》，并传于后世。诚如金元名医成无己所言："仲景之书，逮今千年而显用于世者，王叔和之力也。"若无王叔和之收集整理，《伤寒论》早已荡然无存，故王叔和乃《伤寒论》传世之功臣也！然《伤寒论》原本为十六卷，王叔和费尽全力，仅收集十卷，其余六卷不得而见矣。后经东晋、南北朝，迨至隋唐时期，时医视该书为枕中鸿宝，秘而不售，使之时隐时现，若存若亡，流传日稀，唐代医学大家孙思邈，直至晚年方遇此书之全帙，将其录于《千金翼方》卷九、卷十之中。稍后，唐代医学家王焘著《外台秘要》，亦屡引《伤寒论》之方证，此乃唐代引述《伤寒论》内容之唯二独存。至北宋仁宗嘉祐年初，专设校正医书局，指定林亿、高保衡、孙奇等人，对高继冲进献的十卷《伤寒论》，进行了全面校勘而颁行于世，由此该书得以广泛流传。宋代以降，研习《伤寒论》者益多，贤达辈出，诸如庞安时、朱肱、许叔微等医家，对《伤寒论》的研究造诣颇深，名噪一时。诸贤之中，首推金聊摄人成无己，成氏据张仲景《自序》之旨，本《黄帝内经》《难经》之精意而辨析其理，发明其奥，以经注经，并撰《注解伤寒论》《伤寒明理论》等书，遂开全注《伤寒论》之先河。当时将《伤寒论》与《金匮要略》《黄帝内经》《神农本草经》，并称为中医四大经典，张仲景亦被奉为医圣。

《伤寒论》继承《黄帝内经》《难经》基本理论，首创六经辨证论治的完整理论体系，确立了外感病的治疗原则，成为中医学第一部理法方药具备、理论联系实际的重要经典。其论之精，其方之验，为历代医家所赞。论中所载一百一十三方（其中禹余粮丸方有名无药），其特点为药味简洁、用药精准、疗效力专用宏，故被后世称作经方，奉为圭臬，沿用至今而不衰。

余生于农村，早年间目睹乡村缺医少药，恻隐之心油然而生。故自幼慕道，夙尚方术，立志习医，期冀悬壶济世，救苍生之疾苦，以成年少之宏愿！然医者，由来久矣，从远古的三世医学，到《黄帝内经》《难经》《伤寒论》，皆为大道者也！承天理，接大道，通幽达微。上论天文，下及地理，中审人事，其论广博精深！故初入门径，竭诚励志，尚初窥一二，浅尝辄止，无从问津！加之旧经秘述，年代久远，文字古僻，意蕴深邃，研读颇为不易！常感迷惘朦胧而事倍功半。

乙丑年秋，余幸拜京师伤寒大家刘公渡舟先生之门庭，深邃夙愿。先生炽热殷切，诲人不倦，金针度人，力荐长沙之学，并推诸家之论。余深念师恩，日立其旁，不敢懈怠，敬服弟子之劳，终日伏案苦读，卷不释手，早诵夕思，乐此不疲。并随诊切脉，亲炙教诲，恰如旱逢甘霖，受益良多。其间或有昧其医理而不明者，或有良莠难辨而不分者，或有简脱文断理悖而不通者，经师指点迷津，如醍醐灌顶，涣然冰释。有道是"日拱一卒，功不唐捐"。几度寒暑，渐入门道，学业日增，感悟渐深，倍加崇尚岐黄之论，酷嗜仲景之学。

其后躬身践行，稽其言有征，用之事不忒，用药屡中肯綮，动辄有成，每起沉疴痼疾！诚可谓至道之宗，奉生之始也。执鞭教坛，数十余年，矢志不渝，笃行不息，竭诚传先贤授业之格言，释岐黄大论之旨要，稍有心得，略生感悟，援笔立就。历经数载，教学相长，铢积寸累，终成卷章，反复斟酌，整理成册，名《成本〈伤寒论〉通释》。

余涉猎杏林，五十余载，回首沧桑，光阴荏苒，恰似白驹过隙，瞬间年逾古稀，垂垂老矣！步入暮年，屡婴暴疾，心身困楚，力不从心。

每念及此，愈发疾马加鞭，笔耕不辍，履践不怠，甘为后学，老骥伏枥，倾囊相授，以尽绵薄之力。是书之付梓，庶可沾溉后生，惠泽黎民，聊以足矣！

癸卯年季秋写于古都云中　陈宝明

前　言

　　《成本〈伤寒论〉通释》一书，乃笔者多年教学与传承工作之结晶。其缘起于笔者历年来之教学讲稿，以及为传承工作所开展之"成本《伤寒论》系列讲座"录音整理，旨在为后学提供一部深入浅出、系统全面之《伤寒论》解读之作，使读者能够更好地领悟经典之精髓，传承中医之智慧。

　　本书以人民卫生出版社 1973 年重印的宋代成无己《注解伤寒论》（简称成本《伤寒论》）为蓝本，按照原文顺序对书中内容进行了条文编序和逐条通释，全书共分三部分。

　　第一部分，从卷一第一篇到卷二第四篇，凡四篇 215 条，是本书的前四篇内容。包括《辨脉法》《平脉法》《伤寒例》和《辨痉湿暍脉证治》。其中《辨脉法》和《平脉法》，主要讲脉诊。《辨脉法》，阐述了诊脉的方法，多种病脉主病及临床意义，特别提出诊脉的纲领，以此研判辨别疾病之生死及预后，对脉诊有普遍的指导意义。

　　第二部分，从卷二第五篇到卷六第十二篇，即从《辨太阳病脉证并治法》第五篇，到《辨厥阴病脉证并治法》第十二篇，凡八篇 396 条，亦称为《伤寒论》的中八篇，为《伤寒论》六经病辨证论治的全部内容。本篇分别在六经病各篇中提出了六经病的提纲，六经病的主症、兼症、夹杂症和变证，六经病的传经规律，六经病的治疗原则及其方证对比，既论六淫外感病，又论内伤杂病。并根据每经的病机病证特点，详细诠释了阴阳、表里、寒热、虚实等各种病证的治疗原则，以及每一方剂的应用规律、使用方法及其禁忌，故为《伤寒论》中最核心的内容。

第三部分，是原书的最后内容，从卷七《辨霍乱病脉证并治法》第十三篇，到卷十《辨发汗吐下后病脉证并治法》第二十二篇，后人称为《伤寒论》后十篇。其中前两篇即《辨霍乱病脉证并治法》第十三篇和《辨阴阳易瘥后劳复病脉证并治法》第十四篇，主要讲霍乱、阴阳易、劳复、食复等病的辨证治疗，其内容丰富新颖，故有的医家将此两篇和六经病的八篇，合称为中十篇，以彰显其内容的重要性以及和六经病的密切关系。其余八篇内容，主要论述汗、吐、下三法的应用禁忌，及使用汗、吐、下法后的脉症治疗，因大部分内容散见于六经病诸篇，故当互相参照学习。

本书编写体例具有以下特点。

1. 为了不失原书文序，书中条文编号都是根据原书的自然分段编写而成，除六经病八篇的文号统一编排外，其他各篇均以每篇的自然分段单独进行编号。

2. 为保持作者原课堂授课讲稿的特点，本书在编写中简化了层次，以讲解的方式，将注、疏、释、译揉为一体，使之疏中有注，注在释中，释译结合，一气呵成，这样避免了读者看释遗注、观注忘疏的弊端，并力求言语简洁，通俗易懂，便于理解文义，方便阅读。

3. 在编写中，尽量汲取历代医家注释诠解之精华，并力求保持作者的心得体会和学术观点原貌，着重于理法方药的分析、病因病机的探讨以及前后方药证之间的比较鉴别。

4. 在通释过程中，特别注重原书前后条文之间的对比联系，多以原书条文自注，以求更合仲景之原旨，这样不但便于读者对前后内容的连贯思考，更有利于读者对《伤寒论》整体内容的理解。

5. 本书注重理论联系实际，突出临床应用，力求结合作者多年教学临床实践，故在相关条文之后，列举了作者临床验案，阐述其临床应用心得体会。并在条文或病案之后，加注了按语，以尽通释未尽之笔。如此以文选案，以案论医，理论与实践相互发明，相得益彰。

6. 由于《伤寒论》成书年代久远，对于个别条文在传抄中有篇牍讹误、落简残缺及文理不通者，作者根据前后文意，稍微做了一些文字和排序上的调整，并提出自己的观点，仅供参考。

本书在编写中，得到广盛原中医药有限公司徐胜董事长和李羿副总经理的鼎力帮助和支持，在此表示感谢！

目 录

辨脉法第一（1—51条）

《说文解字》谓"辨，判也"，"判，分也"。辨，有分析辨别之意。法，为方法、标准、法则之意。脉，是指脉体，这里主要是指寸口、趺阳和人迎脉。因此，辨脉法就是辨别、分析诊脉的方法和法则。《伤寒论》中，诊脉的方法大抵有三种。

其一是人迎诊脉法。此法最早见于《黄帝内经》，而且出现的次数很多，说明这是古代诊脉的主要方法。

其二是趺阳诊脉法。古人认为，趺阳脉，以候脾胃之气，人有胃气则生，无胃气则死。故诊此脉以判病之预后、决人之死生，古代医家都十分重视，惜其当今鲜为人知，近乎失传。

其三是寸口诊脉法。此法一直沿用至今，为目前脉诊中的主要诊法。《素问·阴阳别论》指出因"三阳在头，三阴在手"，所以"气口候阴，人迎候阳"。《灵枢·禁服》指出："寸口主中，人迎主外，两者相应，俱往俱来，若引绳大小齐等。春夏人迎微大，秋冬寸口微大，如是者，名曰平人。"

寸口诊脉法，是《伤寒论》中主要的脉诊方法，也是《辨脉法》讨论的主要内容。那么，缘何要诊寸口之脉？诊寸口脉又何以判疾病之吉凶、决人之死生？《素问·五脏别论》云："气口亦太阴也，是以五脏六腑之气味，皆出于胃，变见于气口。"《素问·调经论》亦云："气口成寸，以决死生。"西晋王叔和在《脉经》中指出："夫十二经，皆有动脉，独取寸口，以决五脏六腑死生吉凶之候者，何谓也？"寸口者，脉之大会，手太阴之脉也。脉会太渊，故曰肺朝百脉。肺主气，位居上焦，五脏六腑之气皆会聚于肺，故曰肺朝百脉。肺气又会于太渊，故取寸口之脉，可知五脏六腑之寒热虚实，以判疾病之预后。

可见辨脉法，是中医诊断疾病的重要方法和手段，也是中医诊断学切诊中的重要内容，张仲景将本篇冠之于全书之首，并将平脉辨证列为六经病之篇目，以平脉辨证施治，彰显了脉诊在疾病诊断中的重要意义。

本篇首先提出了以辨阴阳作为诊脉法之大纲，对全书具有指导意义。其次，又列举多种病脉，极其详细地说明各种脉象和主病。

【原文】脉有阴阳者，何谓也？答曰：凡脉大、浮、数、动、滑，此名阳也；脉沉、涩、弱、弦、微，此名阴也。凡阴病见阳脉者生，阳病见阴脉者死。（1）

【通释】本条为辨脉之大纲。大、浮、数、动、滑，为五阳脉，阳脉者，有余之脉也，为邪气盛而正气不衰；沉、涩、弱、弦、微，乃五阴脉，阴脉者，不足之脉也，乃正气虚而邪气亦微。大凡阳病当见阳脉，阴病当见阴脉。若阴病见阳脉者，正气始复，邪气出表，故为欲愈。阳病见阴脉者，病邪入里，由阳转阴，病情加重，故为难治。如《太阳篇》指出："病发热，头痛，脉反沉。"此阳病见阴脉，乃太阳之邪飞渡少阴，诚如张隐庵说："凡阴病见阳脉，得阳盛生长之气，故主生，凡阳病见阴脉，得阴寒消索之气，故主死。"

《素问·脉要精微论》云："微妙在脉，不可不察，察之有纪，从阴阳始。"《素问·阴阳应象大论》亦云："善诊者，察色按脉，先别阴阳。"故辨阴阳为诊脉之大纲，阴阳既明，则表里分，虚实见矣。

【原文】脉有阳结阴结者，何以别之。答曰：其脉浮而数，能食，不大便者，此为实，名曰阳结也。期十七日当剧。其脉沉而迟，不能食，身体重，大便反硬，名曰阴结也，期十四日当剧。（2）

【通释】本条论阳结阴结之脉证及预后。结者，固也，凝结之意，为阴阳之气偏盛偏衰而不得杂之也。凡阴阳之要，阳为阴之用，阴为阳之基，故阳中有阴，阴中有阳，阴阳相杂为和，阴阳相舛为结。所谓阳结者，为阳气偏盛，阴气不足，阴不制阳，其脉浮数。阳热偏盛，热能杀谷，故见能食。阳气偏盛，燥热凝结，故腑气不通，大便不下，为里热实证，故名阳结；所谓阴结者，乃阴气偏盛，阳气不足，阳虚阴盛，阳虚不能鼓动血脉，其脉见沉迟。阴寒不能消谷，故不能食。阴气有余，阳气不足，寒湿内盛，故见身重。脉沉迟者，阴脉也。不能食，身体重，阴病也。阴病见阴脉，阳虚寒盛，为里寒虚证，当见下利，反大便硬者，此乃阴寒凝结，故名阴结。

无论阳结、阴结，两者皆有不大便一症，但是阳结之不大便，是因阳热内盛，燥热内结，治当泄热破结、滋阴养液。而阴结之不大便，则为阳虚寒盛，阴液内亏，治当温阳增液、温行津液，以开凝结之势。阳结当滋阴，阴结当通阳，此亦阳病治阴，阴病治阳之法矣。然治法虽异，但有异曲同工之处。同为大便不通，病因病机不同，故不可贸然用苦寒攻下，当平脉辨证。

【医案】 20世纪60年代末，余在故里行医，曾治一患者，大便秘结数载，诸医尽投苦寒攻下之品而不知。切其脉，沉伏不起，望其舌淡体胖，舌苔白滑，自述近年来背部常有吹风怕冷之感。余思之良久，此阳虚阴结之证也！遂处温脾汤，服三剂而知，连用十数剂而愈。

【按语】 关于文中提到的十七日和十四日加剧，与论中其他条文提法相悖，如"发于阳者七日愈，发于阴者六日愈"。奇数为阳，偶数为阴。阳病愈于阳日，阴病愈于阴日，而本条则阳病见阳日剧，阴病则见阴日增。余以为，天阳之气既可助正，亦可资邪，犹水之既能行舟，又能覆舟也，故不可泥于日数。

【原文】 问曰：病有洒淅恶寒而复发热者，何？答曰：阴脉不足，阳往从之；阳脉不足，阴往乘之。问曰：何谓阳不足？答曰：假令寸口脉微，名曰阳不足，阴气上入阳中，则洒淅恶寒也。曰：何谓阴不足？答曰：假令尺脉弱，名曰阴不足，阳气下陷入阴中，则发热也。（3）

【通释】本条以寸尺辨别阴阳相乘之脉。成无己曰："一阴一阳谓之道，偏阴偏阳谓之疾。"阴阳对立互根、相互依存，故在阴阳偏盛偏衰时，则发生从乘之变。文中寸尺是假设之词，以寸为阳、尺为阴，阳位居于上，阴位居于下。寸脉微，言其阳气不足，阳气不足则阴来乘之，故曰："阴气上入阳中。"阳虚生外寒，故见洒淅恶寒。洒淅者，犹如冷水洒身而不禁其寒也。尺脉弱者，为阴不足，阴不足则阳气下陷入于阴中，阳凌于阴，故见发热。之所以阳言往之，阴言乘之，因阳位在上、阴位在下故也。此仲景以阴阳阐述阳虚阴乘，阴虚阳入之理。故非言外感，而谓人体自身阴阳之失调矣。

【原文】阳脉浮，阴脉弱者，则血虚。血虚则筋急也。（4）

其脉沉者，荣气微也。（5）

其脉浮，而汗出如流珠者，卫气衰也。（6）

【通释】诸条共论荣卫阴阳虚衰的脉症。《素问·生气通天论》曰："阴者，藏精而起亟也；阳者，卫外而为固也。"《素问·阴阳应象大论》亦曰："阴在内，阳之守也，阳在外，阴之使也。"卫为阳，荣为阴，卫行脉外，营行脉中。今见阳脉浮，卫阳之气浮散于外，不能镇守固密，故其腠理开泄，汗出如珠。阴脉弱者，为营血之虚，营血虚不能濡养筋脉，而见筋脉拘急。其脉沉而弱者，是因荣气不足。此条论营卫气血之不和，与《太阳篇》之营卫不和迥异。此为虚证，彼为实证。

【原文】荣气微者，加烧针，则血流不行，更发热而躁烦也。（7）

【通释】《素问·阴阳应象大论》云："形不足者，温之以气；精不足者，补之以味。"今见荣血不足，治当养阴柔筋，诸如芍药甘草汤类，使荣血得养，筋脉之苦自愈。今反误加烧针，火热更伤营血，而致血脉滞而不流。火邪为患，而见发热躁烦。故《太阳篇》曰："微数之脉，慎不可灸，因火为邪，则为烦逆，追虚逐实，血散脉中，火气虽微，内攻有力，焦骨伤筋，血难复也。"

【原文】脉蔼蔼，如车盖者，名曰阳结也。（8）

脉累累，如循长竿者，名曰阴结也。（9）

【通释】两条分别论阳结阴结之脉象。《辞海》谓："蔼，盛多貌，犹济济。"脉蔼蔼如车盖者，是言脉象之圆大而有力，为阳气强盛，阴气不能与之杂和，故为阳结也。《说文解字》谓："累，缀得理也。"段玉裁注曰："缀者，合箸也，合箸得其理，则有条不紊，是曰累。"故脉之累累如循长竿者，乃言其脉沉实而有力，是因阴气盛而阳气不能与之杂和，故为阴结也。《医宗金鉴》曰："蔼蔼如车盖。"形容脉之浮大有力，即前阳结浮数之脉也。因其有力而盛，故名曰阳结也。累累如循长竿者，形容脉之沉实有力，即前阴结沉迟之脉也。因其有力而盛，故名曰阴结也。

【按语】此两条补充阳结阴结之脉象，所言之阳结阴结，均为实证。

【原文】脉瞥瞥，如羹上肥者，阳气微也。（10）

【通释】本条论阳气不足之脉象。瞥通潎，虚浮貌。《说文解字》曰："瞥，过目也。"段玉裁注："倏忽之意。"脉瞥瞥，形容脉浮而无力，且有空飘之感。羹，古写作"䰺"，《说文解字》谓："羹，五味和羹。"《辞源》解其为"和味的汤"。羹，一般表示汤。羹上肥者，喻脉犹如汤上之浮油，浮而无根也，俗称"无根之脉"，属微脉之一。李时珍曰："微脉轻微潎潎（瞥瞥）乎，按之欲绝有如无。微为阳弱细阴弱，细比于微略较粗。"本条与前条相对偶而设。蔼者，言其脉大有力。瞥者，谓其脉轻浮而无力。故一言其阳结，一言其阳微。

【原文】脉萦萦，如蜘蛛丝者，阳气衰也。（11）

【通释】本条论阳虚之脉象。《说文解字》谓："萦，收卷也。"段玉裁注："收卷长绳，重叠如环，是为萦。"其引申为围绕或缠绕之意。脉萦萦，言脉细如蛛丝，以喻脉象细若蛛丝，旋绕不绝，为阳气极虚。成无己注曰："萦萦滞也，若萦萦惹惹之不利也。如蜘蛛丝者，至细也。微为阳微，细为阳衰。"李时珍谓："细脉萦萦血气衰，诸虚劳损七情乖。"此条同前条"脉累累，如循长竿"对偶而设，累累者言脉强而有力，萦萦者谓脉细弱而无力。一主阴结为实证，一主阳衰为虚证。

【原文】脉绵绵，如泻漆之绝者，亡其血也。(12)

【通释】本条论阴虚之脉象。脉绵绵，谓脉连绵不断。如泻漆者，言脉之前大后小也。成无己注曰："绵绵者，连绵而软也。如泻漆之绝者，前大而后细也。"本条与前之"阳脉浮，阴脉弱者，则血虚"相比较，前条言血虚之脉，本条谓阴气衰亡之脉，故此脉症较重。

【按语】以上诸条分论阳结、阴结，阳盛、阴盛，阳微、阴微之脉象。合而观之，有三大特点：脉分阴阳以定其性；脉辨尺寸浮沉以定其位；取物之类，比脉之象，所谓取类比象也。

【原文】脉来缓，时一止复来者，名曰结。脉来数，时一止复来者，名曰促。脉，阳盛则促，阴盛则结，此皆病脉。(13)

【通释】本条论结、促脉之机制。结促之脉，皆为间歇脉，即脉动之中，有歇止之象。然其异者，歇止而缓者，名曰结脉，见此脉者，多缘阴胜而阳不相续，故脉来迟缓。若歇止而数者，名曰促脉，见此脉者，多因阳胜而阴不相接，故脉来疾数。但是，结脉或促脉，皆止无定数，且止后能复其原状，是人体阴阳之偏盛，故皆为病脉。

【医案】丁卯之年隆冬，余曾治一古稀老翁，因房室传导阻滞而心律失常，其脉来缓中有止，屡治罔效。余为之处炙甘草汤，服二十余剂而知。

【原文】阴阳相搏，名曰动。阳动则汗出，阴动则发热。形冷恶寒者，此三焦伤也。(14)

【通释】本条论阴阳相搏之病机特点。《素问·生气通天论》云："阴平阳秘，精神乃治；阴阳离决，精气乃绝。"凡阴阳之要，以平为期。若阴阳不和而互相搏击则为动。动者，动犯之意。阴来犯阳，阳虚而动。阳不固阴则见汗出。阳来犯阴阴虚而动，阴不制阳则见发热。既不汗出又不发热，反形冷恶寒，此乃三焦之伤也。《难经·六十六难》云："三焦者，原气之别使也，主通行三气，经历于五脏六腑。"三焦主行气于阳。三焦受伤则阳气不通，周身失其温煦，见身冷而恶寒也。

【原文】若数脉见于关上，上下无头尾，如豆大，厥厥动摇者，名曰动也。（15）

【通释】本条论动脉之脉象。上条是言动脉之机，本条言动脉之象。故曰："厥厥动摇。"厥厥者，言脉来短而坚紧，其特点是动数但见于关上，上下无头尾而形如豆状。李时珍曰："动脉摇摇数在关，无头无尾豆形团。"此脉多主痛证和惊证。

【原文】阳脉浮大而濡，阴脉浮大而濡，阴脉与阳脉同等者，名曰缓也。（16）

【通释】本条论缓脉之象。成无己注曰："阳脉寸口也，阴脉尺中也。"阳脉阴脉乃言脉之部位。寸尺之脉同等无偏盛者，乃阴阳平和之脉，故曰缓脉。缓脉者系指脉见不浮不沉，不迟不数，均匀和缓，缓中有力，微缓之脉象也，非为病中之缓脉。若与前文相较，阴阳偏盛则为结促，阴阳相搏则为动，此阴阳气和则为缓，为平人之脉象。

【按语】刘渡舟谓："凡诊脉有七法，即浮、中、沉，上、下、左右之取也，察脉中之秋毫，定其病脉。"

【原文】脉浮而紧者，名曰弦也。弦者，状如弓弦，按之不移也。脉紧者，如转索无常也。（17）

【通释】本条辨弦脉紧脉之异同。"脉浮而紧"，若依其文理不通，当改作"脉来而紧。"《濒湖脉学》云："紧脉，来往有力，左右弹人手。"李时珍曰："举如转索切如绳，脉象因之得紧名。"脉紧者，如转索无常也。弦脉者，状若弓弦，按之不移。

【按语】有人将紧脉误作弦脉，谓脉来而紧者，名曰弦，谬矣。殊不知紧脉如转绳索而言其力，弦脉如按弓弦而谓其象；紧脉搏而移动，弦脉按之不移；紧脉常带数象，而弦脉多兼细形，两者迥然有别。

【原文】脉弦而大，弦则为减，大则为芤。减则为寒，芤则谓虚。寒虚相搏，此名为革。妇人半产、漏下，男子则亡血、失精。（18）

【通释】本条论革脉之形成及主病。脉见弦而大，弦乃阴脉，为阴盛而阳消，故曰弦则为减，为阳气消减。大乃浮取而大，按之中空，浮大中空乃为芤，故曰大则为芤，为阴血不足。弦则为减，言其阳气之衰，阳虚则生寒；大则为芤，谓其阴血不足，血虚有寒而成革脉，故曰虚寒相搏，此名为革。李时珍曰："革脉形如按鼓皮，芤弦相合脉寒虚。"若见此脉，妇人主半产、漏下，男子主亡血、失精。

【原文】问曰：病有战而汗出，因得解者，何也？答曰：脉浮而紧，按之反芤，此为本虚，故当战而汗出也。其人本虚，是以发战。以脉浮，故当汗出而解也。（19）

【通释】本条论战汗作解之机。脉浮而紧者为太阳伤寒之脉，太阳伤寒之脉浮紧，当是"脉阴阳俱紧"，且按之有力。今按之反芤，为邪气盛而正气虚。正虚邪盛，正邪相争，人体欲受邪而不甘，欲祛邪而不能，必待战栗，一举祛邪汗出作解，形成战汗。因此，战汗是人体祛邪外出的表现。关于战汗，在六经辨证中，有详尽的论述。

【原文】若脉浮而数，按之不芤。此人本不虚，若欲汗解，但汗出耳，不发战也。（20）

【通释】本条承上条指出，如果脉见浮数而不芤，为正气不虚，邪气虽盛，正气足可祛邪而汗出作解，故见但汗出而不发生战栗也。

【原文】问曰：病有不战而汗出解者，何也？答曰：脉大而浮数，故知不战汗出而解也。（21）

【通释】此条补叙了不战汗作解之机。成无己注曰："阳胜则热，阴胜则寒，阴阳争则战。"今脉见大而浮数者，为邪气盛于表，邪热虽盛而正气不虚，正邪分争，正气抗邪有力，故不战而汗出解矣。

【按语】本条与20条相比，皆论邪盛正气不虚、不战栗而汗出作解之机。上条重在强调正气不虚，故曰"此人本不虚"，本条重在强调邪气盛，故曰"脉大而浮数"；上条言脉浮紧，是谓阴寒盛于表，本条言脉大而浮数，是谓阳热盛于外，两条对比，互相补充发明。

【原文】问曰：病有不战，不汗出而解者，何也？答曰：其脉自微，此以曾经发汗，若吐，若下，若亡血，以内无津液，此阴阳自和，必自愈，故不战、不汗出而解也。（22）

【通释】本条论阴阳自和作解之机。第19条言其人本虚，但脉见浮紧，邪气不衰，正虚邪实，欲解者必经战汗。本条虽未明言其本虚，但已经汗吐下而亡津亡血，正虚自在言外。然有别于上条者，其脉自微，说明正气虚，邪气亦微，故既不能战汗作解，复不可发汗以除，因不发虚人之汗也，必待阴阳自和而病自愈。诚如《太阳篇》所云："凡病，若发汗，若吐，若下，若亡津液，阴阳自和者，必自愈。"

【按语】以上诸条，第19条是言正气虚，邪气在表，正气欲祛邪外出而战汗作解。第20条和第21条是言邪气盛而正气不虚，正气祛邪外出，无须战汗。第22条是言因误治后，津液受伤，正气虚衰，邪气亦微，正虚邪微而不能战栗汗出作解，欲祛邪外出，必待正气自行恢复，阴阳自和，其病自愈。以上几条当对比，互相发明。

【原文】问曰：伤寒三日，脉浮数而微，病人身凉和者，何也？答曰：此为欲解也。解以半夜。脉浮而解者，濈然汗出也，脉数而解者，必能食也；脉微而解者，必大汗出也。（23）

【通释】本条论伤寒欲解之不同脉症。上条论脉微而不战汗不汗出阴阳自和而病解。本条言伤寒三日，脉见浮数而微，脉浮者邪在表，脉微者正虚邪微也，脉数而能食者，是胃气复也。患者身凉不热者，正复邪去病向痊愈，故曰此为欲解也。解之以夜半，因夜半子时为阳气始生，人体借助初生之阳气祛邪外出，故濈然汗出而解也。此言正气不足、邪气亦微之证也。

【原文】问曰：脉病，欲知愈未愈者，何以别之？答曰：寸口、关上、尺中之处，大小、浮沉、迟数同等，虽有寒热不解者，此脉阴阳为和平，虽剧当愈。(24)

【通释】本条以脉判断疾病的预后。凡诊脉，必察胃气，有胃气则生，无胃气则死。若寸、关、尺三部脉，大小、浮沉、迟数等同者，乃阴阳平和、有胃气之脉也，病虽剧当愈。故《素问·平人气象论》云："平人之常气禀于胃，胃者平人之常气也，人无胃气曰逆，逆者死。"成无己曰："三部脉均等，即正气已和，虽有余邪，何害之有？"

【原文】问曰：凡病欲知何时得？何时愈？答曰：假令夜半得病，明日日中愈；日中得病，夜半愈。何以言之？日中得病，夜半愈者，以阳得阴则解也。夜半得病，明日日中愈者，以阴得阳则解也。(25)

【通释】本条言阴阳和病自解之理。日中为午时，阳气隆盛也。夜半得病者，阴受病而阴气盛，阴气不和而得阳气之助则和，故日中借天阳之气以解。夜半为子时，阴气盛极也，日中病者，阳受病而阳气盛，阳气不和而得阴气之助则和，故夜半得自然之阴气以解。此亦"阴病治阳，阳病治阴"，天人相应者也。

【原文】寸口脉，浮为在表，沉为在里，数为在腑，迟为在脏。假令脉迟，此为在脏也。(26)

【通释】本条以浮、沉、迟、数四脉，判断疾病之部位。寸口脉浮者，病位在表，故曰浮为在表。寸口脉沉者，病位在里，故曰沉为在里，此以浮沉定病位也。数脉为阳，迟脉为阴，人之六腑为阳，五脏为阴，故曰数为病在腑，迟为病在脏，此以迟数定脏腑阴阳也。

【原文】趺阳脉浮而涩，少阴脉如经也。其病在脾，法当下利。何以知之？若脉浮大者，气实血虚也。今趺阳脉浮而涩，故知脾气不足，胃气虚也。以少阴脉弦而浮，才见此为调脉，故称如经也。若反滑而数者，故知当屎脓也。(27)

【通释】本条论趺阳及少阴之脉诊。趺阳为胃之脉以候胃气。少阴为肾之脉以诊肾气。趺阳脉浮而涩，浮则胃中虚，涩则脾中寒，脾胃虚寒，失其升降，则清浊不别，故见下利。若趺阳脉浮而大，浮乃气盛，大为血虚，浮大之脉为气实而血虚，不可与趺阳浮而涩之脉混为一谈。少阴脉见弦而浮者，弦为阴脉，浮为阳脉，弦而浮者，乃阴中有阳之脉，故称为调脉。调脉者，调和之常脉也。若少阴之脉反见滑数，乃湿热客于下焦，热伤阴络，阴络受伤血下溢，故当大便脓血。

【原文】寸口脉浮而紧，浮则为风，紧则为寒。风则伤卫，寒则伤荣。荣卫俱病，骨节烦疼，当发其汗也。（28）

【通释】本条论风寒伤人之脉症。寸口脉浮而紧，浮则为风，紧则为寒，风为阳邪，寒为阴邪，风则伤卫，寒则伤荣，各从其类而伤之也。风寒俱伤，则荣卫俱病。风寒伤于荣卫，气血为之不利，故见烦疼。烦者，甚也。烦疼者，乃言疼痛之甚也。此为太阳伤寒，治当以麻黄汤解表发汗。

【按语】此条为后世多数医家所重视，特别是明清伤寒大家方有执、喻嘉言等人，据此力倡三纲鼎立之说。我们认为，若以邪论之，风寒可合。若以证分之，营卫难别。风伤卫，营可不伤。寒伤营，其卫焉能万全呼？故不当拘泥。

【原文】趺阳脉迟而缓，胃气如经也。趺阳脉浮而数，浮则伤胃，数则动脾，此非本病，医特下之所为也。荣卫内陷，其数先微，脉反但浮，其人必大便硬，气噫而除。何以言之？本以数脉动脾，其数先微，故知脾气不治，大便硬，气噫而除。今脉反浮，其数改微，邪气独留，心中则饥，邪热不杀谷，潮热发渴，数脉当迟缓，脉因前后度数如法，病者则饥。数脉不时，则生恶疮也。（29）

【通释】本条以趺阳脉的变化辨析误下后的脉症。趺阳脉亦称冲阳脉，以候胃气，位于足背足阳明胃经冲阳穴的位置。趺阳脉迟而缓，迟为缓的互词，缓是脉来和缓，不疾不徐，不浮不沉，即有胃气之常脉，故曰"胃气如经也"。成无己注曰："经，常也。"趺阳见到和缓之脉，乃有胃气之常脉也。

如果因误下之后，趺阳脉由迟缓，变为浮而数者，是误下伤胃动脾也。浮为阳，浮而无力，胃气受伤；沉为阴，沉而无力，脾脏受损。故曰"浮则伤胃，数则动脾"，脾胃之气受伤也。

若病情进一步发展，因误治之后，邪气乘虚内陷，其脉由数变为微，此乃脾伤而弱也。浮脉更浮，胃之强也，胃强脾弱，燥热之邪独留，大便因硬。无碍于胃，噫气而缓解。

若脉见浮微，胃强脾弱，虽热能杀谷，但脾弱不运，故见饥而不食。同时，由于阳明燥热，故见潮热口渴也。

经治疗后，脉由浮数，逐渐变为迟缓，患者逐渐有了食欲，此邪去而胃气始复，病向痊愈。若其数脉持续不减，邪热郁于营卫，则生疮疡。

【原文】师曰：病人脉微而涩者，此为医所病也。大发其汗，又数大下之，其人亡血，病当恶寒。后乃发热，无休止时。夏月盛热，欲著复衣，冬月盛寒，欲裸其身，所以然者，阳微则恶寒，阴弱则发热。此医发其汗，令阳气微，又大下之，令阴气弱，五月之时，阳气在表，胃中虚冷，以阳气内微，不能胜冷，故欲著复衣；十一月之时，阳气在里，胃中烦热，以阴气内弱，不能胜热，故欲裸其身，又阴脉迟涩，故知血亡也。（30）

【通释】本条论阳微阴弱之脉症及病机。李时珍曰："微为阳弱细阴弱。"又曰："涩缘血少或伤精。"微脉主阳虚，涩脉主血少精伤，微涩之脉，皆为不足之象，均因医者之误治。汗生于阳而出于阴，大发其汗，必因大汗亡阳，阳伤不胜阴，故见恶寒。大下之后，必因大下伤阴，阴伤不胜阳，则见发热。汗下失度，阴阳两伤，阳虚阴盛，虽在五月之夏日，亦不能胜其内在之阴寒，欲重着复衣。阴虚阳盛，阳盛生内热，故虽在十一月之冬日，亦不能胜其内在之阳热，故欲赤裸其身。阴脉者，尺也。尺脉迟涩，此阴气不足，精血之亡也。

【按语】五月，十一月，乃为夏至冬至之月，夏至为阳气交于阴，阴气始生，故曰夏至一阴生。冬至为阴气交于阳，阳气始生，故曰冬至一阳生。所以二至为阴阳二气交接转折之时。自然界阴阳的变化，必然会感应到人体，若人体阴阳虚衰，在二至就会发生变化。本条是言阳虚之体，故虽五月之夏日，却欲复着加衣；阴虚之体，虽十一月之冬日，却欲赤身裸体。

【原文】脉浮而大，心下反硬，有热属脏者，攻之，不令发汗。(31)

【通释】本条论燥热内结之治禁。脉浮而大者，其病当有表里之别。若属表证，当见身痛恶寒等症，治当发汗解表。今脉见浮大而有力，反见心下痞硬，即胃脘部痞塞硬满，此乃燥热伤津入里，而成热实里证，故曰属脏。脏者，里也。燥热结实在里，当治其里，不可发汗，发汗则徒伤其津，使病情加重，或因正虚邪陷而变证接踵。

【原文】属腑者，不令溲数，溲数则大便硬。汗多则热愈。汗少则便难，脉迟尚未可攻。(32)

【通释】本条论表证之治禁。腑者，脏之表也。属腑者，邪热在表，当以汗解，热随汗越，其病则愈。若误利小便，必使津伤，津伤大便反硬，故曰："不令溲数，溲数则大便硬。"邪热在表，治当汗解，但是汗出太过，病必不除，故曰"汗多则热愈"，当为汗多则热不愈，疑在传抄之中，丢失一"不"字，如此与桂枝汤方后注"不可令如水流漓，病必不除"意同。相反，汗之不彻，正虚邪留，表邪内陷，燥热内结，而成阳明里实之大便难。如《阳明篇》所云："本太阳初得病时，发其汗，汗先出不彻，因转属阳明也。"若见阳明大便硬者，未必尽攻，必待燥热成实，脉见沉滑或沉实乃可攻之。若其脉仅由浮数变为迟缓，为热实未成，不可攻之，故有伤寒下不厌迟之说。

【原文】脉浮而洪，身汗如油，喘而不休，水浆不下，形体不仁，乍静乍乱，此为命绝也。(33)

【通释】本条论生命将绝之脉症。脉浮而洪，洪者，大也，大则病进，此乃阳热之盛。阳盛迫津外泄而身汗如油，汗出过多，津液外脱而亡阴。喘而不休，状若鱼口，肺气绝矣。人以胃气为本，有胃气则生，无胃气则死。今水浆不入，为胃气绝矣。荣卫生于中焦，胃气已败，荣卫亦绝，故形体不仁，即不知痛痒也。正与邪争，争则乱，不争则静。乍静乍乱者，正邪分争，休作有时也。若正负邪胜，为真气将脱，故曰命绝也。

【原文】又未知何脏先受其灾。若汗出发润，喘不休者，此为肺先绝也。（34）

【通释】此条论肺绝之证。肺主气，主宣发与肃降，为五脏六腑之华盖。五脏之绝，始于肺，肺绝者，气亦绝，气绝而不能摄津，故见汗出身润。肺失宣降，故见喘而不休也。

【原文】阳反独留，形体如烟熏，直视摇头，心绝也。（35）

【通释】本条论心绝之证。肺主气属阳。心主血属阴。心绝者，心之阴血绝也。阴绝无以配阳，故曰"阳反独留"。气主煦之，血主濡之，阴血不润肌肤，故见形体如烟熏。《灵枢·大惑论》曰："五脏六腑之精气，皆上注于目而为之精。"古语曰："目得血而能视。"今心血已绝，无以上荣于目，故见直视，直视者，目睛不瞬也。阴血绝而亡，阳独留而亢，阳亢则风动，风动则头摇，所谓风盛则动矣。

【原文】唇吻反青，四肢漐习者，此为肝绝也。（36）

【通释】本条论肝绝之证。唇为脾之外候。青为肝之本色，青见于口唇，肝绝而害脾也，即木来乘土。漐习者，振颤摇动不休也。四肢漐习者，为手足抽搐振掉，时时引缩也。肝主筋，诸风掉眩皆属于肝，故此为肝绝风动之证。

【原文】环口黧黑，柔汗发黄者，此为脾绝也。（37）

【通释】本条论脾绝之证。环口即口唇也，唇为脾之外候。黧黑为水之色、肾之色。黧黑见于口唇，为脾土绝而肾水侮之也。柔者为阴，为阴冷也，柔汗则为冷汗。黄为脾之色，脾气绝而身黄者，为真色见于外也。成无己注曰："脾为津液之本、阳气之宗，柔汗发黄者，脾绝而阳脱，真色现矣。"

【原文】溲便遗失，狂言，目反直视者，此为肾绝也。(38)

【通释】本条论肾绝之证。溲便遗失者，小便失禁也。肾司二便，肾绝，故见二便失禁。肾藏精而主志，肾绝不能主志，故其人狂言。肾绝而精不上承，则为直视而目睛不能瞬动也。

【原文】又未知何脏阴阳前绝，若阳气前绝，阴气后竭者，其人死，身色必青；阴气前绝，阳气后竭者，其人死，身色必赤，腋下温，心下热也。(39)

【通释】本条辨阴气阳气先绝后竭之证。《素问·生气通天论》云："阴平阳秘，精神乃治；阴阳离决，精气乃绝。"阴阳出现绝竭，必为死证。然阴阳绝竭，必有先后，若阳先绝者，此亡阳也，故见身冷而色青；阴先竭者，此亡阴也，故见身热而面赤，为格阳戴阳之证。

【原文】寸口脉浮大，而医反下之，此为大逆。浮则无血，大则为寒，寒气相搏，则为肠鸣，医乃不知，而反饮冷水，令大汗出，水得寒气，冷必相搏，其人即饲。(40)

【通释】本条论误下而致虚冷寒凝之证。寸口脉见浮大，浮大而有力者，此为实证，法当攻下。浮大而无力者，则为虚证，忌用攻下，若误用攻下，必正虚邪陷，变证接踵，故曰此为大逆。逆者，言其为药所逆之也。误下之后，伤其阴则为无血，伤其阳则寒生。阴阳两伤，邪陷入里，与寒气相搏，可见肠鸣下利。下利津伤而见口渴，治当温中散寒。医者反令饮冷水，必致寒水相凝，而为饲。饲，音噎，《说文解字》谓："饭窒也。"因胃虚寒冷之气凝而噎塞、逆而无声也。

【原文】趺阳脉浮，浮则为虚，浮虚相搏，故令气饲，言胃气虚竭也。

脉滑，则为哕。此为医咎，责虚取实，守空迫血。脉浮，鼻中燥者，必衄也。（41）

【通释】本条论误治后的变证。趺阳乃胃之脉，趺阳脉浮，当浮而无力，为中焦阳虚有寒，寒凝气逆故为馆。若趺阳脉滑，滑脉主痰，痰湿中阻，治当温中化痰，若误用攻下，使中气更伤，胃气上逆则为哕。哕者，气逆而有声也。中焦虚寒，治当温补。痰湿壅盛，法当温化，若不辨寒热虚实而概用攻下，故曰责虚取实，即以治实之法来治其虚，犯虚虚之戒，故为大逆。本为虚证而误用下法，使血不能正常运行，阴失所守，血不归经。若脉浮而鼻燥者，乃虚阳绝于上而见鼻衄。若此，皆因医者之误治，故曰"此为医咎"。上条以寸口论虚实，本条以趺阳论虚实，两条当互参。

【原文】诸脉浮数，当发热，而洒淅恶寒，若有痛处，饮食如常者，蓄积有脓也。（42）

【通释】本条论痈脓初起之脉症。诸脉者，乃言寸关尺三部之脉也。诸脉浮数，浮则主表，数则主热，脉见浮数，为邪热在表之风热表证，表有邪热，亦当见洒淅恶寒。若再兼身有痛处，饮食如故者，则为邪热郁于营卫经络之间，使气血壅遏不通而成痈脓。故《素问·生气通天论》云："营气不从，逆于肉理，乃生痈肿。"

【原文】脉浮而迟，面热赤而战惕者，六七日当汗出而解，反发热者，瘥迟。迟为无阳，不能作汗，其身必痒也。（43）

【通释】本条论阳虚邪郁之脉症。脉浮面赤者，为热邪郁于表。脉迟战惕者，为阳气虚于里。六七日为传经之尽，故当汗出而解。热解当脉静身凉，反见发热者，此乃小邪郁而不得解也，故曰瘥迟。瘥，为痊愈之意。瘥迟者，为疾病痊愈的时间延迟。脉迟者，为阳虚，故曰无阳。《素问·阴阳别论》指出："阳加于阴谓之汗。"阳虚而不能加于阴，故不能作汗，汗不出而小邪不去，郁于营卫，其身必痒，治当温阳解表。

【原文】寸口脉阴阳俱紧者，法当清邪中于上焦，浊邪中于下焦。清邪中上，名曰洁也；浊邪中下，名曰浑也。阴中于邪，必内栗也，表气微虚，里气不守，故使邪中于阴也。阳中于邪必发热、头痛、项强、颈挛、腰痛、胫酸，所为阳中雾露之气，故曰清邪中上。浊邪中下阴气为栗，足膝逆冷，便溺妄出，表气微虚，里气微急，三焦相混，内外不通，上焦怫郁脏气相熏，口烂食断也。中焦不治，胃气上冲，脾气不转，胃中为浊，荣卫不通，血凝不流。若卫气前通者，小便赤黄，与热相搏，因热作使，游于经络，出入脏腑，热气所过，则为痈脓。若阴气前通者，阳气厥微，阴无所使，客气内入，而出之，声塞，寒厥相逐，为热所拥，血凝自下，状如豚肝，阴阳俱厥，脾气孤弱，五液注下，下焦不阖，清便下重，令便数、难，脐筑湫痛，命将难全。（44）

【通释】本条论清浊之邪中人的不同脉症。寸口脉之阴阳，指脉之寸口和尺中。寸脉候上焦为阳，尺脉候下焦为阴。故其寸脉紧，清邪中于上焦。而尺脉紧者，浊邪中于下焦。清邪指雾露之气，名曰洁；浊邪指湿浊之邪，名曰浑。清邪为阳中于上，浊邪为阴中于下，各从其类而中之也。邪中上焦，阳经为病，故见发热、头痛、项强等症。邪中下焦，阴经为病，故见心中惕然发栗、足膝逆冷、便溺失常等症。

邪乘表虚而内入，乘里虚而内迫，清浊浑结，相互转化，故使三焦相混，内外不通。上焦怫郁，阳气郁热，热气熏蒸，故见口腔牙龈溃烂生疮。中焦不治，胃气不降，上逆为呕。脾气不运，营卫不行，气血不通。若卫气先通，卫者，阳气也。阳热之气先行，故见小便短赤。阳热之邪，伤于血脉，则为痈脓。若阴气先通，则卫无所使，故使卫气受邪，而见喷嚏、声喝、咽塞。营卫气血，内外相混，血流不畅，故血下如豚肝。若治之不得，使阴阳俱厥，五液俱出，若阴寒凝结，腹痛冰凉，大便清谷下重，小便频数涩难，脐部拘挛悸动，此乃阳气衰亡，命将难全也。

【原文】脉阴阳俱紧者，口中气出，唇口干燥，蜷卧足冷，鼻中涕出，舌上苔滑，勿妄治也。到七日已来，其人微发热，手足温者，此为欲解；或到八日已上，反大发热者，此为难治。设使恶寒者，必欲呕也；腹内痛者，必欲利也。（45）

【通释】本条分三部分理解。

第一部分，从"脉阴阳俱紧者"到"勿忘治也"，是论述表里俱寒之脉症。脉阴阳俱紧者，即寸脉尺脉俱紧也。寸脉紧者，表受其寒，尺脉紧者，里受其寒。表有寒故见口中气喘、口唇干燥、鼻流清涕；里有寒，则见蜷卧足冷、舌苔白滑。治当温里散寒、表里皆治，方如麻黄附子细辛汤。若单用麻黄汤解其表，则更虚其里。但用附子汤温其里，亦遗寒于表，此所谓治表而遗里，治里而遗表也，当谨审病机而治疗，故曰不可妄治。

第二部分，从"到七日以来"到"此为难治"，提出阴消阳复及阴盛阳脱之证。至七八日，患者出现了微微发热，而且手足逐渐转温，此乃阴寒消退、阳气来复之征兆，故为欲解。若时过七八日之后，身体猝然发热者，此乃阴盛阳脱之象，亦为阴盛格阳之重症，故为难治。

第三部分，从"设使恶寒者"到最后，补充了寒在表和寒在里的症状。寒在表卫阳受伤，故见恶寒。复因寒邪束表，致胃气上逆作呕。若寒在里，气血凝滞不通，故见腹中疼痛，甚则阳虚不化，下利不止。

【原文】脉阴阳俱紧，至于吐利，其脉独不解，紧去入（赵本作人）安，此为欲解。若脉迟至六七日，不欲食，此为晚发，水停故也，为未解；食自可者，为欲解。（46）

【通释】本条论阴寒内盛的几种转归。脉阴阳俱紧，乃阴寒内盛。寒盛于中焦，脾胃升降失常，则见呕吐下利，虽见吐利，但阴寒之邪不去，故曰"脉独不解"。紧脉主寒，紧去则寒消，脾胃功能始复，其人吐利止而自安，故为欲解。若病至六七日，脉由紧变为迟，此寒盛而阳虚也，阳虚水湿不化，停于中而困于脾，故而不欲饮食。这些症状，皆为寒邪伤脾，脾失健运，水湿内停，寒水相搏，其病未解。故曰："此为晚发，水停故也，为未解。"若自六七日之后，逐渐能食者，为胃气始复，有胃气则生，故为欲愈也。

【原文】病六七日，手足三部脉皆至，大烦而口噤不能言，其人躁扰者，必欲解也。（47）

【通释】本条以正邪之盛衰测其愈后。《说文解字》谓："烦，热头痛也。"大烦乃身大热也。病至六七日，而见身大热、口噤不言、其人躁扰者，此为阳热盛，与邪气相争也。阳热虽盛，但手足三部之脉皆至者，正气不衰，正能胜邪，故为欲解也。

【原文】若脉和，其人大烦，目重，睑内际黄者，此为欲解也。（48）

【通释】本条继上条辨病愈色脉之特点。脉和，言其脉不浮不沉，不迟不数，不大不小，此乃患者之脉气平和也。其人虽见大热而目胞微肿，眼睑发黄，但因胃中阳气始复，亦为欲解之象。成无己注曰："病以脉为主，若目黄大烦，脉不和者，邪胜也，其病为进；目黄大烦，而脉和者，为正气已和，故云欲解。"

【原文】脉浮而数，浮为风，数为虚，风为热，虚为寒，风虚相搏，则洒淅恶寒也。（49）

【通释】本条论风邪在表之脉症。脉浮而数，浮脉主表，风伤卫也；数乃紧数之意，紧数主寒，寒为阴邪，易伤阳气。风寒在表，伤于卫阳，故其人洒淅而恶寒。洒淅者，犹如冷水洒身，不禁其寒，此乃啬啬恶寒，淅淅恶风之谓也。

【原文】脉浮而滑，浮为阳，滑为实，阳实相搏，其脉数疾，正气失度，浮滑之脉数疾。发热汗出者，此为不治。（50）

【通释】本条论阳盛阴亡之脉症。脉浮而滑，浮为阳热在外，滑则邪热实经，热实相搏，其脉流薄疾，使卫气失其运行之常度，浮滑变为数疾。发热者，阳气盛也；汗出者，热迫津液亡也。阳盛阴亡，其病难治。故云："脉阴阳俱盛，大汗出不解者，死。"

【原文】伤寒，咳逆上气，其脉数者死。谓其形损故也。（51）

【通释】本条论伤寒咳逆上气之危候。咳逆上气者，寒伤其肺，故曰"形损"。若脉见浮紧者可治，当温肺止咳，方如小青龙汤。今其脉不浮紧而反见其涣散不收者，此为散脉。《伤寒论译释》曰："散脉者，举之浮散，按之即无，来去不明而散漫无根。"李时珍曰："散似杨花散漫飞。"又曰："散居两尺之气乱。"此乃正气涣散，元气大虚之脉，故为死。死，难治之谓也。

平脉法第二（1—73条）

《说文解字》曰："平，语平舒也。"引申意为均等平和。平脉即正常人之脉象。何为正常人之脉？《素问·平人气象论》云："人一呼脉再动，一吸脉亦再动，呼吸定息脉五动，闰以太息，命曰平人。"即脉来不浮不沉、不疾不迟、从容和缓、柔和有力、阴阳均匀者，谓之平脉，后世谓有胃、有神、有根之脉。以平脉测已病之脉，是诊脉的基本要求和法则，故曰平脉法，实际亦含有辨脉之意。

【原文】问曰：脉有三部，阴阳相乘。荣卫血气，在人体躬。呼吸出入，上下于中，因息游布津液流通。随时动作，效象形容，春弦秋浮，冬沉夏洪。察色观脉，大小不同，一时之间变无经常，尺寸参差，或短或长。上下乖错，或存或亡。病辄改易，进退低昂。心迷意惑动失纪纲。愿为具陈，令得分明。师曰：子之所问，道之根源。脉有三部，尺寸及关。（1）

【通释】本条论平脉之原理，为平脉法之总纲。

诊脉有三部，乃寸部、关部、尺部也。若分阴阳，以寸部为阳，尺部为阴，然虽分阴阳，但互根相依为用，故曰阴阳相乘。乘者，因也。营卫气血，存在于人体之中，随着人的呼吸运行，布散于全身，故曰因息游布，因者，依也，依靠借助之意。卫行脉外，营行脉中。因脉随四时而动，为春弦、秋浮、冬沉、夏洪。

察色，即察五脏所主之色。观脉，即观四时所主之脉，此亦四诊合参也，以察脉象不同的变化。脉有大小的不同，在一定时间之内，变化不定。就是尺脉寸脉之间，也会参差不齐，有时出现短脉，有时出现长脉。上部和下部之脉，也有错乱，脉搏或有或无。如果出现病脉，其变化更大，随病情的变化，脉象可快可慢，可浮可沉，令人心意迷惑，难得其要领。愿请陈述其要领，以使辨别分明。师曰：你所问的是脉理之根本，脉有三部，寸、关、尺也。

【原文】营卫流行，不失衡铨。（2）

【通释】本条论营卫之气在体内运行的常度。衡铨，是古代量重的器具，引申为常度或法度。荣者水谷之精气，行于脉中。卫者水谷之悍气，行于脉外。荣卫与脉俱行，以应四时五脏阴阳而不失其常度。

【原文】肾沉、心洪、肺浮、肝弦，此自经常，不失铢分。（3）

【通释】本条承上列举人体四时之常脉，如肾主冬，应北方之水，其脉当沉。心主夏，应南方之火，其脉当洪。肺主秋，应西方之金，其脉当浮。肝主春，应东方之木，其脉当弦。以此为常脉，不可失于毫厘。

【原文】出入升降，漏刻周旋，水下二刻，一周循环。（4）

【通释】本条论述营卫在人体内运行的规律。漏刻，亦称刻漏或壶漏，为古代计时之器，一百刻约今之二十四小时。以此来计算人一昼夜的呼吸及营卫在人体内运行的情况。成无己注释："人身之脉，计长一十六丈二尺，一呼脉行三寸，一吸脉行三寸，一呼一吸为一息，脉行六寸。一日一夜，漏水下百刻，人一万三千五百息，脉行八百一十丈，五十度周于身，则一刻之中，人一百三十五息，脉行八丈一尺，水下二刻。人二百七十息，脉行一十六丈二尺，一周于身也。脉经之行，终而复始，若循环之无端也。"

【原文】当复寸口，虚实见焉。（5）

【通释】本条论寸口脉的原理。寸口乃脉起止之位，故虚实变见于此。《难经》云："寸口者，脉之大会，手太阴之动脉也。人一呼脉行三寸，一吸脉行三寸，呼吸定息，脉行六寸。人一日一夜，凡一万三千五百息，脉行五十度，周于身。漏水下百刻，营卫行阳二十五度，行阴亦二十五度，为一周也，故五十度复会于手太阴。寸口者，五脏六腑之所终始，故法取于寸口也。"

【原文】变化相乘，阴阳相干。风则浮虚，寒则牢坚，沉潜水畜，支饮急弦，动则为痛，数则热烦。（6）

【通释】本条论邪气对脉象的影响。根据天人相应的理论，外界四时气候的变化，以及六淫邪气的侵入，总会影响到人体而变见于脉。如风为阳邪，风邪中于表，其脉多浮；寒为阴邪，寒气袭人，其脉多沉。沉潜水畜，潜者，伏也。畜，通蓄，蓄者，积聚也。是指水液停聚、沉潜于下，引申为沉伏在里之脉，为支饮也。病于支饮，脉见弦急。动脉如豆而主痛，数脉为阳脉而主热、主烦。诸如此类，皆为病邪对人体脉象的影响。

【原文】设有不应，知变所缘，三部不同，病各异端。（7）

【通释】本条承上文提出了脉症不符的原理。若脉与病不相应者，是因邪气之传变，病情发生了变化，当根据左右寸、关、尺三部之脉，所属脏腑之不同，各司所属，以及不同脉象之主病，以详审其原因。

【原文】太过可怪，不及亦然，邪不空见，中必有奸，审察表里，三焦别焉，知其所舍，消息诊看，料度腑脏，独见若神。为子条记，传与贤人。（8）

【通释】本条指出了平脉辨证之理。无论太过或不及之脉，皆为病脉，且均由邪气所致，故当细审脏腑阴阳，表里虚实，诊得所舍，随其证而治之。特整理于此，以传于后学。

【原文】师曰：呼吸者，脉之头也。（9）

【通释】本条论呼吸与脉的关系。肺主气而司呼吸，呼吸乃主气之由，而气为阳，血为阴，气为血之帅，血为气之母。血液的运行全在于气的推动，故以人之呼吸定脉息，以辨别脉之异同。故曰呼吸者，脉之源头也。

【原文】初持脉，来疾去迟，此出疾入迟，名曰内虚外实也。初持脉，来迟去疾，此出迟入疾，名曰内实外虚也。（10）

【通释】本条以脉之出入数迟，辨别内外阴阳之虚实。脉之来者，由内而外故曰出。脉之去者，由外而内故曰入。脉之出者为阳以候外，脉之入者为阴以候内。脉之疾者为阳，多主实证，脉之迟者为阴，多主虚证。故其出疾而入迟，即呼气时脉搏快，吸气时脉搏慢，为内虚外实；出迟入疾，即呼气时脉搏慢，吸气时脉搏快，则为内实外虚也。

【原文】问曰：上工望而知之，中工问而知之，下工切而知之，愿闻其说。师曰：病家人请云：病人若发热，身体疼，病人自卧。师到，诊其脉，沉而迟者，知其瘥也。何以知之？表有病者，脉当浮大，今脉反沉迟，故知愈也。（11）

【通释】本条论四诊合参在诊病中的意义。古代根据医术的不同，将医生分为上工、中工、下工。《少阴篇》载："少阴之为病，脉微细，但欲寐也。"今脉见沉迟而嗜卧，乃少阴阳虚阴盛之证，反见发热身疼，阴病见阳症，此乃少阴之邪外出太阳，为脏病还腑，故知其病将痊愈。如同《少阴篇》载："少阴病，始得之，反发热，脉沉者，麻黄附子细辛汤主之。"其意相同。

【原文】假令病人云：腹内卒痛，病人自坐。师到，脉之，浮而大者，知其瘥也。何以知之？若里有病者，脉当沉而细，今脉浮大，故知愈也。（12）

【通释】本条强调脉诊在诊病中的意义。腹内卒痛者，里病也，病在里，脉当沉细，今反见浮大之脉，此阴病见阳脉，为里病出表也，故病当痊愈矣。

【按语】以上两条，前者是"发热身痛"之阳病，见到"脉沉而迟者"之阴脉，以示病邪由阴出阳。本条是"腹内卒痛"之阴证，见到"脉浮而大"之阳脉，亦示病邪由阴出阳。辨证角度不同，但是阴病出阳，脏病还腑的病机趋向相同，故皆为病向痊愈。两条都强调了脉诊在诊病中的重要意义。诚如成无己所云:"望以观其形证,问以知其所苦,脉以别其表里。"

【原文】师曰:病家人来请云:病人发热,烦极。明日师到,病人向壁卧,此热已去也。设令脉不和,处言已愈。(13)

【通释】13～22条,列举的几种情况体现了望诊在诊断中的意义。

如果患者发热烦躁至极,此乃阳热之甚。阳主动,阴主静,阳热太甚,热扰心神,故见心烦躁扰不宁。次日,患者对隅而卧,热退而烦止,虽然一时仍可见到脉搏不和缓,但其证已趋向痊愈,当舍脉从症,故处言已愈。处言者,断言也,即判断疾病已经痊愈。

【原文】设令向壁卧,闻师到,不惊起而盼视,若三言三止,脉之,咽唾者,此诈病也。设令脉自和,处言汝病大重,当须服吐下药,针灸数十百处乃愈。(14)

【通释】若令患者面壁而卧,听闻师到而不惊,且不时地盼视,《说文解字》谓:"盼,恨视也。"又谓:"眄,目偏合也。"眄视,是眼睛半睁不睁而斜视,故疑盼为眄之误写。言语吐止有序,师切其脉,自言咽中不适而吐唾涎沫,此乃诈病也。告之,已患大病,当服催吐攻下之猛药,且针刺艾灸身体数百处,使其畏惧而不敢再诈,以诈治诈,诈病自愈,此亦医者治病之圆机活法也。

【原文】师持脉,病人欠者,无病也。(15)

【通释】医生在切脉时,患者呵欠不止,这是疲倦的表现,故为无病也。

【原文】脉之,呻者,病也。(16)

【通释】医者在切脉时,患者呻吟不止者,此为有病也。

【原文】言迟者,风也。(17)

【通释】在问诊中,患者反应木讷,言语迟缓謇涩,这是中风或中风的先兆。

【原文】摇头言者，里痛也。（18）

【通释】医生诊病时，患者摇头欲言者，这是体内有疼痛之处而难以表述，故曰里痛也。

【原文】行迟者，表强也。（19）

【通释】医生诊病时，患者行动迟缓，步履艰难，是筋脉拘挛，为"表强也"。表强者，是指行动拘挛强硬而不灵活。

【原文】坐而伏者，短气也。（20）

【通释】医生诊病时，患者坐时躯体前伏不伸，此为患者咳喘而气息短促也。

【原文】坐而下一脚者，腰痛也。（21）

【通释】诊病时，患者坐而欲伸一脚，此乃患者腰部疼痛欲伸也。

【原文】里实护腹，如怀卵物者，心痛也。（22）

【通释】医生诊病时，患者以手捧腹，犹如怀揣鸡卵，小心翼翼，生怕被人触碰，此为心痛之状。

【原文】师曰：伏气之病，以意候之，今月之内，欲有伏气。假令旧有伏气，当须脉之。若脉微弱者，当喉中痛似伤，非喉痹也。病人云：实咽中痛，虽尔今复欲下利。（23）

【通释】本条论伏气为病的特点。感而即发者为新感，逾时而发者为伏气病。伏气为病，亦有在表在里、在脏在腑之不同，故当以脉别之。今脉之而见微弱者，此为少阴之伏气。少阴之脉，循于喉咙。肾司二便，故少阴之伏气，发于上而见喉痛，发于下则见下利。

【原文】问曰：人病恐怖者，其脉何状？师曰：脉形如循丝，累累然，其面白脱色也。（24）

【通释】本条论受恐吓后之脉症。怒则气上，喜则气缓，悲则气消，恐则气下，惊则气乱，思则气结。患者受到恐吓之后，气血逆乱，脉道不充而脉若细丝累累然。五脏六腑之精气皆上注于面，气血逆乱而脉道不充，气血不能上荣于面，则见面白色脱而无华。

【原文】问曰：人不饮，其脉何类？师曰：其脉自涩，唇口干燥也。（25）

【通释】本条论饮食对脉症的影响。《素问·经脉别论》云："饮入于胃，游溢精气，上输于脾。脾气散精，上归于肺，通调水道，下输膀胱。水精四布，五经并行，合于四时五脏阴阳，揆度以为常也。"人体之气血津液，皆源于饮食。今胃虚而不能饮食，气血乏源，脉道不利，故脉见涩滞。津液不滋，故见口干唇燥。

【原文】问曰：人愧者，其脉何类？师曰：脉浮，而面色乍白乍赤。（26）

【通释】此条言情志对脉症的影响。愧者，羞涩也，属于心。心有所愧，则神消气阻，应于脉则浮，见于面则乍白乍赤。

【原文】问曰：经说，脉有三菽、六菽重者，何谓也？师曰：脉者，人以指按之，如三菽之重者，肺气也；如六菽之重者，心气也；如九菽之重者，脾气也；如十二菽之重者，肝气也；按之至骨者，肾气也。（27）

【通释】本条以菽之轻重比喻五脏不同的取脉方法。菽者，豆也，此以菽之多少轻重，比喻举按寻等五脏不同的诊脉方法。如以三粒豆的重量切其脉，以候肺气。以六粒豆的重量切其脉，以候心气。以九粒豆的重量切其脉，以候脾气。以十二粒豆的重量切其脉，以候肝气。按之推筋至骨者，以候肾气。《难经·五难》亦云："如三菽之重，与皮毛相得者，肺部也；如六菽之重，与血脉相得者，心部也；如九菽之重，与肌肉相得者，脾部也；如十二菽之重，与筋平者，肝部也；按之至骨，举指来疾者，肾部也。"

【原文】假令下利，寸口、关上、尺中，悉不见脉，然尺中时一小见，脉再举头者，肾气也。若见损脉来至，为难治。（28）

【通释】本条强调肾脉在诊病中的重要性。肾脉者尺脉也，又称根脉，以决肾气之强弱及疾病之预后。若因下利伤阴而致寸、关、尺三部脉不至，唯尺中之脉偶见，尺脉随呼吸再动而应指外鼓即脉再举头者，此乃肾气尚存，病虽重但仍有化险为夷之机。反之，尺中之脉一息再动而不能再举头者，为损脉来至，是为肾气惫矣，其病为难治。

【原文】问曰：脉有相乘、有纵、有横、有逆、有顺，何也？师曰：水行乘火，金行乘木，名曰纵；火行乘水，木行乘金，名曰横；水行乘金，火行乘木，名曰逆；金行乘水，木行乘火，名曰顺也。（29）

【通释】本条以四时脉象之顺、逆、纵、横，以测病之虚实轻重。纵者，放纵而不羁，即从其势力纵伤其气，而无所顾忌也。五行之常，当水能克火，若水行放纵，以其力而制火，则为相乘，其名曰纵。横者，横逆而不顺也，即乘势妄行，横逆而反克也。五行之常，水当克火，若火行横逆妄行，反克其水，则为相侮，其名曰横。逆者，逆而不顺，以下犯上也。五行之中，金能生水，金为水之母，水为金之子，若水来乘金，则为子盗母气，是谓倒施，名曰逆也。顺者，顺从也，以尊凌卑，名正而言顺也。五行之中，金能生水，木能生火，故金行乘水，木行乘火，皆为母行乘子，其气为顺，故名曰顺。四时之脉，春应弦，夏应洪，秋应毛，冬应石。夏脉应洪而反沉者，水乘火也，故名曰纵；冬脉应沉而反洪者，火行乘水，名曰横；冬脉应沉而反浮者，金行乘水也，名曰顺；秋脉应浮而反沉者，火行乘金，名曰逆。以其纵者病甚，横者病微，逆者病虚，顺者病实也。

【原文】问曰：脉有残贼，何谓也？师曰：脉有弦、紧、浮、滑、沉、涩，此六者名曰残贼，能为诸脉作病也。（30）

【通释】本条论六种病邪伤人之脉象。成无己注曰："伤良曰残，害良曰贼。"残贼者，伤害正常人体之邪气也。盖脉浮者主风，脉紧者主寒，浮紧之脉，主六淫之风寒。脉弦者为饮，脉滑者为痰，弦滑之脉，则主痰饮。脉沉者为病在里，脉涩者，为精血亏，沉涩之脉，为人体之精血内伤也。前四者，是讲邪气犯人所见之脉，后两者是言正气不足所见之脉，此六者，皆能伤害人体各部之经脉而为病，故名曰残贼，能为诸脉作病也。

【原文】问曰：脉有灾怪，何谓也？师曰：假令人病，脉得太阳，与形证相应，因为作汤。比还送汤如食顷，病人乃大吐，若下利，腹中痛。师曰：我前来不见此证，今乃变异，是名灾怪；又问曰：何缘作此吐利？答曰：或有旧时服药，今乃发作，故名灾怪耳。（31）

【通释】本条论灾怪。灾者，指正确用药后，出现意外的变化；怪者，责怪也，药后复见坏病，其缘由为怪。比如病属太阳中风，治以桂枝汤，当汗出病瘥。药后反见吐利腹痛者，此为灾也。灾从何而得之？深究其因，之前曾服用过其他药物，现在发生了吐利腹痛，故名曰灾。探明治疗后产生意外病证的原因，名曰怪。所以成无己注曰："医以脉证与药相对，而反变异，为其灾可怪，故名灾怪。"

【原文】问曰：东方肝脉，其形何似？师曰：肝者木也，名厥阴，其脉微弦濡弱而长，是肝脉也。肝病自得濡弱者，愈也。（32）

【通释】以下诸条，讲四时之平脉及真脏之脉。肝应五行之木，为足厥阴之脏，其脉当见微弦。微弦者，弦而和缓之脉也。此乃有胃气之脉，故为肝之平脉，肝病患者，得此脉为病向痊愈。

【原文】假令得纯弦脉者，死。何以知之？以其脉如弦直，是肝脏伤，故知死也。（33）

【通释】本条论肝之真脏脉。如果脉见弦直急劲，如张弓弦而无微缓之象者，此乃胃气已绝之真脏脉也，主死。

【按语】以上两条，皆论肝之弦脉，一者为有胃气之平脉故曰生；一者为无胃气之真脏脉故曰死，终取决于胃气之有无。故《素问·平人气象论》曰："春胃微弦曰平，弦多胃少曰肝病，但弦无胃曰死。"又云："人以水谷为本，故人绝水谷则死，脉无胃气亦死。"此之谓也。

【原文】南方心脉，其形何似？师曰：心者火也，名少阴，其脉洪大而长，是心脉也。心病自得洪大者，愈也。（34）

【通释】心应五行之火，为手少阴之脏。其脉当洪大而长，此乃有胃气之脉，为心之平脉，故《素问·平人气象论》曰："夏胃微钩曰平。"心病而见此脉者，为病愈也。

【原文】假令脉来微去大，故名反，病在里也。脉来头小本大者，故名覆，病在表也。上微头小者，则汗出；下微本大者，则为关格不通，不得尿。头无汗者可治，有汗者死。（35）

【通释】承上条论心之真脏脉。李时珍曰："洪脉来时拍拍然，去衰来盛似波澜。"今脉来微去大，正与洪脉之来盛去衰相反，多病在里。脉之上者为浮，浮取头小，乃心气外虚。心气虚，气不摄津，故见汗出，脉之下者为沉，沉取本大，乃心气内郁，心气郁而六腑之气不利，故见不得尿之关格。关格者，阴阳之气格柜不通也。若其头无汗者，阳气未亡，尚可治之，相反，头若汗出，此乃阳气上脱，阴阳离决，故为难治。

【原文】西方肺脉，其形何似？师曰：肺者金也，名太阴，其脉毛浮也，肺病自得此脉。若得缓迟者，皆愈；若得数者，则剧。何以知之？数者南方火，火克西方金，法当痈肿，为难治也。（36）

【通释】本条论肺之平脉、病脉和死脉。肺应五行金，为手太阴之脏，其脉当见浮。浮者，脉来和缓而轻浮也，为有胃气之脉，乃肺之平脉也。若肺病脉浮而缓迟，缓迟者，有胃气之脉，此乃脾土相生之脉也，故云皆愈。若见数脉者，为心脉也。李时珍云："数脉为阳热可知。"肺病脉浮而兼数者，乃火邪刑金，故使肺病加剧。《伤寒论·辨脉法》云："数脉不时，则生恶疮。"火气内盛，腐肉成脓，发为痈肿，为火邪刑金，故为难治。

【原文】问曰：二月得毛浮脉，何以处言至秋当死。师曰：二月之时，脉当弱，反得毛浮者故知至秋死。二月肝用事，肝脉属木，应濡弱，反得毛浮者，是肺脉也。肺属金，金来克木，故知至秋死。他皆仿此。（37）

【通释】本条以肝之时脉及相克之脉，推测病之预后。二月春季，为肝木当令，脉当微弦，若反得毛浮之脉，此乃非时之脉，为金乘木也。至秋肺王之时，肝气绝而死矣。余皆仿此。

【原文】师曰：脉，肥人责浮，瘦人责沉。肥人当沉，今反浮；瘦人当浮，今反沉，故责之。（38）

【通释】本条论诊脉当因人求脉。责者，求也，究也。肥胖之人，其脉当沉；消瘦之人，其脉当浮。肥胖之人，脉不沉反浮，消瘦之人，脉不浮反沉者，皆为病脉也，必有邪气相干，故当穷究。

【原文】师曰：寸脉下不至关，为阳绝；尺脉上不至关，为阴绝。此皆不治，决死也。若计其余命死生之期，期以月节克之也。（39）

【通释】本条论阳绝阴绝之脉及其预后。寸脉居上为阳，尺脉居下为阴，关脉位于中，为阴阳之枢。阳至关而下交于阴，阴至关而上交于阳，上下相通，阴阳相交，此为常也。寸脉为阳，下不能至关，独留于上，则为阳绝。尺脉为阴，上不能至关，独留于下，而为阴绝。绝者，阴阳之气不相续接而乖戾也，为不治之死脉，预后不佳。以四时推其死期，多死于与疾病相克的季节。如肝病死于秋、心病死于冬、肺病死于夏、肾病死于长夏等，皆因得其时令之气而不能自盛者也。

【原文】师曰：脉病人不病，名曰行尸，以无王气，卒眩仆不识人者，短命则死。人病脉不病，名曰内虚，以无谷神，虽困无苦。（40）

【通释】本条通过论述行尸、内虚，以示胃气在诊脉中之重要性。脉者，人之本也，何以谓之？肺朝百脉故也。《素问·方盛衰论》云："形气有余，脉气不足，死。脉气有余，形气不足，生。"脉病而形体不病者，脉病者为真脏之脉，为根本内绝，本绝则卒然气脱，眩晕僵仆而死，故曰行尸。形体病而脉不病者，脉不病者，为有胃气之脉也，其根本内固，形体虽羸弱，但内虚耳，谷气既足，形体自安矣。

【原文】问曰：翕奄沉，名曰滑，何谓也？沉为纯阴，翕为正阳，阴阳和合，故令脉滑。关尺自平，阳明脉微沉，食饮自可。少阴脉微滑，滑者紧之浮名也，此为阴实，其人必股内汗出，阴下湿也。（41）

【通释】本条论滑脉之脉象及其特征。翕者，浮而盛也。奄，忽也。脉来浮而盛大，忽然而沉，如转珠之状，乃滑脉也。浮脉为阳，主阳明。沉脉为阴，主少阴。脉由浮转沉，为阴阳相通之滑脉也。阴阳之气相和无偏，若阳明之脉微沉，为阳中有阴。阴者，津也，胃以津液为本，故关脉平和而饮食自可。若少阴之脉微滑，为阴中有阳。阳者，热也，阴中有热，热蒸津动，故其股内汗出，阴囊部潮湿，此乃阳加于阴之故也。

【原文】问曰：曾为人所难，紧脉从何而来？师曰：假令亡汗、若吐，以肺里寒，故令脉紧也。假令咳者，坐饮冷水，故令脉紧也。假令下利，以胃中虚冷，故令脉紧也。（42）

【通释】本条论紧脉产生的原因及主病。大汗亡阳，大利亡阴。汗吐不当，最易伤阳，阳虚生寒而致肺寒，故见脉紧，此紧脉产生原因之一也。坐饮冷水，坐者，因也。因冷饮为寒凉，易伤阳气，阳虚生寒，故令咳而脉紧，此紧脉产生原因之二也。因中焦脾胃阳虚寒盛而下利者，亦可见脉紧，此紧脉产生原因之三也。李时珍曰："紧为诸痛主于寒，喘咳风痫吐冷痰。"因此，脉紧主寒、主痛、主痰湿，故肺寒、胃寒、水寒，皆可出现紧脉。

【原文】寸口卫气盛，名曰高。（43）

【通释】寸口之卫气盛，其脉亦盛。盛者，大也，故名曰高，高乃高大之义。

【原文】荣气盛，名曰章。（44）

【通释】荣气盛，即荣血充也，故名曰章。

【原文】高章相搏，名曰纲。（45）

【通释】高者言卫气之盛，章者谓营气之充。高章相合名为纲。纲者，荣卫俱盛而有余也。此言寸口营卫之气强盛有余，多为荣卫受邪而强盛有力也，故曰"高章相搏，名曰纲"。

【原文】卫气弱，名曰慄。（46）

【通释】慄者，恐惧也。乃喻卫气之不足。

【原文】荣气弱，名曰卑。（47）

【通释】卑者，低下之义，以示荣气之不足。

【原文】慄卑相搏，名曰损。（48）

【通释】损者，减少也，言荣卫之气俱不足。

【原文】卫气和，名曰缓。（49）

【通释】缓者，舒缓也。

【原文】荣气和，名曰迟。（50）

【通释】迟者，徐缓也。

【原文】迟缓相搏，名曰沉。（51）

【通释】沉者，沉实和缓而不虚浮，乃有胃气之脉。

【按语】人体之营卫气血，皆朝会于肺而变见于寸口，所以肺朝百脉，为脉之大会，切按寸口之脉，以了解人体营卫气血之盛衰。以上从43条到51条，均以寸口脉象的变化，论人体荣卫之强弱盛衰。其中43～45条，以纲脉论荣卫之有余，有余者，邪气盛于表也。46～48条，以损脉言荣卫之不足，不足者，荣卫气血之亏损也。故同为异常之脉，纲脉言邪之有余，损脉言正气不足，此亦"邪气盛则实，精气夺则虚"之意也。49～51条，以沉脉论正常有胃气之脉，即脉来和缓，不疾不徐之脉，恰和前之异脉相比，以强辨脉之法也。

【原文】寸口脉缓而迟，缓则阳气长，其色鲜，其颜光，其声商，毛发长；迟则阴气盛，骨髓生，血满，肌肉紧薄鲜硬。阴阳相抱，荣卫俱行，刚柔相搏，名曰强也。（52）

【通释】本条论正常和缓之脉象。寸口脉缓而迟，脉缓者，卫气和也，卫气者，阳也。卫气和则阳气长，故其肤色鲜润光亮，声音清脆洪厚，毛发茂盛长极，此乃"卫气者，所以温分肉，充皮肤，肥腠理，司开阖者也"。脉迟者，荣气充也，荣气者，阴也，荣气充则阴气盛，故其人骨髓生，血脉充，肌肉丰满结实。荣实卫充，和谐相得，故谓阴阳相抱而荣卫俱行，是谓强健也。

【按语】荣卫乃人体强健之本，荣卫和谐、阴阳调和，其人强健而无恙。若荣卫失和、阴阳乖戾，其人体弱而生病。在六经病中，设桂枝汤调荣卫，且冠于群方之首，其寓意自在不言之中。并以此指导虚劳病的治疗，诸如小建中汤、黄芪建中汤等，皆为虚劳病首选之方。

【原文】趺阳脉滑而紧，滑者胃气实，紧者脾气强。持实击强，痛还自伤，以手把刃，坐作疮也。（53）

【通释】本条论脾胃邪实自伤之脉。趺阳者，胃之脉也。胃脉当缓，反见滑而紧。滑者阳脉也，言胃气之强；紧者阴脉也，言脾气之实。胃实脾强，邪气之甚也，强实相搏，邪气加于人，譬犹以手把刃，坐作疮也。坐者，因也。作，产生、发生之意。疮，同创。坐作疮，即因此产生创伤也。

【原文】寸口脉浮而大，浮为虚，大为实。在尺为关，在寸为格。关则不得小便，格则吐逆。（54）

【通释】本条论关格之脉症。寸口脉浮而大，浮则为虚，大则为实。

精气夺则虚，邪气盛则实，正虚邪实，其病为进。寸脉为阳，尺中为阴，浮大之脉见于寸口，则为格阳；浮大之脉见于尺中，则为关阴。格阳者，拒阳于上而吐逆不止。关阴者，闭阴于下而小便不出，关阴于下，格阳于上，故名关格。

【按语】关格见于《黄帝内经》。《素问·六节藏象论》云："人迎……四盛已上为格阳。寸口……四盛已上为关阴，人迎与寸口俱盛四倍已上为关格。"本论以关格为病名。关即关阴，下见小便不通。格即格阳，上见吐逆不止。此为正虚邪实，为三焦之气机不畅所致。

【原文】趺阳脉伏而涩，伏则吐逆，水谷不化，涩则食不得入，名曰关格。（55）

【通释】本条论中焦脾胃升降失常而致关格。趺阳之脉当见缓，今见伏而涩，伏者沉伏不起，为脾气不升。涩者艰涩不润，为胃津不滋而不降。脾不升，则谷不化而吐逆。胃不润，则食不消而不入。伏而不升，涩而不滋，一则主脾，一则主胃。因脾胃升降失和，阴阳失调，故使中焦闭塞，而见不食呕逆之关格。

【按语】前条以尺寸言上下阴阳不和之关格，此条以趺阳论脾胃升降失常之关格，两相对照，相互补充发明。

【原文】脉浮而大，浮为风虚，大为气强，风气相搏，必成瘾疹，身体为痒。痒者名泄风，久久为痂癞。（56）

【通释】本条论泄风、痂癞之病机。脉浮病在表，风邪乘虚而客之。脉大为病进，为邪气强盛。风邪正气相搏，营卫不和，轻者身痒而发为瘾疹；重者及于血而成痂癞。《素问·脉要精微论》云"脉风成为疠"，故痂癞又名疠风。

【原文】寸口脉弱而迟，弱者卫气微，迟者荣中寒。荣为血，血寒则发热；卫为气，气微者心内饥，饥而虚满不能食也。（57）

【通释】本条论荣卫不足之脉症。弱者，脉软弱而无力也。寸口脉弱，乃卫气不足。迟者，脉来迟缓也。寸口脉迟，乃荣分有寒。因卫虚寒邪乘之，正邪分争于外，故见发热。卫为气，属阳；荣为血，属阴，荣卫气血皆由中焦脾胃化生。今卫气虚，是因脾胃之化生不能。复因脾失运化，故见心下空虚而若饥，但因脾虚腹满而不能食也。

【原文】趺阳脉大而紧者，当即下利，为难治。（58）

【通释】本条论脾虚邪实之脉症。趺阳脉大而紧，趺阳者，脾胃之脉也。大则脾虚为病进，紧则阳虚为寒盛。脾虚寒盛，水谷不化，故当下利。阳虚寒盛之下利，脉当见沉迟无力，今反见脉大而紧者，此乃阴寒盛而土气败也，正虚邪盛，故为难治。

【原文】寸口脉弱而缓，弱者阳气不足，缓者胃气有余。噫而吞酸，食卒不下，气填于膈上（一作下）也。（59）

【通释】本条论胃虚食滞之脉症。寸口脉弱而缓，弱者胃阳不足，缓者胃中谷气内停。胃虚食停，升降失常，胃气上逆，故见噫气吞酸。胃虚不得腐熟运化，食停心下，为虚中夹实之证，治用保和丸加减。

【按语】上条言脾虚寒盛而下利，本条谓胃虚食滞而上逆。脾虚者，清气不升，胃虚者，浊气不降，说明脾胃对于饮食物消化的重要作用。

【原文】趺阳脉紧而浮，浮为气，紧为寒。浮为腹满，紧为绞痛。浮紧相搏，肠鸣而转，转即气动，膈气乃下。少阴脉不出，其阴肿大而虚也。（60）

【通释】本条论脾胃虚寒下及少阴之证。趺阳脉紧而浮，浮则阳气虚，紧则阴寒盛，脾胃之阳虚寒盛，故见腹满而绞痛。阳虚则不运，寒盛则不化，脾胃运化升降失常，气机痞塞，故见肠鸣气动。《景岳全书》云："五脏之伤，穷必及肾。"今脾胃虚寒，久必下及少阴，足少阴之脉，下起于足，上行抵于少腹而绕阴器。少阴寒盛，故见太溪之脉伏而不出，阴部肿胀而疼痛。

【原文】寸口脉微而涩，微者卫气不行，涩者荣气不足。荣卫不能相将，三焦无所仰，身体痹不仁。荣气不足，则烦疼，口难言；卫气虚，则恶寒数欠。三焦不归其部，上焦不归者，而酢吞；中焦不归者，不能消谷引食；下焦不归者，则遗溲。（61）

【通释】本条论荣卫不将、三焦不和之脉症。寸口脉微而涩，微则卫气不行，涩则营气不逮。不逮者，不足也。卫者水谷之悍气而行于脉外，荣者水谷之精气而行于脉中。营卫和谐，相将而不悖，使三焦得通。相将者，相互协调也。营卫不足，不相协调，则三焦无所仰，仰者，依仗、借助也。三焦无所仰，意即三焦无所依赖，故身体麻木不仁。荣者阴气也，荣血不足，不能营养筋骨而烦疼。无以上荣口唇而难以言语。卫者阳气也，卫阳气虚，不能温养分肉而见恶寒，阳气不足，故见哈欠连连。因荣卫不足，故三焦不归其部。归者，返回之意。成无己注曰："人养三焦者血也，护三焦者气也……三焦因荣卫不足，无所依仰，其气不能归其部。"上焦不归，则噫气酢酸（酢，音醋，与醋通用，酢酸即吞酸也）；中焦不归，则不能消谷纳食；下焦不归，则遗尿失溲。

【按语】《难经·三十八难》曰："所以腑有六者，谓三焦也，有原气之别焉，主持诸气。"《难经·六十六难》又曰："三焦者，原气之别使也，主通行三气，经历于五脏六腑。"《难经》的论述，强调人体诸气及五脏六腑对三焦的依赖，即三焦的主要功能。本条提出了因荣卫不足，三焦无所依归，其气不能归而产生各种病证，为后世温病学之卫气营血辨证、三焦辨证的创立奠定了基础。

【原文】趺阳脉沉而数，沉为实，数消谷。紧者，病难治。（62）

【通释】本条论中焦实热之脉症。沉脉主里，数脉主热，趺阳脉沉而数，为中焦实热。热能杀谷，故消谷善饥，为中消证，治以白虎加人参汤。脉若紧者，紧乃弦紧之义，为木气乘土，名曰纵，为难。

【原文】寸口脉微而涩，微者卫气衰，涩者荣气不足。卫气衰，面色黄；荣气不足，面色青。荣为根，卫为叶。荣卫俱微，则根叶枯槁，而寒栗咳逆，唾腥吐涎沫也。（63）

【通释】本条论荣卫不足之脉症。寸口脉微而涩，微为卫气衰，肺主气属卫，卫气虚衰，则子盗母气，面色发黄，黄为土之色也。涩为荣血不足，心主血脉，荣血不足，则子盗母气，面色发青，青为肝之色也。荣为阴，行于脉内，如树之根。卫为阳，行于脉外，犹树之叶。荣卫皆虚，树之根叶俱枯，故见其人恶寒，呃逆，唾腥而吐涎沫，此乃肺虚有寒之肺痿也，治以甘草干姜汤。

【原文】趺阳脉浮而芤，浮者卫气衰，芤者荣气伤，其身体瘦，肌肉甲错。浮芤相搏，宗气衰微，四属断绝。（64）

【通释】本条论荣卫气血虚衰之脉症，以说明脾胃的重要意义。趺阳脉浮而芤，浮为卫气虚衰，芤乃荣血亏损，荣血不滋，则见身体消瘦。荣卫气血虚损，不能充养肌肉，故见肌肤甲错。甲错者，皮肤粗糙而不润也。卫为气，气微者，心内饥，饥而虚满不能食也。不食则宗气衰微。宗气者，动气也。宗气衰微，气血不达于四肢而失其温养，故曰四属断绝，四属者，四肢也。因四肢得不到营卫的濡养，故曰四属断绝，表现为四肢厥冷不温。《厥阴篇》载："手足厥寒，脉细欲绝者，当归四逆汤主之。"

【原文】寸口脉微而缓，微者卫气疏，疏则其肤空；缓者胃气实，实则谷消而水化也。谷入于胃，脉道乃行，而入于经，其血乃成。荣盛，则其肤必疏，三焦绝经，名曰血崩。（65）

【通释】本条论营强卫弱之脉症。寸口脉微而缓，微者卫气疏。疏者，稀疏而不足之谓。卫气者，所以温分肉，充皮肤，肥腠理，司开阖者也。卫气不足，则肌肤空虚而不得充养。脉缓者，胃气和也，胃和则谷得消而水得化，荣血自盛；荣气盛，入于经而化为血，以行于脉道。《灵枢·邪客》云："营气者，泌其津液，注之于脉，化以为血。"但是，荣血虽充而卫气不足，所谓营强卫弱。三焦者，气之道也，卫气不足，则三焦之气绝而经气不循其常道，外不能充养肌腠而疏，内不能固摄荣血而崩。崩者，血下无禁，犹河堤之崩溃也。

【原文】趺阳脉微而紧，紧则为寒，微则为虚，微紧相搏，则为短气。(66)

【通释】本条论脾胃虚寒之脉症。趺阳脉微而紧，微则脾气虚，紧则阴寒盛，脾虚寒盛，气无所化，故见短气。短气者，中气不足也。

【按语】本证为太阴虚寒证，必见腹满、呕吐、自利等症，治当以理中汤温中健脾。

【原文】少阴脉弱而涩，弱者微烦，涩者厥逆。(67)

【通释】本条论少阴阴阳两虚之脉症。足少阴肾，为水火之宅，内寄元阴元阳，故其为病有寒化热化证之两途。少阴之脉弱者，乃少阴阳虚寒化证。阳虚阴盛，阴来搏阳，故见微烦。少阴之脉涩者，涩主阴虚，乃少阴阴虚热化证。阴虚不能续阳，故见四肢厥逆而寒冷也。

【原文】趺阳脉不出，脾不上下，身冷肤硬。(68)

【通释】本条论脾胃阳虚不得升降之脉症。趺阳者，以候脾胃之气，其脉当以缓为顺。今见脉伏而不出，此乃中焦阳虚，阴寒内盛，而致脉伏不起。脾气当升，胃气当降，清升浊降，方能使清阳发腠理，浊阴走五脏，清阳实四肢，浊阴归六腑。今脾胃失其升降，清阳不能温煦濡养腠理，故见身冷肤硬。

【原文】少阴脉不至，肾气微，少精血，奔气促迫，上入胸膈，宗气反聚，血结心下，阳气退下，热归阴股，与阴相动，令身不仁，此为尸厥。当刺期门、巨阙。(69)

【通释】本条论尸厥的证治。少阴为阴阳之根，藏精之本也。少阴脉伏而不至，乃肾气虚、精血少也。少阴主蛰，为封藏之本，精之处也，内藏元阴元阳，阴中有阳，水中有火。少阴之火，谓命门之火，喻作龙火。今肾气微，精血亏少，肾中之龙火上奔，其势促迫，若脱缰之马，上入于胸膈，与胸中宗气凝聚，使血结心下。凡上行极而必下，上冲之龙火，极而退下，归于阴股，则见阴股发热。与在下之阴寒凝结，使人体不仁。不仁者，体无知觉，状若僵尸，故名尸厥也。治疗当刺期门、巨阙。期门为肝之募穴，巨阙为心之募穴，刺此二穴，以行气血之凝聚，通心下之血结。成无己注曰："刺期门者，以通心下结血，刺巨阙者，以行胸中宗气，血气流通，厥气退，则苏矣。"

【按语】尸厥，亦称为厥证或暴厥，是古代的病名，多由阴阳失调，气血逆乱，清窍闭塞所致。表现为四肢厥逆，甚则突然昏倒，不省人事，呼吸微弱，脉象极细极微。发病后可在短期内神志苏醒，重者可一厥不复，故当急救。文中提出针刺肝之募穴期门、心之募穴巨阙。据《史记·扁鹊仓公列传》记载，扁鹊过虢，遇虢太子因气血不时，故暴厥而死，经扁鹊诊后，谓此病尸厥也，臣能生之，乃使弟子厉针砥石，以取三阳五会，有间，太子苏。从这个故事说明，尸厥尽管病情很重，但是，如果治疗及时，可化险为夷，诚如扁鹊所言"越人非能生死人也，此自当生者，越人能使之起耳"。

【原文】寸口脉微，尺脉紧，其人虚损多汗，知阴常在，绝不见阳也。（70）

【通释】本条论阴盛阳亡之脉症。寸口脉微者，阳气之大虚也。尺中脉紧者，阴寒之太盛也。阳虚阴盛，阴盛逼阳，无根之阳外亡，故其人虚损多汗，此阴阳离决，大汗亡阳之谓。知阴常在，绝不见阳，谓其纯阴用事也。

【按语】此为阴盛亡阳之危证，治当以参附急温救逆、力挽残阳。

【原文】寸口诸微亡阳，诸濡亡血，诸弱发热，诸紧为寒，诸乘寒者，则为厥，郁冒不仁，以胃无谷气，脾涩不通，口急不能言，战而栗也。（71）

【通释】本条继论脾胃荣卫气血之虚证。寸口脉见微弱者，多为亡阳。脉见濡软者，多为亡血，亡血者，亡阴也。脉见细弱者，多为阴虚，阴虚阳盛，故见发热。脉见紧者，为寒邪盛，寒盛故身冷恶寒。诸乘寒者，谓阳虚寒邪所侵。诸如阳虚，寒邪上侵清窍，即阴乘阳位，则为昏厥。昏厥者，郁冒不识人也。凡人身之气血，皆源于中焦水谷之气，若胃中无谷气，不能上输于脾，而致脾涩不痛。水谷之精气不能归于心，心失所养，故见口急而不能言。中焦为阳气之本，胃中空虚，荣卫气血化生乏源，故见周身恶寒战栗。

【原文】问曰：濡弱何以反适十一头？师曰：五脏六腑相乘，故令十一。（72）

【通释】本条论有胃气之脉。脾胃为后天之本，五脏六腑皆禀气于胃，故人有胃气则生，无胃气则死。五脏六腑之脉，亦以胃气为本，故云："人绝水谷则死，脉无胃气亦死。"濡弱者，胃气也，为五脏六腑有胃气之脉。乘者，往也，为脉得胃气者也。五脏六腑皆得所禀，故曰相乘，相乘者，相加也。如此，才能保证十一脏腑的正常脉象。

【原文】问曰：何以知乘腑，何以知乘脏？师曰：诸阳浮数为乘腑，诸阴迟涩为乘脏也。（73）

【通释】本条论病邪乘脏乘腑之不同脉象。乘者，侵入之意。脉见浮数者，阳也，脉见迟涩者，阴也。五脏为阴，六腑为阳。见阳脉者，病多在腑。见阴脉者，病多在脏，故曰乘脏乘腑也。临证亦有阳病见阴脉、阴病见阳脉之异，故当活看，不可拘泥。

伤寒例第三（1—75条）

《伤寒例》之伤寒，有狭义和广义之分，狭义伤寒指感受风寒邪气所引起的伤寒，如麻黄汤证；广义伤寒泛指一切外感热性疾病。如《素问·热论》云："今夫热病者，皆伤寒之类也。"《难经·五十八难》亦云："伤寒有五，有中风，有伤寒，有湿温，有热病，有温病。"《伤寒例》之伤寒，是属广义之伤寒。《伤寒例》之例，《说文解字》曰："例，力制切，比也。"其本意为比照之意，引申意为依据、准则。因此，《伤寒例》是指一切外感热性病辨证论治的准则、纲要。文中既论四时风寒暑湿六气，又论六淫之邪气和感而不发之伏气；既论外感病的治疗，又论外感病的预防；既论伤寒病的治疗原则，又论温病中的风温、温毒、温疟及伏邪为病等，其内容非常丰富，对于外感病的辨证论治具有指导意义，所以有的学者将本篇作为外感伤寒和温病学辨证论治的总纲。也有人认为本篇为王叔和所加，故主张删去。

【原文】《阴阳大论》云：春气温和，夏气暑热，秋气清凉，冬气冷冽，此则四时正气之序也。（1）

【通释】本条论四时阴阳消长变化的规律。春天，其气温和，万物主生。夏天，其气暑热，万物主长。秋天，其气清凉，万物主收。冬天，其气冷冽，万物主藏。一岁之中，春温夏热秋凉冬寒的阴阳消长，使万物发生着生长（化）收藏的变化，如此周而复始，这就是四时阴阳消长变化的规律。故《素问·四气调神大论》曰："春三月，此谓发陈，天地俱生，万物以荣……夏三月，此谓蕃秀，天地气交，万物华实……秋三月，此谓容平，天气以急，地气以明……冬三月，此谓闭藏，水冰地坼。"

【原文】冬时严寒，万类深藏，君子固密，则不伤于寒。触冒之者，乃名伤寒耳。（2）

【通释】本条论冬季气候的特点及预防伤寒的方法。四季之中，冬季最为寒冷，故称作严寒。为了适应冬时气候寒冷的特点，各种生物都深深蛰藏。大凡懂得修身养性之人，冬季应顺应气候的变化，加强防护固密，深居少动，避免寒邪的伤害。一旦触冒寒邪，被寒邪所伤，表现为发热、恶寒、无汗、身痛的太阳伤寒证，治用麻黄汤。

【原文】其伤于四时之气，皆能为病。（3）

【通释】本条承上条指出四时之气，在太过或不及的情况下，都可以变为六淫邪气而伤人，使人发生疾病。比如风温、中暑等，所以《素问·四气调神大论》曰："故阴阳四时者，万物之终始也，死生之本也，逆之则灾害生，从之则苛疾不起。"

【原文】以伤寒为毒者，以其最成杀厉之气也。（4）

【通释】本条指出寒邪的特点。四时之气，在一定条件下都可变成六淫邪气而伤人，比较之下，寒为阴邪，肃杀毒厉，为最能伤人之阳气。

【原文】中而即病者，名曰伤寒；不即病者，寒毒藏于肌肤，至春变为温病，至夏变为暑病。暑病者，热极重于温也。（5）

【通释】本条论感而即病与伏邪为病的不同。冬日被寒邪所伤，感而即病者，叫作伤寒；如果没有马上发病，寒邪潜藏于体内，到春天发病者，则为伏气温病，所以《素问·阴阳应象大论》曰："冬伤于寒，春必病温。"如果到夏天发病者，就成为暑病。暑为夏令之主气，暑为温之甚，故曰热极重于温也。

【按语】这一理论的提出，是对《黄帝内经》伏邪理论的继承和发展，同时也为后世温病学派所创立的伏气温病奠定了基础。

【原文】是以辛苦之人，春夏多温热病者，皆由冬时触寒而致，非时行之气也。凡时行者，春时应暖，而反大寒；夏时应大热，而反大凉；秋时应凉，而反大热；冬时应寒，而反大温。此非其时而有其气。是以一岁之中，长幼之病多相似者，此则时行之气也。（6）

【通释】本条论伏气温病与时行病的成因。感而即病者为伤寒，感而不即病者为温病。大凡春夏罹患温病者，多见于劳苦之人，在冬天触犯了严寒（非时行之气），邪气潜伏于体内，至春夏之季，随着自然界阳气的生发而发为温热病，所谓"冬伤于寒，春必病温"。此为伏邪温病，非时行之气也。

凡时行之气为病，感而即病者，为四时气候反常所致，与伏气致病不同，如时至春季，气候应当温和，反见大寒；夏季气候应当暑热，反见寒凉；秋季气候应当凉爽，反见大热；冬季气候应当寒冷，反见大温，所谓非其时而有其气也。这种时行之气致病，一年四季都可以发生，而且无论长幼，病情多为相似。

【原文】夫欲候知四时正气为病，及时行疫气之法，皆当按斗历占之。（7）

【通释】本条论四时正气为病与时行疫气为病的区别方法。四时之正气，即春之风、夏之暑、长夏之湿、秋之燥、冬之寒，太过或不及而成六淫，淫者浸淫也，可侵犯人体致病。时行之气，即上条所述之冬应寒反温，夏应暑热反寒凉等，非时之气也。疫者，染疫也，一人病谓病温，一方病谓病疫。四时正气为病与时行疫气为病，当以斗历推算节气的方法来区别。斗历，斗是指北斗，历是指历法。根据斗柄（由北斗七星中第五、第六、第七三个星组成）所指的方向断定四季。如斗柄东指，为春季，斗柄南指，为夏季。占，测也，推算之意，即以斗柄所指，推算节气，以判断时行正气或时行疫气。

【原文】九月霜降节后，宜渐寒，向冬大寒，至正月雨水节后，宜解也。所以谓之雨水者，以冰雪解而为雨水故也。至惊蛰二月节后，气渐和暖，向夏大热，至秋便凉。（8）

【通释】本条承上条举例说明。霜降，二十四节气之一，为秋季的最后一个节气。九月霜降之后，气候逐渐寒凉，进入冬季之后，阴寒极盛，直到第二年雨水节后，气候逐渐转温，寒凝冰结，开始融解。所谓雨水，以冰雪融化而成雨水也。直到二月惊蛰之后，气温逐渐变暖，进入夏季，气候暑热。到了秋天，气候又开始凉爽。如此，阴消阳长，阳长阴消，周而复始，循环往复，这就是一年四季的变化，也是区别四时正气为病与时行疫气为病的依据。

【原文】从霜降以后，至春分以前，凡有触冒霜露，体中寒即病者，谓之伤寒也。

九月十月，寒气尚微，为病则轻。十一月十二月，寒冽已严，为病则重。正月二月，寒渐将解，为病亦轻。此以冬时不调，适有伤寒之人，即为病也。此为四时正气，中而即病者也。（9）

【通释】本条论因感受寒邪的时间不同，其病有轻有重。从秋末霜降后，到初春的春分之前，凡触冒寒露、感受寒邪而发病者，谓之伤寒。因发病时间不同，感受邪气轻重的差异，病情亦有轻重之分。如九月十月之间，秋末初冬，寒冷之气尚微，感之者病情较轻。十一月十二月，正值隆冬，阴寒之气隆盛，气候严寒冷冽，感之者病情最重。正月二月，阴寒之气日渐消退，气候逐渐转温，感之者病情亦轻。无论哪种情况，都是因为进入冬季之后，没有根据四时阴阳消长的变化而调摄身体，故被寒邪所伤而致病。

【原文】其冬有非节之暖者，名曰冬温，冬温之毒，与伤寒大异，冬温复有先后，更相重沓，亦有轻重，为治不同，证如后章。（10）

【通释】本条提出冬温发病的特点。春温、夏热、秋凉、冬寒，此四时阴阳之序也。冬季气候应当寒冷，若不寒反温者，此非时之气也，人体感受而发病者，则为冬温。冬温与伤寒不同，伤寒为感而即发也，冬温发病有迟有早，病情有轻有重，更有相互参差者，所以治法完全不同，当参照后边条文。

【原文】从立春节后，其中无暴大寒，又不冰雪，而有人壮热为病者，此属春时阳气，发于冬时伏寒，变为温病。（11）

【通释】本条论伏气温病。立春之后，气候由寒转温，其间也未出现暴寒暴冷、结冰下雪，如果患者高热，是由于冬天感受了寒邪，邪气潜藏于体内未及时发病，入春后随着阳气的生发，寒邪从阳化热发为温病，即"冬伤于寒，春必病温"。

【原文】从春分以后，至秋分之前，天有暴寒者，皆为时行寒疫也。三月四月，或有暴寒，其时阳气尚弱，为寒所折，病热犹轻。五月六月，阳气已盛，为寒所折，病热则重；七月八月，阳气已衰，为寒所折，病热亦微。其病与温及暑病相似，但治有殊耳。（12）

【通释】本条论寒疫的成因与气候的关系。从春分到秋分，历经三个季节、十余个节气，气候由温变热，又由热逐渐变凉，即阴消阳长、阳消阴长的过程。在此期间，自然界的气候应该是温热或凉爽的，如果出现了暴冷暴寒的天气，所谓非时之气，就会侵犯人体而产生时行寒疫。罹患时行寒疫，患者出现发热，但是由于发病的时间不同，病情的程度不同。若在三、四月发病，自然界阳气尚未强盛，又为寒邪所伤，所以发热等病情犹轻。如果五、六月发病，自然界阳气已盛，寒邪侵犯人体，人体阳气借助自然界阳气与之抗争，病情比较严重。如果在七、八月发病，自然界阳气渐衰，寒邪侵犯人体，人体阳气无力与之抗争，其病情亦轻。时行温疫、温病和暑病，都有发热等病情相似之处，但是，因病因不同，证候各异，治疗亦不相同。

【原文】十五日得一气，于四时之中，一时有六气，四六名为二十四气。（13）

【通释】本条论气候的概念。《素问·六节藏象论》曰："五日谓之候，三候谓之气，六气谓之时，四时谓之岁，而各从其主治焉。"五日谓一候，三候（十五天）谓一气，在四季中，一时有六个节气，四时二十四个节气。

【原文】然气候亦有应至而不至，或有未应至而至者，或有至而太过者，皆成病气也。（14）

【通释】本条论气候的异常变化而致病。在一年二十四个节气中，气候阴阳消长的变化，是有规律的，而且随着四时的变迁而变迁。如春温、夏热、秋凉、冬寒，但也有特殊的情况。

有时季节已到，气候还未到，所谓应至而未至。比如春天已到，气候应温而反寒。

有时季节未到，气候先到，即未应至而至者。比如夏天气候应热，还未到夏天，气候反热不温。

有时季节应时而至，但是气候至而太过。比如春天已至，气候当温反见其炎热，是至而太过等，这些异常情况，都使六气变成六淫，淫者，浸淫、浸渍之意，皆可使人病。

【原文】但天地动静，阴阳鼓击者，各正一气耳。（15）

【通释】本条指出因四时阴阳消长而产生了四时的主气。《素问·阴阳应象大论》云："阴阳者，天地之道也，万物之纲纪，变化之父母，生杀之本始，神明之府也。"自然界由于阴阳的运动，而产生了阴阳的对立、阴阳的消长，所谓"阴阳鼓击者"。又由于阴阳的消长变化，产生了一岁之中四时，即春、夏、秋、冬。四时各自的主气，即春温、夏热、秋凉、冬寒，都属正常的气候。

【原文】是以彼春之暖，为夏之暑；彼秋之忿，为冬之怒。（16）

【通释】本条指出四时主气的阴阳消长变化。由于四时阴阳消长的变化，由春天之温暖，逐渐变为夏天之暑热；由秋天之凉爽，逐渐变为冬天之严寒。气候的演变是有一个逐渐由量变到质变的过程。

【原文】是故冬至之后，一阳爻升，一阴爻降也。夏至之后，一阳气下，一阴气上也。（17）

【通释】本条论阴阳的互相转化。至者，极也。冬至为阴气盛极，盛极则衰，阴气始消，阳气始长，所谓一阳爻长，一阴爻降也。爻是八卦中的符号，"▬"为八卦中的阳爻，"▬▬"为八卦中的阴爻。关于时令和八卦的关系，阴历十月，其卦为坤，阴消阳长，故十一月的卦为复，阳爻渐长，阴爻渐减。阴历四月，其卦为干，阳消阴长，故五月的卦为姤，阳爻渐消，阴爻渐长。

【原文】斯则冬夏二至，阴阳合也；春秋二分，阴阳离也。（18）

【通释】本条论二至、二分阴阳消长的关系。根据上述阴阳消长的规律，冬至一阳生，夏至一阴长，所以冬至夏至，是阴阳二气相结合之时；分者，离也，春分秋分，又是阴阳二气相分离之时。所以《素问·至真要大论》曰："气至之谓至，气分之谓分，至则气同，分则气异，所谓天地之正纪也。"

【原文】阴阳交易，人变病焉。（19）

【通释】本条强调人与四时阴阳的关系。如此四时阴阳消长离合的规律，如果人不与之相适应，就违背了四时阴阳消长的规律，就要生病。所以《素问·四气调神大论》曰："故阴阳四时者，万物之终始也，死生之本也，逆之则灾害生，从之则苛疾不起，是谓得道。"

【原文】此君子春夏养阳，秋冬养阴，顺天地之刚柔也。（20）

【通释】本条论四时养生的原则。所以，懂得摄生的人，当遵循四时阴阳消长的规律，春夏是自然界阳气生发的季节，应养护体内的阳气。秋冬是自然界阴气隆盛的季节，应养护体内的阴气。如此顺应四时阴阳消长变化的规律，为养生之大道也。《素问·四气调神大论》指出："春三月，此谓发陈，天地俱生，万物以荣，夜卧早起，广步于庭，被发缓形，以使志生，生而勿杀，予而勿夺，赏而勿罚，此春气之应，养生之道也。逆之则伤肝，夏为寒变，奉长者少。夏三月，此谓蕃秀，天地气交，万物华实，夜卧早起，无厌于日，使志勿怒，使华英成秀，使气得泄，若所爱在外，此夏气之应，养长之道也。逆之则伤心，秋为痎疟，奉收者少，冬至重病。秋三月，此谓容平，天气以急，地气以明，早卧早起，与鸡俱兴，使志安宁，以缓秋刑，收敛神气，使秋气平，无外其志，使肺气清，此秋气之应，养收之道也。逆之则伤肺，冬为飧泄，奉藏者少。冬三月，此谓闭藏，水冰地坼，勿扰乎阳，早卧晚起，必待日光，使志若伏若匿，若有私意，若已有得，去寒就温，无泄皮肤，使气亟夺，此冬气之应，养藏之道也。逆之则伤肾，春为痿厥，奉生者少。"

【原文】小人触冒，必婴暴疹。须知毒烈之气，留在何经，而发何病，详而取之。(21)

【通释】本条指出不懂养生的结果。小人是相对君子而言的，即指不懂顺应四时阴阳养生的人，触冒四时之邪气，必婴暴疹。婴，缠绕、罹及之意。暴，猛烈也。疹，通病。必婴暴疹，即一定会罹患暴烈的疾病。患病之后，通过四诊判断疫毒邪气触犯何经，发为何病，然后进行治疗。

【原文】是以春伤于风，夏必飧泄；夏伤于暑，秋必痎疟；秋伤于湿，冬必咳嗽；冬伤于寒，春必病温。此必然之道，可不审明之。(22)

【通释】本条引用《素问·阴阳应象大论》原文，提出四时伏邪为病的机制。即春天伤于风，内应于肝，肝木乘脾，留连于夏，必生飧泄。飧泄者，下利清水、完谷不化者也。夏天伤于暑，暑为阳邪，留连于秋，暑热与秋凉之气相争，发为寒热往来之痎疟。秋天伤于湿，留连于冬，寒湿伤于肺，使肺失宣降，则生咳嗽。冬天伤于寒，留连于春，寒邪从阳化热，至春必然病温。

【原文】伤寒之病，逐日浅深，以施方治。(23)

【通释】本条论伤寒的传变及治疗原则。伤寒这种病，随着病程的发展，邪气逐渐由浅入深，病情亦逐渐由轻变重，其治疗当随证治之，所谓以施方治，亦如本论所云：观其脉证，知犯何逆，随证治之。

【原文】今世人伤寒，或始不早治，或治不对病，或日数久淹，困乃告医。医人又不依次第而治之，则不中病。皆宜临时消息制方，无不效也。今搜采仲景旧论，录其证候诊脉声色，对病真方，有神验者，拟防世急也。（24）

【通释】本条提出病要早治，方要用准。当今之人罹患伤寒，有的初期不去治疗，有的虽然治疗，但治不对证，有的拖延很久，直至病情严重才就医。医生又不根据疾病的传变规律及病情的轻重缓急而施药，药不对证治之无功。无论何病，当根据病情而斟酌选方用药，盖无不效者矣。现收集整理张仲景原著，记录了病之证候、望闻问切的方法，选用针对疾病之方药，编次成册，以备后世急用（此条据叔和之言）。

【原文】又土地温凉，高下不同，物性刚柔，餐居亦异，是故黄帝兴四方之问，岐伯举四治之能，以训后贤，开其未悟者。临病之工，宜须两审也。（25）

【通释】本条论因时因地因人制宜的治疗原则。由于人们有居处高低、气候有温热寒凉之不同，又有体质之强弱、饮食起居习惯之异同，故其治病不可泥于一端。因而黄帝提出四方人群不同的问题，岐伯列举四方人群不同的治法。以启后世之未悟。如《素问·异法方宜论》曰："故东方之域，天地之所始生也，鱼盐之地，海滨傍水，其民食鱼而嗜咸……故其民皆黑色疏理，其病皆为痈疡，其治宜砭石。""西方者，金玉之域，沙石之处，天地之所收引也，其民陵居而多风，水土刚强，其民不衣而褐荐，其民华食而脂肥，故邪不能伤其形体，其病生于内，其治宜毒药。""北方者，天地所闭藏之域也，其地高陵居，风寒冰冽，其民乐野处而乳食，脏寒生满病，其治宜灸焫。""南方者，天地所长养，阳之所盛处也，其地下，水土弱，雾露之所聚也，其民嗜酸而食胕，故其民皆致理而赤色，其病挛痹，其治宜微针。"凡医者，必须因时、因地、因人而详细审查，细心推求。

【原文】凡伤于寒，则为病热，热虽甚，不死。（26）

【通释】本条论外感伤寒病证之预后。人体被寒邪所伤，卫阳之气必然抗邪于外而见发热。热势虽盛，通过解表发汗是可以治疗的，所谓"体若燔炭，汗出而散"是也。

【原文】若两感于寒而病者，必死。（27）

【通释】本条承上文论两感病。大凡太阳与少阴两感者，因少阴阳气不足，病情较重，治之困难，预后欠佳，故曰必死。

【原文】尺寸俱浮者，太阳受病也，当一二日发。以其脉上连风府，故头项痛，腰脊强。（28）

若尺寸俱长者，阳明受病也，当二三日发。以其脉夹鼻、络于目，故身热、目疼、鼻干而不得卧。（29）

尺寸之脉俱弦者，少阳受病也，当三四日发。以其脉循胁络于耳，故胸胁痛而耳聋。（30）

此三经皆受病，未入于府者，可汗而已。（31）

【通释】以上诸条，论三阳经受邪的脉症及其治则。根据《素问·热论》六经病受邪的脉症和时日的传变关系，凡寸关尺三部脉俱浮者，是太阳经感受了寒邪，一两天发病，故曰伤寒一日，巨阳受之。因足太阳经，起于目内眦，上额交巅，入络脑，还出别下项，夹脊抵腰中。因而太阳经脉受邪，见头项腰脊强痛。

若寸关尺三部脉俱长，且洪大而沉实者，是阳明经受邪，两三天发病。因足阳明之经，起于鼻之交頞中，下循鼻外，入上齿中，还出夹口。阳明经脉受邪，故见身热、目痛、鼻干、卧不宁。

若寸关尺三部脉俱弦者，是少阳经受邪，三四天发病。因足少阳之经，循于两胁，络于耳，邪犯少阳之经脉，故胸胁满痛，两耳无所闻。以上三阳经受邪，尚未入腑，治疗当以汗法。

【原文】尺寸俱沉细者，太阴受病也，当四五日发。以其脉布胃中，络于嗌，故腹满而嗌干。（32）

尺寸俱沉者，少阴受病也，当五六日发。以其脉贯肾，络于肺，系舌本，故口燥舌干而渴。（33）

尺寸俱微缓者，厥阴受病也，当六七日发。以其脉循阴器、络于肝，故烦满而囊缩。（34）

此三经皆受病，已入于腑，可下而已。（35）

【通释】以上诸条，论三阴经受邪的脉症及其治疗原则。若寸关尺三部脉俱沉细者，是足太阴经受邪，四五天发病。因足太阴之经布于胃而络于嗌，经脉受邪，故见腹部胀满而咽喉干燥。

若寸关尺三部脉俱沉者，是足少阴经受邪，五六天发病。因足少阴之经，贯肾而络于肺，系于舌体，经脉受邪，故见口干舌燥而渴。

若寸关尺三部脉俱微缓者，是足厥阴经受邪，六七天发病。因足厥阴之经，循于阴器而络于肝，经脉受邪，故见烦满而阴囊抽缩。

以上三阴经受邪，邪已入腑，治疗当以下法。

【原文】若两感于寒者，一日太阳受之，即与少阴俱病，则头痛、口干、烦满而渴；二日阳明受之，即与太阴俱病，则腹满身热、不欲食、谵语；三日少阳受之，即与厥阴俱病，则耳聋，囊缩而厥，水浆不入，不知人者，六日死。若三阴三阳、五脏六腑皆受病，则荣卫不行，腑脏不通，则死矣。（36）

【通释】本条论两感病的症状及其预后。两感，是指相表里两经俱病，亦称表里传经。成无己曰："阴阳俱病，表里俱伤者，为两感。"如伤寒一日，太阳经受邪，太阳与少阴相表里，故邪气由太阳传入少阴，使太阳少阴两经俱病，既出现太阳病头项强痛的症状，又可见少阴病的烦扰、胸闷、口干等症状。伤寒二日，阳明受邪，阳明与太阴相表里，阳明之邪传入太阴，使阳明太阴两经俱病，故既可见阳明病的身热谵语，又可见太阴病的腹满不食等。伤寒三日，少阳受邪，少阳与厥阴相表里，少阳之邪传入厥阴，既可见少阳病的耳聋耳闭，又可见厥阴病的阴囊抽缩，四肢厥逆，甚则出现胃气衰败，神明将灭之饮食不入，不省人事。病情到了这般地步，大约经过六天，患者就会死亡。如果三阴三阳、五脏六腑都感受邪气而发生病变，那么，人体营卫气血运行停滞，脏腑功能不通，使胃气败绝而死亡。故《素问·热论》云："阳明者，十二经脉之长也。其血气盛，故不知人，三日其气乃尽，故死矣。"

【按语】对于两感病，《伤寒论》之六经和《伤寒例》都有论述，其内容有所不同，就太少两感而言，《伤寒论》载："少阴病，始得之，反发热，脉沉者，麻黄附子细辛汤主之。"可见《伤寒论》之六经所论之太少两感，是两感于寒邪，治以辛温之剂；而《伤寒例》所论之太少两感，是指热邪，故见头痛口干、烦满而渴。

【原文】其不两感于寒，更不传经，不加异气者，至七日太阳病衰，头痛少愈也；八日阳明病衰，身热少歇也；九日少阳病衰，耳聋微闻也；十日太阴病衰，腹减如故，则思饮食；十一日少阴病衰，渴止舌干，已而嚏也；十二日厥阴病衰，囊纵，少腹微下，大气皆去，病人精神爽慧也。(37)

【通释】本条论六经病自愈的规律。若不是表里两感，又未发生传经，更没有感受其他邪气，到了一定时间，因邪气传变已尽，正气始复，疾病自愈。如病在太阳，第七天头项强痛等症减轻，病情逐渐衰退。病在阳明，第八天身热等症减退，病情渐趋好转。病在少阳，第九天耳聋有所闻也，病势开始衰退。第十天太阴病势衰退，腹部胀满已减，食欲亦恢复正常。第十一天，少阴病邪开始衰退，舌干口渴等症状消失，且能打喷嚏，阴阳之气开始通达。第十二天，厥阴病邪衰退，阴囊收缩开始放缓，少腹拘急亦渐减轻，大邪已去，患者自觉神清气爽，病已痊愈。

【原文】若过十三日以上不间，尺寸陷者，大危。(38)

【通释】本条论厥阴病的另一种转归。如上文所言，病到第十二天，厥阴邪气衰，其病始愈。六经病以十二天为一个周期，以行经尽故也。

有的患者，十三天厥阴病不间。成无己注曰："间者，瘥也。"病愈之意。同时寸、关、尺三部脉沉伏不起，此正气大虚，邪气内陷，故云大危。

【原文】若更感异气，变为他病者，当依旧坏病证而治之。若脉阴阳俱盛，重感于寒者，变成温疟。（39）

阳脉浮滑，阴脉濡弱者，更遇于风，变为风温。（40）

阳脉洪数，阴脉实大者，遇温热，变为温毒。温毒为病最重也。（41）

阳脉濡弱，阴脉弦紧者，更遇温气，变为温疫。以此冬伤于寒，发为温病，脉之变证，方治如说。（42）

【通释】以上诸条指出了各种坏病的成因及治则。若原来的病尚未治愈，又感受了另一种邪气，变为另一种疾病，称为异气为病。它和两感病不同，两感病是一种邪气先后侵犯于两条相表里的经脉，如太阳经之寒邪未解，又传入少阴经而成太少两感病。异气为病，是指一种邪气未除，又感受了另一种邪气，即先后有两种邪气侵犯于同一条经脉而变为他病。成无己曰："异气者，为先病未已，又感别异之气也，两邪相合，变为他病。"治当观其脉症，知犯何逆，随证治之。

比如脉见寸、关、尺三部俱盛，又复感受了寒邪，则为前之热邪未除复感了寒邪，寒热相搏，而成温疟。

若见阳脉浮滑，阴脉濡弱者，此先热未除又复感了风邪而成风温。中风之脉，阳浮而滑，阴濡而弱，风来乘热，故变风温。

如果见阳脉洪数，阴脉实大者，皆为阳脉，主热盛，原来之热邪未除，此又复感了温邪，温热皆为阳邪，两阳相合而成温毒。温毒为病，表里俱热，病情最为重笃。

如果见到阳脉濡弱，阴脉弦紧者，原来热邪未除，又重感于温邪而成温疫。

由于冬伤于寒而又复感异气，变为温病的各种证候，诸如温疟、风温、温毒及温疫等，也就是后世温病学所说的新感引动伏邪的伏气温病，当详细审察脉症，根据不同的证候而辨证施治。

【原文】凡人有疾，不时即治，隐忍冀瘥，以成痼疾。（43）

小儿女子，益以滋甚。（44）

时气不和，便当早言，寻其邪由，及在腠理，以时治之，罕有不愈者。（45）

患人忍之，数日乃说，邪气入脏，则难可制。此为家有患，备虑之要。（46）

凡作汤药，不可避晨夜，觉病须臾，即宜便治，不等早晚，则易愈矣。（47）

若或瘥迟，病即传变，虽欲除治，必难为力。（48）

【通释】以上诸条告诫有病要早治。大凡有了疾病，若不及时治疗，强忍延时，以冀自愈者，必成顽疾也。

尤其是小儿和妇女，小儿气血未盛，女子血气常亏，感邪之后，更易滋生他病而加重。

若感受六淫邪气，当及早就医，以便找出病因，在病轻浅时得到治疗，鲜有不愈者。

凡患病之后，强忍不言，拖延数日，病邪由肌表入于脏腑，使病情加重，则难以治疗。故《素问·阴阳应象大论》指出："善治者治皮毛，其次治肌肤，其次治筋脉，其次治六腑，其次治五脏，治五脏者半死半生也。"凡家有患者，当特别注意这些告诫。

凡需要调服汤药者，不可拘泥于早晚，有病即治，其病易治。

若稍有拖延，病即传变，病情加重，到时虽治之，亦难收功。

【原文】服药不如方法，纵意违师，不须治之。（49）

【通释】本条强调必须按照医嘱去服药。大凡药物的煎服，都有严格的规定和要求，每一方剂之后都有详尽的注释和说明，如果不按照医生的要求而随便去服药，亦难取效，也无须去治疗。

【原文】凡伤寒之病，多从风寒得之。（50）

始表中风寒，入里则不消矣。（51）

未有温复而当，不消散者。（52）

不在证治，拟欲攻之，犹当先解表，乃可下之。（53）

若表已解，而内不消，非大满，犹生寒热，则病不除。（54）

若表已解，而内不消，大满大实，坚有燥屎，自可除下之。虽四五日，不能为祸也。（55）

若不宜下，而便攻之，内虚热入，协热遂利，烦躁诸变，不可胜数，轻者困笃，重者必死矣。（56）

【通释】以上诸条论伤寒先表后里的治则及误治后的变证。在六淫邪气中，风为阳邪，为六淫之首。伤寒为病，多因风寒而得之。

孙思邈《备急千金要方》谓："夫伤寒病者，起自风寒，入于腠理，与精气分争，荣卫偏隔，周身不通而病。"伤寒初起，风寒客于腠理，病较轻浅，随着时间的推移，邪气逐渐入里，病情加重，愈加难治。

疾病初起，当以汗解，并温复取汗，使邪从肌表而解，所谓体若燔炭汗出而散，若治疗得当，皆可痊愈。

如果表证兼有里实者，根据先表后里的治疗原则，先解表后治里，如若开始就攻里，这是原则上的错误。

纵然是表证解而里证未除，在里之邪尚未成大满大实者，同样不可过早攻下，否则亦可形成里热不除、表热不尽的协热下利。

如果表证解而里证未除，已形成了燥屎内结者，就可用攻下之法，以去燥实之邪。这样，攻下法虽然用之较晚，但治则上不为过错，故有"伤寒下不厌迟，温病下不厌早"之说。

总之，若不宜下而下之，使正虚邪入，遂成协热下利、烦躁诸变，使轻者加重，重者必死。

【原文】夫阳盛阴虚，汗之则死，下之则愈；阳虚阴盛，汗之则愈，下之则死。（57）

夫如是，则神丹安可以误发，甘遂何可以妄攻，虚盛之治，相背千

里，吉凶之机，应若影响，岂容易哉！（58）

况桂枝下咽，阳盛即毙，承气入胃，阴盛以亡。（59）

死生之要，在乎须臾，视身之尽，不暇计日。（60）

【通释】上述诸条继论表里证的治则及预后。如果热邪盛于里，热为阳邪，易伤阴液，故成热盛阴液虚之里热实证，治当下之，不可发汗。若误用汗法，必致津液更伤，邪热愈盛，使病情加重，故曰汗之则死，下之则愈。若卫阳不足，寒邪客表而成阴寒盛于肌表之证，治疗当发汗解表，使表邪去而病自愈。若误用下法，必致正虚邪陷，变证接踵，使病情加重，故曰汗之则愈，下之则死。

如此看来，无论是发汗剂（神丹）或攻下剂（甘遂），均不可误用乱用，虚证与实证之治疗，相差甚远。

用药的对与错，与患者的性命安危息息相关，岂为易哉！

比如桂枝汤是辛温解表剂，如果误用于阳热实盛之人，必然助热伤阴，变证接踵。承气汤是苦寒泻下剂，如果误用于阳虚寒盛之人，必然会更伤阳气，使阴寒更盛而病情加重。所以患者生死的关键，在于医生用药的瞬间，用药不当，旋踵命奔。

【原文】此阴阳虚实之交错，其候至微；发汗吐下之相反，其祸至速，而医术浅狭，懵然不知病源，为治乃误，使病者殒殁，自谓其分，至令冤魂塞于冥路，死尸盈于旷野，仁者鉴此，岂不痛欤！凡两感病俱作，治有先后，发表攻里，本自不同，而执迷妄意者，乃云神丹、甘遂，合而饮之，且解其表，又除其里，言巧似是，其理实违。夫智者之举错也，常审以慎；愚者之动作也，必果而速。安危之变，岂可诡哉！世上之士，但务彼翕习之荣，而莫见此倾危之败，惟明者，居然能护其本，近取诸身，夫何远之有焉。（61）

【通释】本条共分三部分。第一部分，从开始到"岂不痛欤"，强调治疗原则的重要。大凡病情的阴阳虚实，错综复杂，证候的表现，非常微妙。倘若发汗吐下失序，旋踵祸至。若医术浅薄、诊病之中，昏昏懵懵，昧于病因，以致误治，纵然治死了患者，自谓其疾病自身所致也。如此，使强尸遍野，冤魂载道，凡有良知者，岂不痛哉！

第二部分，从"凡两感病俱作"到"其理实违"，进一步强调了表里俱病的治则。凡表里俱病者，当权衡其轻重缓急，或先解表，或先攻里，治分先后，各不相同。或有固执己见、主观臆断者，将神丹和甘遂合用，美其名曰既用神丹解其表，又用甘遂攻其里，乃表里两解之法也。猛然一听，似乎言之有理，实则有悖于表里同病的治则。

第三部分，从"夫智者之举错也"到最后，强调为医者当要谨慎，不可孟浪行事。大凡聪明的医者，每一种治法，都当权衡利弊，审时度势。愚昧鲁莽的医者，所用之法，但求急功近利。生命之安危，岂能瞒天过海！当今之庸医，但追求虚荣皮毛，而忽略了患者之生命安危，所谓"孜孜汲汲，惟名利是务"。只有明理的医者，固其本而忽其末，近取诸身，远取诸物，若此，俾人臻寿，并非天方夜谭。

【原文】凡发汗温服汤药，其方虽言日三服，若病剧不解，当促其间，可半日中尽三服。若与病相阻，即便有所觉。重病者，一日一夜，当晬时观之，如服一剂，病证犹在，故当复作本汤服之。至有不肯汗出，服三剂乃解。若汗不出者，死病也。（62）

【通释】本条所论与桂枝汤方后注略同，指出服解表药的方法。凡服发汗之药，必须温服，以助药力。方后注虽谓一日三服，若病情重而不解者，当缩短其服药时间，可在半天内服完三服。如果药不对证，药病不符，很快就有反应，应马上停药。若病情重笃者，当日夜服药，仔细观察病情的变化。若服一剂尽，其病不解者，继服原方。服二剂尽，仍不汗出者，可服第三剂，一般三剂尽，便可汗出病愈。若终不出汗者，其病就难治了。

【原文】凡得时气病，至五六日，而渴欲饮水，饮不能多，不当与也。何者？以腹中热尚少，不能消之，便更与人作病也。至七八日，大渴，欲饮水者，犹当依证与之，与之常令不足，勿极意也。言能饮一斗，

与五升。若饮而腹满，小便不利，若喘若哕，不可与之。忽然大汗出，是为自愈也。（63）

【通释】本条论病愈初期的注意事项。凡患时气病，至五六天而感到口渴欲饮者，当少少与之，切莫暴饮。因病若自此，胃中阳气尚未全复，水入胃中，不能气化，水饮不化，停留腹中，必致水邪为患。至七八日，胃中阳气大复，病向痊愈，若大渴而欲饮水者，亦当酌情与之，患者自觉能饮一斗，当与之一半，令其感到饮之不足，切勿饮之太过或暴饮。若饮水后，而见腹满、小便不利、气喘哕逆者，此乃水邪复聚，内停为患，不可更与之也。若饮水后汗出者，为正气得助，阳气通达，正气祛邪外出，其病自愈也。

【原文】凡得病，反能饮水，此为欲愈之病。其不晓病者，但闻病饮水自愈，小渴者，乃强与饮之，因成其祸，不可复数。（64）

【通释】本条承上条论病期不可强饮。大凡寒邪为病，多不口渴，反意欲饮水者，此乃寒去阳复病愈之兆，故在小青龙汤证的或然症中，亦有因心下水饮初去，而见口渴者。但是病愈初期，阳气初复，尚不能温化大量之水饮，故虽见口渴，不可多饮。否则可致水邪复聚为患，这样的教训，数不胜数。

【原文】凡得病，厥脉动数，服汤药更迟，脉浮大减小，初躁后静，此皆愈证也。（65）

【通释】本条论病向痊愈的脉症。凡脉见动数，多为阳热实证，服药后，动数之脉变为迟缓，为邪热已去。浮脉主表，大脉为邪气盛，脉由浮大变为小，所谓"大则病进，小则病退"。其症由初起的烦躁不安，转为神志安宁，皆为表邪已解，病势已退，病向痊愈之征兆。

【原文】凡治温病，可刺五十九穴。（66）

【通释】本条论温病的针刺法。灸可温补，刺可清泻。大凡温热疾病，可选取人体功能各不相同的五十九个穴位而针刺治疗。退热五十九穴，见于《素问·水热穴论》《素问·刺热论》《灵枢·热论》诸篇。其具体名称、分布和主治如下。

泄诸阳热之穴：上星，颟会，前顶，百合，后顶（各一穴），五处，承光，通天，络却，玉枕（各二穴），临泣，目窗，正营，承灵，脑空（各二穴）。

泄胸中热之穴：大杼，膺俞，缺盆，背俞（各二穴）。

泄胃中热之穴：气街，三里，巨虚上下廉（各二穴）。

泄四肢热之穴：云门，髃骨，委中，髓空（各二穴）。

泄五脏热之穴：心俞，肝俞，肺俞，肾俞，脾俞（各二穴）。

【原文】又身之穴，三百六十有五，其三十九穴，灸之有害；七十九穴，刺之为灾，并中髓也。（67）

【通释】本文提出针灸穴位的禁忌及误施的后果。人身共有三百六十五个穴位，其中有三十九个穴位忌用灸法，误灸则贻患；有七十九个穴位忌用针法，误针则成灾，甚则伤及骨髓、危及生命。

【原文】凡脉四损，三日死。平人四息，病人脉一至，名曰四损。脉五损，一日死。平人五息，病人脉一至，名曰五损。脉六损，一时死。平人六息，病人脉一至，名曰六损。（68）

【通释】本条以正常人的呼吸计测损脉之轻重及其预后。人之一呼一吸为一息，一息脉动五至为常。若正常人四息，而患者脉搏一次者，为四损，三日死。正常人五息，患者脉搏一次者，为五损，一日死。正常人六息，患者脉搏一次者，为六损，一时死。损者，减少、损害之意。这里是指人体正气虚损，脏腑损害。患者脉搏跳动的次数愈少，人体正气虚损愈大，病情愈重。故曰：四损三日死，五损一日死，六损一时死。三日、一日、一时，是言时间之长短，以示病情重笃之程度，不可拘泥。

【原文】脉盛身寒，得之伤寒；脉虚身热，得之伤暑。（69）

【通释】本条论伤寒和伤暑的区别。寒为阴邪易伤阳气。寒邪侵犯人体，卫阳受伤而见恶寒。寒主凝滞，故见脉阴阳俱紧有力，故曰脉盛。脉盛身寒为伤寒。暑为阳邪，易耗气伤津，暑邪伤人，必见身热汗出。汗出津伤，脉道不充，故见脉搏虚弱。脉虚身热为伤暑。故《素问·刺志论》曰："气盛身寒，得之伤寒。气虚身热，得之伤暑。"

【原文】脉阴阳俱盛，大汗出，不解者，死。（70）

脉阴阳俱虚，热不止者，死。（71）

脉至乍疏乍数者，死。（72）

脉至如转索者，其日死。（73）

谵言妄语，身微热，脉浮大，手足温者，生。逆冷，脉沉细者，不过一日，死矣。（74）

【通释】以上诸条以脉症判断疾病的预后。寸、关、尺三部脉俱盛，是邪气盛，虽大汗出而病仍不解，此乃邪气盛而正气大虚，正不胜邪，病为难治。故《素问·评热病论》曰："汗出而脉尚躁盛者，死。"

寸、关、尺三部脉俱虚者，为正气虚衰也，复见发热不止者，为阴不敛阳，虚阳外浮，为"格阳""戴阳"之证，顷刻之间，有亡阳之虞。故为难治也。

平人之脉象，脉搏均匀，不快不慢，不浮不沉，和缓有力，所谓有胃、有根、有神也。《素问·痿论》曰："心主身之血脉。"心脏是脉搏跳动的原动力。如果脉来忽慢忽快，尚无伦次者，此乃心气将绝，其病为难治。故《素问·平人气象论》曰脉来"乍疏乍数曰死"。

四时之脉，都应有胃、有根、有神，所以《素问·平人气象论》曰："春胃微弦曰平，弦多胃少曰肝病，但弦无胃曰死。"又曰："平人之常气禀于胃，胃者平人之常气也。人无胃气曰逆，逆者死。"这些论述，都强调了胃气在诊脉中的重要性。今见脉至如转绳索，脉来紧急，毫无和缓之象，为胃气将绝矣，乃无胃气之真脏脉，故曰"其日死"。其日死者，是言当日即死，以强调病情之危重。

《阳明篇》云："夫实则谵语，虚则郑声。"谵语，是邪热扰心，心神外浮。身微热而脉浮大，手足温，为阳证见阳脉，预后良好。若谵言妄语，身微热，手足逆冷，脉沉细，为阳证见阴脉也。脉症不符，有热盛伤阴亡阳之虞，故曰不过一日死，言其病情危笃。

【原文】此以前是伤寒热病证候也。（75）

【通释】本条是对《伤寒例》内容的总结。以上诸条，都是论述伤寒热病的脉症，凡外感热病，均可参照诸条文而辨证论治，故有的医家认为《伤寒例》为伤寒、温病辨证论治的总纲。

辨痉湿暍脉证治第四（1—16 条）

痉、湿、暍三病，详见于《金匮要略》，但是《金匮要略》中所论的痉、湿、暍三病，有论有方，而本篇则有论无方。因痉、湿、暍三病都起于太阳，均与外邪有关，故在《伤寒论》中述列此篇，意欲与伤寒相鉴别耳。《说文解字》曰："痉，强急也。"因此痉病，是以项背强急，口噤不开，甚或角弓反张为主症的一种病证，内邪外邪均可引起。本篇所论，是以外邪为主。根据不同的病因病机及其症状，分为刚痉和柔痉。

湿病，分为内湿和外湿。本篇所论之湿病，是因感受外湿邪气，而致肌肉、关节及身体骨节疼痛的一种病证。

《说文解字》谓："暍，伤暑也。"暍病，发生于夏季。本篇中又有中热和中暑之称。暍病是以发热、汗出、烦渴、少气等症状为主的一种病证，其中又有兼虚夹湿之异。

【原文】伤寒所致太阳，痉、湿、暍三种，宜应别论，以为与伤寒相似，故此见之。（1）

【通释】本条提出痉、湿、暍三病，当与伤寒相鉴别。痉、湿、暍三种病的病因多为外邪，其病初起有类似于太阳伤寒初起的症状，应当严格区分，故将其列于此，以相互鉴别。

【原文】太阳病，发热无汗，反恶寒者，名曰刚痉。（2）

太阳病，发热汗出，不恶寒者，名曰柔痉。（3）

【通释】以上两条提出刚痉和柔痉的主要症状及其鉴别。太阳主表，为人身之藩篱，风寒客于人体，太阳首当其冲，而致太阳为病。太阳经脉受邪，风寒之邪化热伤津，筋脉失其濡养，而见项背强急、角弓反张，甚则口噤不食、独头动摇等，发为痉病也。但是，由于感邪的不同和体质的差异，表现不尽相同。如果素体强盛，以感受寒邪为主者，因寒为阴邪，其性收引凝滞，故见发热无汗而恶寒者，名曰刚痉。如果素体虚弱，以感受风邪为主者，因风为阳邪，其性开泄，故见发热汗出而不恶寒者，名曰柔痉。所谓不恶寒，是因风性开泄汗出，故不像感受寒邪恶寒之严重，是相比较而言。刚痉与柔痉鉴别的要点，一则无汗，一则有汗；一则恶寒重，一则恶寒轻。其病因不同，症状有别，治法方药迥异。根据《金匮要略》，刚痉者，治用葛根汤；柔痉者，治用瓜蒌桂枝汤。

【原文】太阳病，发热，脉沉而细者，名曰痉。（4）

【通释】本条论太少两感而致痉病。太阳病发热，邪气在表，脉当见浮，若属痉病，脉当见弦紧，如"痉脉，按之紧如弦，直上下行"。今脉既不浮，复不弦紧而为沉细，为太阳少阴两感之证，如《少阴篇》载："少阴病始得之，反发热，脉沉者，麻黄附子细辛汤主之。"本证脉沉而细，脉细者，阴液不足也，阴液不足，筋脉失其濡养，必见项背拘急，口噤不食之痉病，治疗若祛邪易伤正，若扶正又碍于祛邪，所以谓难治也。

【原文】太阳病，发汗太多，因致痉。（5）

【通释】本条论痉病的成因。太阳病，邪在肌表，发汗本为正治之法，但是发汗必须有其法度。《太阳篇》桂枝汤方后注，论述甚详。如果汗不得法，汗出过多而伤津，津伤而经脉失其濡养，因而致痉。

【按语】痉病，据其病因有原发性痉病和继发性痉病，以上第2～4条所论之痉病，无论是刚痉还是柔痉，皆为原发性痉病，即由太阳中风、太阳伤寒或太少两感发展而来。而本条提出太阳病，发汗太多，津液受伤，筋脉失其濡养而致痉病，实属继发性痉病，继发性痉病产生的原因很多，如《太阳篇》指出："疮家虽身疼痛，不可发汗，发汗则痉。"《医宗金鉴》将其概括成歌诀："痉病项强背反张，有汗为柔无汗刚，生产血多过汗后，溃疮犬咬破风伤。"

另外，第4条和第5条都是论述导致痉病的原因，第4条重点从脉象表述，而第 5 条重点从治法上表述，两条当对比互参，相互发明。

【原文】病身热足寒，颈项强急，恶寒，时头热面赤，目脉赤，独头面摇，卒口噤，背反张者，痉病也。（6）

【通释】本条论痉病的主症。痉病的病机特点，为邪气外感，化热伤津，因津伤筋脉失养，而致痉病。风寒之邪客于肌表，故见身热恶寒。寒邪郁而化热入里，热气上冲，故见目赤、头面部阵阵发热。阳热郁于上而不达于下，故见下肢足部恶寒。郁热更伤津液，使筋脉失其濡养，故见颈项强急、项背反张，甚则独头动摇、口噤不开。纵观全篇，此条论述痉病的症状最全，所以《医宗金鉴》将其置于篇首。

【原文】太阳病，关节疼痛而烦，脉沉而细者，此名湿痹。湿痹之候，其人小便不利，大便反快，但当利其小便。（7）

【通释】本条论述湿痹的脉症及其治则。太阳病，若属风寒外感，当脉浮、头项强痛而恶寒。今脉沉细而关节疼烦，此乃感受湿邪而为湿痹。所谓湿痹，又名着痹，为感受湿邪所致。风为阳邪，易伤人之阳气。湿为阴邪，为胶着缠绵，多易流注人之骨节，故关节疼痛而烦。烦者，甚也，形容关节疼痛得厉害。脾主运化，喜燥恶湿。外感湿邪，内困于脾，脾失健运，引动内湿，故见小便不利，大便反快。脉见沉细，为湿邪内阻。当利小便，以泄内外之湿。古人云："治湿不利小便，非其治也。"本证的治疗，多数注家主张用五苓散。

【原文】湿家之为病，一身尽疼，发热，身色如似熏黄。（8）

【通释】本条论湿郁发黄证。湿家，是指久患湿病之人。湿为阴邪，其性黏滞，湿邪停留人体，经脉气血阻滞不通，故见全身重痛。湿郁日久而化热，则见身热。湿热交阻，蕴蒸于肌腠而见发黄。身色如似熏黄者，谓其身黄不鲜，为湿重于热。治用茵陈五苓散，利湿退黄。

【原文】湿家，其人但头汗出，背强，欲得被覆向火，若下之早则哕，胸满，小便不利，舌上如胎者，以丹田有热，胸中有寒，渴欲得水

而不能饮，则口燥烦也。（9）

【通释】本条论误下寒湿病的变证。湿邪为患，或兼风，或兼寒，或兼热，甚或诸邪并兼而致。本条所谓湿家，指寒湿为患。寒湿困于太阳，卫阳被郁，经脉不利，故其人项背强急。湿阻阳郁，湿邪外闭，阳热郁而向上，故见但头汗出而周身无汗。湿邪在表，卫阳被郁，肌肤失其温养，故患者欲加衣覆被、向火取暖。治疗本当于寒湿中求之，若误用下法，使正虚邪陷，变证接踵。若脾胃受伤，胃气上逆而哕。寒湿邪气内陷，在上则胸阳不振而胸中憋闷；在下则气化不行而小便不利。气化不利，津液不能上承，故见口中干燥、口渴欲饮而复不能饮。舌苔白者，为寒湿内停。所谓"丹田有热，胸中有寒"是言误下之后，使阳气受挫下陷，而成寒热错杂的格局。

【原文】湿家下之，额上汗出，微喘，小便利者，死。若下利不止者，亦死。（10）

【通释】本条论湿病误下后的变证。湿病在表者，治宜温经祛湿。在里者，治当淡渗利湿。湿为阴邪，易伤人之阳气，若误用攻下，阳气更伤，故为大逆也。阳气受伤，虚阳欲脱于上，故见额上汗出而微喘；虚阳不固，阴液欲绝于下，而见小便不利、下利不止。如此形成阳脱于上、阴竭于下的阴阳离决之势，故曰死。死者，难治也。

【原文】问曰：风湿相搏，一身尽疼痛，法当汗出而解，值天阴雨不止，医云：此可发汗，汗之病不愈者，何也？答曰：发其汗，汗大出者，但风气去，湿气在，是故不愈也。若治风湿者，发其汗，但微微似欲汗出者，风湿俱去也。（11）

【通释】本条论风湿病汗法的使用原则。风湿侵犯人体，气机闭阻，故见周身疼痛。治以汗法，使风湿之邪从肌表而解，方如麻黄加术汤等。但是必须微微汗出，风去湿除，其病则愈。切勿汗出流漓，使病不除。风为阳邪，其性轻扬而变动不居，湿为阴邪，其性重浊而黏滞难去。若大汗出，又逢阴雨连绵，潮湿阴冷，但使风邪去而湿不除，故曰汗之而不愈也，宜微微汗出，使风湿俱去。

【原文】湿家病，身上疼痛，发热面黄而喘，头痛，鼻塞而烦，其脉大，自能饮食，腹中和无病，病在头中寒湿，故鼻塞，内药鼻中，则愈。（12）

【通释】本条论上焦寒湿的脉症。湿家，指经常感受寒湿之人。由于寒湿之邪偏表偏上，故但见身热头身疼痛，不若前述湿邪流注关节之关节烦疼。肺主皮毛，开窍于鼻，寒湿困于肌表，肺卫郁闭失宣，故见鼻塞不通、面黄咳喘。面黄因湿邪困表，卫气被郁所致，与湿邪困脾，身色似熏黄之发黄截然不同，本证之面黄，仅是面色萎黄，有别于黄疸。脉大能食，是寒湿在表，里和无病，故曰腹中和无病，无碍于饮食之受纳。因寒湿在上在表，治当因势利导，将药纳入鼻中，通利肺气，使寒湿去而病愈。

【按语】纳鼻之药，有人主张用瓜蒂散，也有人主张用鹅不食草。从文献记载，古人常用此法治疗鼻塞等病。如《备急千金要方》治鼻塞不通，纳药于鼻中，取嚏祛邪。还有人用瓜蒂研末吹鼻，使之流出黄水而治疗黄疸等。张从正将此法归为汗法，应用范围更广。

【原文】病者一身尽疼，发热，日晡所剧者，此名风湿。此病伤于汗出当风，或久伤取冷所致也。（13）

【通释】本条论风湿在表的症状及成因。风湿邪气客于肌表，气血营卫不通，故周身重痛。风为阳邪，风湿郁而化热而见身热，且每到日晡所（下午3～5时）加剧。多由于患者平素贪凉，或居处潮湿。又逢汗出时，腠理疏松，风邪乘虚侵入，与湿相搏而成。参照《金匮要略》当用麻黄杏仁薏苡甘草汤治疗。

【原文】太阳中热者，暍是也。其人汗出恶寒，身热而渴也。（14）

【通释】本条论太阳中暍的症状。暍者，暑也。太阳中热者，即暑热伤于太阳，故为暍是也。暑为阳邪，易伤津耗气，暑热伤于太阳，腠理开泄，营卫不固，故见汗出。因汗出卫伤，而见恶寒。因热盛津伤，故见身热口渴，治疗当用白虎加人参汤，清热益气生津。

【原文】太阳中暍者，身热疼重，而脉微弱，此亦夏月伤冷水，水行皮中所致也。（15）

【通释】本条论太阳中暑夹湿的脉症。暑为夏令之主气，时入夏季，特别是长夏，阴雨连绵，气候氤氲，暑邪侵犯人体，每多夹湿，故身体重痛，脉见濡弱，此暑邪夹湿而中于太阳。故曰："脉盛身寒，得之伤寒；脉虚身热，得之伤暑。"参照《金匮要略》，治疗用一物瓜蒂汤，煎煮顿服。《医宗金鉴》亦提出用香薷饮治疗，可供参考。

【按语】第14条和第15条都是论太阳中暑证，上条太阳中暑偏于热，故见身热汗出而口渴，重在辨症；本条太阳中暑偏于湿，故见身重疼痛而脉象濡弱，重在辨脉，两条当互参。

【原文】太阳中暍者，发热恶寒，身重而疼痛，其脉弦细芤迟，小便已，洒洒然毛耸，手足逆冷，小有劳，身即热，口开，前板齿燥。若发汗，则恶寒甚；加温针，则发热甚；数下之，则淋甚。（16）

【通释】本条论太阳中暍的主要脉症及误治后的变证。暑为六淫之邪，暑邪侵犯太阳，营卫被郁，故身热恶寒。暑邪夹湿困于肌表，故周身困重疼痛。暑邪易耗气伤津，气津两伤，脉见弦细或芤迟。《灵枢·本脏》曰："三焦膀胱者，腠理毫毛其应。"暑湿之邪困于太阳，影响膀胱的气化，故小便之后，全身怕冷，洒淅而汗毛耸立。人体之阳气，被暑湿所困而不达四肢，故手足逆冷。暑邪伤津耗气，而致人体气津两亏，所以稍有劳作，正气更虚，身热加重。因热甚伤津，而见口舌干燥。纵观本证，属暑病夹湿，气阴两亏，治当清暑利湿、益气养阴，有的注家提出本证用清暑益气汤治疗。

若但见发热恶寒之表证而用汗法，误汗则伤阳，阳气受伤，使恶寒加重。若因阳气闭郁而手足逆冷，误用温针治疗，必助暑热，使身热更甚。如果误认为邪热内结，反复用攻下之法，使正虚邪陷，湿热内陷膀胱，小便淋涩加重，有人主张用桂苓甘露饮治疗。

辨太阳病脉证并治法上第五（1—31条）

　　太阳，指足太阳膀胱经与手太阳小肠经而言，手太阳小肠经，起于小指外侧，循至肩，从缺盆下行络心，属小肠；足太阳膀胱经，起于目内眦，上额交巅，络脑下项，夹脊抵腰，络肾而属膀胱。其经夹脊与督脉并行于人体之背部。背为阳之府，督脉为诸阳经之总督，故太阳为阳经之长，诸阳主气。《素问·热论》云："巨阳者，诸阳之属也，其脉连于风府，故为诸阳主气也。"

　　足太阳膀胱经与足少阴肾经，互相络属，构成肾与膀胱的表里关系，少阴为本热标寒，少阴之热蒸化太阳之寒水而成太阳之气，敷布于周身之表，以密腠理、抵外邪，故曰太阳主外，太阳主表，统摄营卫，为六经之藩篱。太阳主外主表的作用，体现了卫气温分肉、充皮肤、肥腠理、司开阖的功能。

　　太阳病，可分为太阳经证、表证和里证。因太阳主表主外，邪气客于人体，太阳首当其冲，使太阳经表受邪，故见脉浮头项强痛而恶寒的太阳表证。若太阳表证未及时治疗，邪气随经入于太阳之里，形成小腹胀满、小便不利之蓄水证或少腹急结硬满、小便自利、其人如狂或发狂之蓄血证，此为太阳之里证。因太阳经脉，循于头顶，抵于项背，邪气侵犯太阳，经脉受邪失其濡润而见脉浮、头痛、项背强几几等太阳之经证。

　　太阳与少阴相表里，太阳之邪不解，邪气极易传入少阴，出现头痛、发热、脉反沉的太少两感证。故曰："实则太阳，虚则少阴。"

　　另外，太阳病还可出现各种变证。变证似乎不属于太阳病，但是张仲景将其列入《太阳篇》中，丰富了太阳病的辨证内容。

　　太阳病以经表证为主，其治疗以汗法为主。根据表证之轻重缓急及夹杂症之异同，在汗法中有解表发汗、解肌散风、舒筋发汗、发表蠲饮和清热发汗等。已成太阳蓄水、蓄血之里证，用温阳利水或破血逐瘀。太阳病变证治疗的原则，当"观其脉证，知犯何逆，随证治之"。

【原文】太阳之为病，脉浮，头项强痛而恶寒。（1）

【通释】本条为太阳病脉症之总纲。"太阳"是言其生理，"之为病"是言其病理，"脉浮头项强痛而恶寒"是言其症状。

足太阳膀胱经，循于人体之背部与督脉并行，足太阳膀胱，位于下焦，与少阴肾相表里。卫气出于下焦，即由下焦肾阳化生，并循太阳经脉而遍布周身，以"温分肉，充皮肤，肥腠理，司开阖"。太阳之气，主六经而统营卫，行于全身之体表，分布的面积最广，因此又称太阳为"巨阳""大阳"，为人身之"藩篱"。故曰"太阳主外""太阳主开"，是言太阳之气在人体分布之广，作用面积之大。

卫气是由肾阳化生，通过三焦膀胱之经脉敷布于体表。《灵枢·本脏》篇曰："三焦膀胱者，腠理、毫毛其应。"太阳之气，一则言卫气，一则言津液。邪在肌表，治当以汗。

另外，卫气的生成在下焦之肾，后天的资助在于中焦之脾胃，敷布宣发在于上焦之肺。因此，卫气是出于下焦，滋于中焦，布于上焦，其生成和作用，与人体肺、脾、肾关系最为密切。

太阳病分而言之有三：即病在太阳之表，病在太阳之经和病在太阳之腑。所谓病在太阳之表，是指太阳主表的病变；病在太阳之经，是指太阳经络的病变；病在太阳之腑，是指下焦膀胱小肠的病变，将三者概括起来称为太阳病。

太阳病由于邪气客于体表，正邪分争，气血充盈于外，故见脉浮，浮脉是太阳表证之纲脉，故曰"有一份浮脉，便有一份表证"。

头项强痛，此为太阳病之主症。头为诸阳之会，是三阳经之通位，诸阳经依其循行部位之不同，各有所主。如少阳经循于头之两侧，阳明经循于头之前额，太阳经循于头之后项。头项为太阳经之专位。太阳经脉受邪，气血凝滞，经脉失养，故见颈项活动不柔和。

而恶寒，有"而且、一定"的意思，强调恶寒对诊断太阳表证的重要性。恶寒是由于邪伤太阳，卫气失其温煦，因此恶寒是太阳表证的重要标志，故曰"有一分恶寒，便有一分表证"，即恶寒未罢，表证未解，论中第3条更强调了恶寒在太阳表证中的地位。

太阳被外邪所伤，主脉主症是脉浮、头项强痛、恶寒。但邪气束表，阳气闭郁，本当见发热一症。本条尚未提出，是因发热症状的出现，有早晚之不同，特别在太阳伤寒证中，必待寒郁化热之后才见发热，故曰："或已发热，或未发热。"但是，太阳病之经表证，发热是不可或缺的一个主症。

【按语】以上讲的是太阳表病的共同脉症，这些脉症，又称为太阳病的主症主脉，以下条文，凡言"太阳病者"，均当具有上述脉症。

【原文】太阳病，发热，汗出，恶风，脉缓者，名为中风。(2)

【通释】本条论太阳中风证的主要脉症。在见到太阳病主症主脉的同时，兼见发热、汗出、恶风、脉缓者，为太阳中风。中（zhòng）乃侵入之意，是言风邪直接侵犯太阳之表，故名太阳中风。太阳中风证，虽与内科中风之名同，实则相差甚远，不可混为一谈。

太阳表证，因脉症不同分两类证候，其一是以汗出、脉浮缓为主症主脉的太阳中风证。其二是以无汗、脉浮紧为主症主脉的太阳伤寒证。二者皆有发热，可是太阳中风之发热，以手扪之则皮肤湿润。太阳伤寒之发热，以手扪之则皮肤干燥烫手。

另外，太阳中风是以恶风为主，恶风者，见风则恶，无风则安。而太阳伤寒是以恶寒为主，恶寒者，虽居密室，近火就温仍不减之。中风所见之发热、汗出、恶风，是互为因果而相互连续的，患者因中风而发热，因发热而汗出，因汗出而欲揭衣去被，后复见恶风，于是又重覆衣被，继之又发热汗出。太阳中风，是以感受风邪为主。风为阳邪，伤人卫阳之气，二阳相争，则见发热。因此太阳中风与伤寒相比，太阳中风证是以发热为重，所以文中将发热冠于诸症之前。卫行脉外属阳，营行于脉中属阴，营卫相得而和谐。风邪中于卫，则"卫强营弱"而营卫不和。卫分受邪不能固护营阴，加之风性开泄，故见"汗出"，故太阳中风证，以汗出为主症。但是中风之汗出，只是皮肤湿润，不同于阳明病之濈濈然汗出，治疗当取微似有汗者为度。由于感受了风邪，加上汗出肌疏，因此，患者常感到怕冷，故曰"恶风"。太阳中风证之恶风，相较于太阳伤寒证之恶寒为轻，表现为有风则恶，无风则安。"脉缓"是太阳中风证之主脉，因汗出营阴外泄，故脉见浮缓，不若太阳伤寒证脉浮紧有力，脉缓是与脉紧相对而言的。

【原文】太阳病，或已发热，或未发热，必恶寒，体痛，呕逆，脉阴阳俱紧者，名为伤寒。(3)

【通释】本条为太阳伤寒证之脉症。太阳病见提纲脉症的同时，又见恶寒、体痛、呕逆、脉紧者，无论发热与否，称为太阳伤寒证。

或，可解释为"有时"，即太阳伤寒证，发病初期，有时可见发热，有时见不到发热，是因太阳伤寒为寒邪所伤，寒为阴邪，寒邪伤于太阳，发热不同于太阳中风证的早，必待阳气郁闭之甚而始见发热。也有素体阳盛，感而即发热者。故曰"或"，表示发热有早有晚。根据第8条可知，太阳伤寒证其发热是必见之症。

太阳伤寒，是寒邪伤人之荣卫，寒为阴邪，其性凛冽，比风邪伤人要重，且部位亦深，故曰"风伤卫，寒伤营"。寒邪伤卫，卫阳之气受伤，最突出的症状是恶寒，故曰必恶寒，而且恶寒是很重的，虽居密室，近火就温仍不减，不同于太阳中风之恶风。另外"或已发热，或未发热"亦是针对"必恶寒"而言的，意即不管发热不发热，恶寒是必见之症，突出恶寒在诊断太阳伤寒证中的意义。

寒为阴邪，其性凝滞主痛，寒邪伤于太阳，营卫气血凝滞不通，故见体痛。风寒束于肌表，胃气不和而上逆，则见呕逆。

本条所言之脉阴阳俱紧，其一是指脉搏的部位，即寸、关、尺三部脉俱紧。伤寒表实无汗，卫闭营实，故见寸、关、尺三部脉皆浮紧而有力。若但见寸脉浮紧而尺脉沉弱无力，非为脉阴阳俱紧者，多是伤寒夹虚证。因尺脉候里，尺脉弱而无力，为在里之气血虚衰；寸脉浮紧者，为寒邪在表，故为虚人外感之证。其二是指取脉的方法，即浮取和沉取其脉皆紧，此亦强调伤寒之实也，可见古人对脉诊之重视，非同于一般，故曰"平脉辨证"。

【原文】伤寒一日，太阳受之；脉若静者，为不传。颇欲吐，若躁烦，脉数急者，为传也。（4）

【通释】本条论邪气之传与不传。伤寒一日，太阳受之，太阳主表、主外，所以风寒伤于人，初始为太阳经表证，欲知其传经与否，在《黄帝内经》是以时间来判定的，如《素问·热论》曰："伤寒一日，巨阳受之……二日，阳明受之……"《伤寒论》在注重时间的同时，更突出脉症的变化，并以此作为传经的重要依据。故曰："脉若静者，为不传。"脉静，一是原来浮紧或浮缓之脉，没有发生变化，邪气仍在太阳之表，没有传变的迹象。二是指正复邪去，邪气不能干扰正气，脉搏不急不数即很平静。二者均说明邪气尚未传里，故曰为不传。

"脉数急"是与"脉若静"相对而言的，即脉象有了变动，脉由平静变为数急，反映邪气有化热入里之趋势。"颇欲吐"，是指患者有恶心欲吐的症状。少阳病多呕，"颇欲吐"为邪气有传少阳之迹象。躁烦是阳热盛之症，为邪气化热入于阳明，燥热扰心，故见烦躁。总之"欲吐""躁烦"，均非为太阳之表证，结合脉"数急"的变化，说明太阳之邪已经有传经的趋向，故曰"为传也"。

【原文】伤寒二三日，阳明少阳证不见者，为不传也。（5）

【通释】本条继论太阳病之传经与不传。根据《素问·热论》之传经规律，伤寒二三日之后，当传到阳明经或少阳经，今既无阳明证之"燥烦"，又无少阳证之"颇欲吐"，即阳明少阳证不见者，说明邪气仍在太阳之表，故曰"为不传也"。

【按语】以上两条说明，伤寒一日有传经者，二三日也有不传经者。欲知其传与不传，不可拘泥于发病的日数，当结合脉症的变化，才能准确把握六经病传变的内涵，此亦为《伤寒论》之时空观。

【原文】太阳病，发热而渴，不恶寒者，为温病。(6)

若发汗已，身灼热者，名风温。风温为病，脉阴阳俱浮，自汗出，身重，多眠睡，鼻息必鼾，语言难出。若被下者，小便不利，直视失溲。若被火者，微发黄色，剧则如惊痫，时瘛疭，若火熏之。一逆尚引日，再逆促命期。(7)

【通释】以上两条主要论述太阳温病的脉症及误治后的变证。本条在讨论太阳病时引入了温病的概念，从而表明太阳病在广义上涵盖了伤寒的范畴，并将其与太阳伤寒及中风病等证候相提并论，以便进行深入的对比与鉴别。

太阳病，无论中风或伤寒，初起均以发热恶寒并见，更不应见口渴。若见到发热而渴、不恶寒者，多为阳明证。但本条首冠太阳病，说明既不是阳明证，又非太阳伤寒、中风证，而属于太阳温病。当然，温病初期，即风温尚在卫分之时，也会出现短暂轻微的恶风。如吴瑭曰："太阴之为病，脉不缓不紧而动数，或两寸独大，尺肤热，头痛，微恶风寒，身热自汗，口渴，或不渴而咳，午后热甚者，名曰温病。"但是，温病初起之恶风寒，一是程度非常轻，故曰"微恶风寒"，不若太阳伤寒之重。二是温病初起之恶风寒，时间非常短暂，刹那便可消失。所谓"不恶寒"，是与太阳伤寒、中风相比较而言的。

在温病中，有温热病和湿热病两大类。温热病又包括风温和春温。本条提出的风温，是指误治温病后，不但温热邪气未去，复感风邪而成为风温，故曰"若发汗已，身灼热者，名曰风温"。《伤寒例》指出："阳脉浮滑，阴脉濡弱者，更遇于风，变为风温。"

温热邪气在表，气血充盈于外，故脉阴阳俱浮。热迫津液外越，故自汗出。卫阳被郁，则见身重，异于太阳伤寒之身痛。热扰心神，而见精神昏沉、多眠睡，甚则语言难出。肺开窍于鼻，温热束表，肺窍不利，故鼻息必鼾，这些皆为误治温病后而成风温所见的症状。

风温为病，治当辛凉解表、养阴清热。若误用苦寒泻下，则更伤阴液，使水源枯竭而小便短少。因肝肾之阴精枯竭，上不能荣目，则直视不瞬；下不能司约而小便失禁。

若被火者，即用艾灸、瓦煨、熏蒸等方法治疗，则更增邪热，轻者两阳相熏而见身黄，重则火邪内攻，心神失守而见惊痫，或因肝风内动而见瘛疭。瘛为松弛，疭为收缩。瘛疭者，手足抽搐也。

若再以火熏取汗，此乃竭汗之法，使精气耗竭，生命垂危。误治一两次，尚有挽救之机，若一而再、再而三反复误治，就要危及人之性命而死亡。所谓"一逆尚引日，再逆促命期"。

【按语】《难经·五十八难》曰："伤寒有五，有中风，有伤寒，有湿温，有热病，有温病。"温病同样隶属于广义伤寒的范畴。它起因于温热邪气的侵袭，其病机特点在于阳热偏盛与津液耗伤。因此，本条目仅作为与太阳伤寒及中风证候相类比的一种类型而提出，以便进行深入的探讨与鉴别。

【原文】病有发热恶寒者，发于阳也；无热恶寒者，发于阴也。发于阳者，七日愈。发于阴者，六日愈。以阳数七，阴数六故也。（8）

【通释】本条以寒热来分阴阳。所谓"阳"，是指三阳经；"阴"是指三阴经。六经病证千变万化，错综复杂，但不外阴证、阳证而已。阴证和阳证的区别，须验之于寒热，故曰"发热恶寒者，发于阳也；无热恶寒者，发于阴也"。大凡三阳经病，正气盛而邪气不衰，正邪斗争有力，故其证皆有发热，诸如太阳病之发热恶寒、少阳病之往来寒热、阳明病之但热不恶寒等。而三阴经病，为正气不足，阳气衰微，抗邪无力，故其证皆有恶寒而无发热。诸如太阴病之腹冷腹痛、少阴病之恶寒下利、厥阴病之身蜷肢厥等，均无发热。清代尤在泾《伤寒贯珠集》注曰："发于阳者病在阳之经也，以寒加阳，阳气被郁故发热而恶寒。发于阴者，病在阴之经也，以阴加阴，无阳可郁，故无热但恶寒耳。"张仲景以阴阳统六经病、以寒热辨阴阳，确有提纲挈领、执简驭繁的作用，故《素问·阴阳应象大论》云："善诊者，察色按脉，先别阴阳。"

【按语】以寒热来辨阴阳是一般之常法，常中有变，故须灵活看待。如第3条中提到的"太阳病，或已发热，或未发热，必恶寒，体痛，呕逆，脉阴阳俱紧者，名为伤寒"，说明太阳伤寒证，虽属阳证，但是开始也有不发热之时，必待阳气闭郁到一定程度才能发热。这就不同于阳经之发热恶寒。而在三阴经中之少阴病，亦有"少阴病，始得之，反发热，脉沉者，麻黄附子细辛汤主之"。病在少阴不当发热，反发热者，说明少阴虚寒证，亦有脏病还腑发热之时。

本条有不同的解释，一种观点认为，发于阳是发于太阳，发于阴是发于少阴。另一种观点认为，发于阳和发于阴之阴阳是指寒热而言。阳证不发热就是病发于阴，阴证发热就是病发于阳，不必凿分营卫经络。还有人认为，发于阳和发于阴之阴阳，是指风寒之邪和营阴卫阳而言。如喻嘉言："风为阳，卫亦阳，故病起于阳。寒为阴，营亦阴，故病起于阴。无热恶寒，指寒邪初受，未郁为热而言也。少顷，郁勃于营间，则仍发热矣。"还有观点认为病发于阳，是指发于三阳经；病发于阴是指发于三阴经。总之，对于发于阳和发于阴之阴阳的看法，众说纷纭而莫衷一是。

文中"六日愈""七日愈"，是对疾病预后的推测。关于阳数和阴数，来源于伏羲氏的《河图洛书》。传说有一匹神马，从海底跳出，其背负图，图上书云："天一生水，地六成之；地二生火，天七成之；天三生木，地八成之；地四生金，天九成之；天五生土，地十成之。"

图中以一、二、三、四、五，代水、火、木、金、土五个数。但是一、三、五为孤阳，二、四为孤阴，孤阳不生，孤阴不长。而五是土之生数，按五行学说，万物之中，非土不成。故自土之后分别加一、二、三、四，变成六、七、八、九，成为水、火、木、金之成数，故曰水生一而成于六，火生二而成于七，木生三而成于八，金生四而成于九。可见木、火、水、金，皆得土而生成。

因此，水的成数为六，火的成数为七，而水为阴，火为阳，病为阳证，当在阳数之期愈，故曰七日愈；病为阴证，当在阴数之期愈，故曰六日愈。其科学意义有待进一步研究。

【原文】太阳病，头痛至七日已上自愈者，以行其经尽故也。若欲作再经者，针足阳明，使经不传则愈。（9）

【通释】本条论太阳病自愈的机转及杜邪内传的方法。伤寒一日，巨阳受之……六日厥阴受之。太阳病从一日到六日，三阳三阴经尽，第七天正气来复，邪气微无力以传，其病当愈。古人认为，七日为正气来复之期，是人体一种自然恢复的能力。如果第七天还没有自愈而欲作再经者，针足阳明经，一则泄传经之邪，再则扶助正气杜邪再传。根据上述理论，有的学者提出了疾病的七日律。

【按语】七日律，是根据天人相应的整体观念提出的时间医学，掌握这一理论，有助于认识疾病发生发展的规律，如《灵枢·顺气一日分为四时》云："夫百病者，多以旦慧、昼安、夕加、夜甚，何也？岐伯曰：四时之气使然。黄帝曰：愿闻四时之气。岐伯曰：春生、夏长、秋收、冬藏，是气之常也，人亦应之。以一日分四时，朝则为春，日中为夏，日入为秋，夜半为冬。朝则人气始生，病气衰，故旦慧；日中人气长，长则胜邪，故安；夕则人气始衰，邪气始生，故加；夜半人气入藏，邪气独居于身，故甚也。"

另外，中医的子午流注学说认为，人体经络之气的循行也是有规律的，十二个时辰流注到不同的经络，该经络称为"当令"，以此推测穴位的开阖时间，指导疾病的用药及针灸治疗。如子时（23点～1点），胆经主令；丑时（1点～3点），肝经主令；寅时（3点～5点），肺经主令；卯时（5点～7点），大肠经主令；辰时（7点～9点），胃经主令；巳时（9点～11点），脾经主令；午时（11点～13点），心经主令；未时（13点～15点），小肠经主令；申时（15点～17点），膀胱经主令；酉时

（17点～19点），肾经主令；戌时（19点～21点），心包经主令；亥时（21点～23点），三焦经主令。

在临床如果发现一个症状总是在同一时间出现，就可以推断其某经某脏发病，而采取相应的治疗方法，以提高疗效。余曾治一岳姓患者，女，52岁。一个月来每天至上午10点，准时便利，而且很急迫，几乎为水样便。询问其病之经过，自述发病前和家人生了口角。我想既然时间这样准确，就应该按时间医学的规律来推断治疗。上午9点到11点为巳时，是脾经主令。恚怒伤肝，肝病传脾，故在脾经当令之时发病。遂处逍遥散加减，以疏肝健脾为治，服药一周，下利明显减轻，继服一周而痊愈。因此，掌握些时间医学，对于疾病的预防诊断和治疗，很有裨益。中国古代，很多医家精通时间医学。比如清代温病大家叶天士，让患者在中午服用泻心火的药物，因为午时属心经主令，有助于药物作用发挥，这样的例子，不胜枚举。

目前，时间医学，已得到国内外中西医学者的重视。在美国有一位医生叫哈尔贝克，他用几十年的时间，从检验人的尿液中发现人体激素水平的变化规律，和中医在几千年以前提出的七日律非常吻合。根据这个理论，他又创立了时间生理学、时间病理学、时间药物学和时间治疗学，还创刊了《时间医学》杂志，目前哈尔贝克被人们称为时间医学之父。

【原文】太阳病欲解时，从巳至未上。（10）

【通释】本条论太阳病欲解之时。欲解者，乃邪气可能得以解除之意。太阳病欲解时，从"巳至未上"。太阳为病，因卫阳被风寒邪气郁遏，从巳至未上，邪气容易得到解除。因为9～15点，是一天中阳气最隆盛之时，人体的阳气，亦随自然界的阳气而盛于外，有助于祛除表邪，故为太阳病欲解时。诚如《素问·脏气法时论》所曰："自得其位而起。"

【按语】欲解时的临床意义，一是对邪轻病不重的患者，得自然界阳气之助，有不药而病解的可能。二是患者虽已服药，病邪未能解除，待到欲解时，得天阳之助，药力得以充分发挥，祛邪外出，其病痊愈。

六经病欲解时，与自然界阳气的盛衰有关，外界环境的影响，只提供了病愈的有利条件，并非唯一起决定作用的因素。病之解与否，主要取决于邪正进退的情况。特别是和人体正气的强弱最为密切。

【原文】风家，表解而不了了者，十二日愈。(11)

【通释】本条论太阳表证愈后身体仍感不爽者，待正气复而自愈。风家，泛指太阳中风，通过解表发汗的治疗，大邪已去，身体尚未完全恢复，精神仍感不爽而不了了者，无须再服药治疗，通过将息调养，过十几天后会自然恢复，故曰十二日愈。这是人体的自愈功能。

【原文】病人身大热，反欲得近衣者，热在皮肤，寒在骨髓也；身大寒，反不欲近衣者，寒在皮肤，热在骨髓也。(12)

【通释】本条以患者的喜恶辨别寒热之真假。一般而言，发热者多为阳证，无热者多为阴证，如第8条所言。但是有热者，并非皆为阳证，无热者，未必皆为阴证。因为患者所表现之寒与热，有真假之异同，鉴别寒热的真假，当根据患者的喜恶。

患者身大热，当欲去衣揭被，今反欲得衣被，说明身虽大热，热是假象，寒是本质，多为阴寒内盛，虚阳被格于外而成"阴盛格阳"之真寒假热证，故曰热在皮肤寒在骨髓。皮肤是言其病位之浅，引申为疾病的假象。骨髓乃言其病位之深，引申为疾病的本质。临床还可见脉大无根、汗出如珠、面红如妆、口渴不欲饮水等症。

相反患者身大寒，反不欲近衣者，是"阳盛格阴"之真热假寒证。阳热内盛，格阴于外而致阴阳格拒不通。这种情况，阳热之邪愈盛，则四肢厥冷愈重，故曰"热深则厥深""热微则厥微"。临床虽见四肢逆冷，但身热口渴，渴欲冷饮。脉虽沉，但脉沉而有力且滑数，并见言语气粗，舌红，小便短赤，故曰"寒在皮肤，热在骨髓"。

【按语】在正常情况下，由于阴阳的互相对立、互相制约，使之达到阴平阳秘，精神乃治。当一方偏盛或偏衰，导致另一方的偏盛或偏衰，使阴阳平衡失调。比如阴寒太盛，就会导致阳气偏衰，甚则逼阳于外而成格阳；阳热太盛，导致阴气偏衰，甚或格阴于外而成格阴。阴阳之根在于肾，所谓无根，是指阴、阳离开了肾，但还未脱离人体，故称为格阳、格阴。病势进一步发展，就会由"格阳""格阴"转变成"亡阳""亡阴"的危险证候。

【原文】太阳中风，阳浮而阴弱。阳浮者，热自发，阴弱者，汗自出。啬啬恶寒，淅淅恶风，翕翕发热，鼻鸣干呕者，桂枝汤主之。（13）

桂枝汤方：桂枝三两，去皮（味辛热），芍药三两（味苦酸，微寒），甘草二两，炙（味甘平），生姜三两，切（味辛温），大枣十二枚，擘（味甘温）。

上五味，㕮咀三味。以水七升，微火煮取三升，去滓，适寒温，服一升。服已须臾，啜热稀粥一升余，以助药力。温覆令一时许，遍身漐漐，微似有汗者益佳，不可令如水流漓，病必不除。若一服汗出病瘥，停后服，不必尽剂。若不汗，更服依前法。又不汗，后服小促其间，半日许令三服尽。若病重者，一日一夜服，周时观之。服一剂尽，病证犹在者，更作服。若不汗出者，乃服至二三剂。禁生冷、黏滑、肉面、五辛、酒酪、臭恶等物。

【通释】本条论太阳中风证的治禁。当与第1条和第2条互参。太阳中风，阳浮而阴弱，其意有二；一是指取脉的方法：太阳中风之脉，浮取而浮，沉取而弱，故曰阳浮而阴弱；二是言其病机：太阳中风证，乃风邪伤卫，汗出荣虚。因邪在肌表，故其脉轻取即浮，复因风邪伤卫，卫不固营，营阴外泄，其脉沉取而弱。阳浮者热自发，阴弱者汗自出。自，是快的意思。阳浮者热自发，因风为阳邪，卫气属阳，风邪客于卫分，两阳相并，故很快就会发热，不若伤寒之或已发热，或未发热。阴弱者汗自出，风为阳邪，其性开泄，风邪中于肌表，卫不固营，使汗出而营阴外泄，汗出则营阴更弱。此两句，是说明太阳中风发热汗出的原因。啬啬恶寒，淅淅恶风，翕翕发热，啬啬、淅淅、翕翕，皆为形容词。

啬啬恶寒，形容恶寒有怯弱畏缩之貌。淅淅恶风，形容恶风犹如凉水洒身而不禁其寒。翕翕发热，形容中风发热之状，翕翕者，合羽也。说明热在肌表，有如着衣覆被之热，属太阳表热的特征。肺主气，外合皮毛，开窍于鼻，风邪客于皮毛，影响肺之宣降，故见鼻鸣。表气不和，影响胃气不降，故见干呕。治用桂枝汤解肌散风、调和营卫。

桂枝汤由桂枝、芍药、炙甘草、生姜、大枣五味药组成。方中以桂枝为君，解肌散风、温通卫阳。配生姜以强其解肌之用。芍药酸苦微寒，滋阴护营。大枣养胃而生津液，以增其阴营。炙甘草甘缓和中，调阴阳、和中州，安内以攘外。同时，桂枝配芍药，酸甘化阴，以滋营阴。桂枝配甘草，辛甘化阳，以实卫阳。五药相配，发汗而不伤正，止汗而不留邪，达到解肌祛风、调和营卫的目的。

另外，本方有姜桂等调味之品，有调胃的作用。因此桂枝汤，既能调和营卫、解肌散风，治疗太阳中风证；又可调和脾胃、调和气血、调和阴阳，治脾胃不和、气血不调之内伤里证，其应用范围极广。

至于本方之加减，更是不可胜举。若桂枝之量大于芍药，为桂枝加桂汤，用治奔豚。若芍药之量大于桂枝，为桂枝加芍药汤，用治太阴腹满时痛证，另加饴糖可温中补虚、和里缓急，又用治虚劳腹痛。加龙骨、牡蛎，交通心肾、交通阴阳，治男子失精、女子梦交。加葛根治太阳中风兼项背强几几。加瓜蒌为瓜蒌桂枝汤，治疗太阳中风兼身体项背强急拘挛之柔痉。加厚朴、杏仁，治喘家中风证。另有加附子、加桂枝、加芍药、去桂枝、去芍药等，略行增减，则另治一病，使用范围极广，故将其列于诸方之首，为群方之冠。

桂枝汤的方后注释甚详，为历代医家所重视。上五味㕮咀三味。㕮，是用牙咬切。咀，是用口品尝。㕮咀，引申义是将药物捣碎，以便煎出有效成分。用微火以水七升，煎取三升，服药后，啜热稀粥一升余（约一碗）（《说文解字》曰"啜，饮也"）。啜热稀粥，一则借谷气以充汗源，再则借热粥之热，鼓舞正气祛邪外出。服药后复被待汗，发汗的要求是令"遍身漐漐，微似有汗者益佳，不可令如水流漓，病必不除"。漐漐者，小雨也，是言微微汗出之状。似，当续来解。似是嗣字之假借。嗣者，续也，意即发汗要发小汗，要周身汗出且持续，若汗出如水流漓，不但邪气不去，正气大伤，故谓"病必不除"。总之，服桂枝汤出汗，一是发汗宜微，不可大汗，为漐漐汗出。二是汗出必须遍身，不可但见局部汗出。三必须是汗出持续，时间不可过短。如果一服汗出病解，停后服。若不汗出，依上法，再服第二次。仍不汗，当缩短服药间隔时间，再服第三次，半天之内，服完三次。病重者，可连日服用，随时观察。服一剂而病证未去者，可以再服，一直服至二到三剂。要忌生冷、油腻、肉面、五辛、酒酪、臭恶等物。

《本草纲目》将小蒜、大蒜、韭、芸苔、胡荽称为五辛，这里的五辛泛指有刺激性食物。

【按语】关于桂枝的去皮问题，众说不一，一是指不用桂皮而用桂枝，如方有执。二是指用无皮之嫩枝，如张隐庵。三是指桂枝去除粗皮。如柯琴曰："桂枝之去皮，去其粗皮也，正合解肌之意。"

笔者认为以柯氏之解为是，据考证，古代用桂枝多为粗枝，外皮常有粗糙的木栓层，其栓皮含挥发油甚微，若不去除，则影响桂枝解肌发汗的作用。

【原文】太阳病，头痛发热，汗出恶风者，桂枝汤主之。（14）

【通释】本条论桂枝汤的应用范围。从所举诸症来看，似乎与上条重复，其实上条是用桂枝汤治疗太阳中风证，本条则扩展到太阳病，无论是伤寒、中风，还是内伤杂病，凡见头痛发热、汗出恶风，所谓桂枝四症者，皆可用本方。柯琴注曰："此条是桂枝本证，辨证为主，合此证即用此汤，不必问其为伤寒、中风、杂病也。"

【按语】本条提示，临床使用经方，必须掌握抓主症、用主方，突出辨证论治的原则，不必拘泥于一证一方。

【医案】

1. 吴某，女，48岁。患慢性过敏性鼻炎多年，每至春季病情加剧，发病时鼻塞鼻痒，喷嚏连连，鼻流清涕不止，苦不堪言。曾屡用西药，虽能缓解一时，终不得痊愈。余观其舌淡红苔薄白，切其脉浮缓，自述常有汗出恶风等症，遂以桂枝汤加蝉蜕10g，鹅不食草10g。3剂止，连服十余剂而愈。

2.余在跟诊期间，目睹刘渡舟用桂枝汤原方，治北京大学退休老教授，久患风疹不愈，每受风或淋浴后加重，全身风疹累累，服桂枝汤原方十余剂而瘳。

【原文】太阳病，项背强几几，反汗出恶风者，桂枝加葛根汤主之。（15）

桂枝加葛根汤方：葛根四两，麻黄三两，去节，芍药二两，生姜三两，切，甘草二两，炙，大枣十二枚，擘，桂枝二两，去皮。

上七味，以水一斗，先煮麻黄、葛根，减二升，去上沫，内诸药，煮取三升，去滓，温服一升，复取微似汗，不须啜粥。余如桂枝法将息及禁忌。

臣亿等谨按：仲景本论，太阳中风自汗用桂枝，伤寒无汗用麻黄。今证云汗出恶风，而方中有麻黄，恐非本意也。第三卷有葛根汤云：无汗恶风，正与此方同，是合用麻黄也。此云桂枝加葛根汤，恐是桂枝中但加葛根耳。

【通释】本条论太阳中风兼经脉不利的证治。几几，成无己《注解伤寒论》云："几几者，伸颈之貌也。动则伸颈，摇身而行。项背强者，动则如之。"《伤寒明理论》亦云："几，音殊。几，引颈之貌。几，短羽鸟也。短羽之鸟，不能飞腾，动则先伸引其头尔。项背强者，动亦如之，非若几案之几而偃屈也。"自成无己对"几"音义的解释以后，一直沿用至今。之后还有几家训释，但都未被采用。如程应旄把几改成兀，读兀兀。还有人读"沉沉"，刘渡舟认为，"几"的读音同"殜"，与紧的读音相似，为紧的假借字，故读为"紧紧"。笔者有位河南的同学认为，几几是河南的方言，凡是肌肉筋脉拘急不灵活者，都读作几几（jǐ）。当代已故医史文献训诂学家、北京中医药大学教授钱超尘，为此做了大量的文献考证，认为《伤寒论》之"项背强几几，亦当读赤舄几几之几（jǐn），其本字为掔（今音 qiān，古音 jǐn，古代几几于掔掔读音相同），取其拘持不灵活意"。

【按语】总之，项背强几几，是因风寒之邪凝滞太阳经脉，经脉不利，故见头项及后背强痛拘急。若为寒邪侵犯太阳而致，必兼无汗恶寒，如32条。今反见汗出恶风，此乃风邪侵犯太阳，太阳经输不利，津液不能上濡，故项背拘急而不自如。治以桂枝汤解肌祛风、舒缓筋脉。刘渡舟认为，本方加葛根作用有三：一是助桂枝以强其解表之用。二是用葛根舒筋通络，以解经脉气血之凝滞。三是葛根甘寒，能生津液、滋胃气，用之以鼓舞阳明津液布达，以缓解筋脉之拘急。

【医案】

1.李某，女，68岁。2019年12月10日初诊。自述项强2个月余，经常头目眩晕。近日感冒愈后，眩晕，项强加重，伴汗出，心烦，身体酥软乏力。刻下头晕项强，头身重困，欲倒于地。舌质淡红，舌苔白，脉浮。此为风邪在经，经输不利证。治宜调和营卫、散风升津。桂枝10g，生白芍10g，炙甘草10g，生姜3片，大枣5枚，葛根20g，炒白术20g，泽泻20g。4剂，水煎服。

2019年12月17日二诊。患者自述服上药后，全身微微汗出，眩晕症状减轻，头身重困亦除，余症如前。处方：桂枝10g，生白芍10g，炙甘草10g，生姜3片，大枣5枚，葛根20g，石菖蒲10g，远志10g，焦三仙各10g。6剂，水煎服。

2020年4月28日，患者家人电告，服药后诸症皆除而病愈。

【原文】太阳病，下之后，其气上冲者，可与桂枝汤，方用前法。若不上冲者，不可与之。（16）

【通释】本条论太阳病误下后的证治。太阳表证，治当以汗，即使是表里同病者，亦当先表后里，这是一条重要的治疗原则。表证未除而用下法，显然是治疗上的失误。

其气上冲，指太阳之气，虽经误下，邪气没有因此而内陷，正气仍可向上向外抗邪于表，仍可与桂枝汤治疗。但是太阳病误下后，虽然其气上冲，表证犹在，因误下正气受挫，故不可用麻黄汤峻汗，当以桂枝汤解肌，故曰可与桂枝汤，方用前法。

如果因误下而正虚邪陷，其气不能上冲，表证已不复存在而变生他病，就不能再用桂枝汤治疗，故曰不可与之。因此"其气上冲"与"不上冲"，是指误治后正气的趋向和病变的部位。

【按语】本条主要的精神，其一指出"气上冲"是诊断太阳病误下后，表邪未陷的关键，亦是桂枝汤应用的眼目；其二指出用桂枝汤必须遵照啜粥温复之法，故曰"方用前法"。

另外，在六经病中，言气上冲的有5种，除本条外还包括气上冲胸、气从少腹上冲心、气上冲咽喉、气上撞心等，皆有气上冲之部位，唯本条但言气上冲，而不言上冲的部位，突出了太阳主表、其范围广泛，故不言具体部位。

【原文】太阳病三日，已发汗，若吐、若下、若温针，仍不解者，此为坏病，桂枝不中与之也。观其脉证，知犯何逆，随证治之。（17）

【通释】本条论坏病的形成及其治则。太阳病，已经过了两三天，用了发汗之法而病邪未解。本来一汗不解当再汗，医者反用吐、下及温针之法。所谓在上者因而越之，在下者引而竭之。因此，吐下之法均为在里之邪实证而设。温针，是治疗寒湿痹证的方法。太阳病，若用这些方法治疗，显然是误治，故病仍不解。不解是言误治太阳后，太阳表证发生了新的变化，这种因误治而产生的病变称为"坏病"，柯韵伯注曰："坏病者，即变证也。"因此，虽然病仍不解，但"桂枝不中与之也"。对"坏病"的治疗，当"观其脉证，知犯何逆，随证治之"，同上条之"若不上冲者，不可与之"含意相同，上条是言坏病的禁忌，本条补充了坏病的治疗原则。即通过对脉症的观察，进行辨证治疗。

【按语】"观其脉证，知犯何逆，随证治之"，不仅是坏病的治疗原则，对任何病都有普遍的指导意义，体现了中医辨证施治的原则。

关于"坏病"的形成，有两个前提：一是因误治以后，而正证不复存在了的病，如《太阴篇》之桂枝加芍药汤证。二是虽为正治，若治不得法，也可出现坏病，如《太阳篇》之真武汤证。

【原文】桂枝本为解肌，若其人脉浮紧，发热汗不出者，不可与也。常须识此，勿令误也。（18）

【通释】本条论桂枝汤之禁忌。桂枝本为解肌，是言桂枝汤之解肌发汗，不同于麻黄汤之发汗解表，因桂枝汤方中有芍药大枣酸敛甘补之品，发汗之力很弱，且于发汗之中偶有止汗之意。若其人脉见浮紧，症见发热汗不出者，此为伤寒表实证，治当用麻黄汤。桂枝汤有解肌之用，但为太阳中风而设，故曰"不可与也"。如果太阳伤寒误用桂枝汤，不但表邪不解，且因方中芍药、甘草、大枣之甘缓收敛，易造成不出汗而烦躁的大青龙汤证。诚如尤在泾所言："设误与桂枝，必致汗不出而烦躁，甚则斑黄狂乱，无所不至矣。"识者，志也。《说文解字》曰："志，意也，从心。"古文作志，则志者，记也，知也，读为识。常，有人认为是当字之误。总之，这种错误容易发生，故当铭记于心，如稍微疏忽，则易产生变证。

【按语】太阳伤寒忌用桂枝汤，应当切记。反之，太阳中风也要忌用麻黄汤，否则也会造成大汗不止的亡阳证。如《太阳篇》之桂枝加附子汤等。

【原文】若酒客病，不可与桂枝汤，得之则呕，以酒客不喜甘故也。（19）

【通释】本条提示内有湿热者，不可与桂枝汤。"酒客"是指平素嗜好饮酒之人，因酒为辛甘温厚之物，辛可增热，甘可增湿，长期饮酒最易致中焦湿热。经常饮酒之人，复感风邪而患太阳中风，由于外有风邪，内有湿热，若用桂枝汤解肌散风，必因其甘温而助湿增热，使中焦湿热益甚，致胃气上逆呕吐，故曰不可与桂枝汤，以酒客不喜甘故也，若非用不可，当去其草枣之甘温，酌加葛花等清解酒毒之品。

【按语】《医宗金鉴》认为"酒客病"是由于平素饮酒过多，湿热内蕴，而导致气血不调，营卫不和，故见身热、头痛、汗出、欲呕等类似太阳中风之证，治当清热利湿、和中降逆。若误投桂枝汤，必因其甘温而增湿助热，使病情加重。

【医案】韩某，男，46岁。1983年11月3日初诊。平素嗜酒为弊，两天前因饮酒过量而恶心呕吐，胃脘痞满，饮食乏味，头面部胀热，心中懊侬，大便两日未行，舌红苔黄厚少津，脉弦滑有力。辨为湿热壅滞之酒客病。处大黄黄连泻心汤加味：大黄10g，黄连10g，黄芩10g，葛花10g。3剂，用滚开水，浸泡后频频服用。

1983年11月7日二诊。患者自述服上药一剂后，大便通，恶心呕吐及胃脘部痞满顿消，3剂尽，诸症若失。

酒客，是指平素嗜酒之人。《本草纲目》指出酒性升散，性味辛甘，少饮则和血行气，多饮则助湿生热，伤害脾胃。平素嗜酒之人，脾胃多生湿热，又猝然暴饮，必使湿热剧增而胃失和降，故见恶心呕吐，胃脘部痞满堵塞。对于酒客病的治疗，宋代严用和主张用葛花解醒汤，以温脾胃、消酒积、化湿热。近人主张用半夏泻心汤治疗。余在辨证时，抓住本病中焦湿热、以热为主的病机特点，用大黄黄连泻心汤加减，其效亦佳。特别是对本方的煎服，仿《伤寒论》治疗"火痞"之法，以滚开之水即麻沸汤，溃泡后频服，取其气而薄其味，以清中焦气分之湿热，虽非火痞，亦可取效。

【原文】喘家作桂枝汤，加厚朴杏子佳。（20）

桂枝加厚朴杏子汤方：桂枝三两，去皮，芍药三两，甘草二两，炙，生姜三两，切，大枣十二枚，擘，厚朴二两，炙去皮，杏仁五十枚，去皮尖。

上七味，以水七升，微火煮取三升，去滓，温服一升，复取微似汗。

【通释】本条论太阳中风兼喘的证治。喘家，为久患喘病之人，复感新邪引动宿疾，使肺气不利，喘病发作加重。作桂枝汤，意即治疗用桂枝汤解肌散风，同时加厚朴、杏仁降气利肺，治其旧喘，这样比单用桂枝汤效果要好，故曰"加厚朴杏子佳"，此亦标本兼顾之法也。

另外，还有人认为，喘家作，是指素患喘疾之人，在病情发作加重时，用桂枝加厚朴杏子汤治疗。两种解释各异，但是治疗喘病则同。验之于临床，无论是新喘或久喘，只要兼见太阳表虚证者，用之均验。

本方由桂枝汤加厚朴、杏仁组成。以桂枝汤解肌散风，加厚朴、杏仁降气平喘。

【按语】本条据《千金翼方》，在"喘家"之后加"有汗"二字，成为"喘家有汗作桂枝汤"，可从之。因桂枝汤证的主症是汗出。

【原文】凡服桂枝汤吐者，其后必吐脓血也。（21）

【通释】本条指出内有痈脓者禁用桂枝汤。无论肺痈或胃痈，均因其热毒内蕴，营卫不和，故在初期可出现发热、恶寒、汗出等类似于太阳中风证的症状。若误以为太阳中风而投桂枝汤，更助其内热则使病情恶化，出现呕吐等症，继之内痈溃破、呕吐脓血等物。

【原文】太阳病，发汗，遂漏不止，其人恶风，小便难，四肢微急，难以屈伸者，桂枝加附子汤主之。（22）

桂枝加附子汤方：桂枝三两，去皮，芍药三两，甘草二两，炙，生姜三两，切，大枣十二枚，擘，附子一枚，炮，去皮，破八片。

上六味，以水七升，煮取三升，去滓，温服一升。本云：桂枝汤，今加附子，将息如前法。

【通释】本条论误汗后阳伤液脱的证治。太阳病发汗，本为正治之法，法当汗出邪去病愈。今汗出后，非但表证不解，又增汗出遂漏不止。不止者，言出汗之势不可禁也。大凡汗法，必有其法度，既要准确选方用药，又要把握其分寸，把握好汗出的度。如果太阳中风误用麻黄汤，或太阳中风用桂枝汤发汗过度，必致漏汗不止，大汗亡阳，故桂枝汤方后注云："遍身漐漐，微似有汗者益佳，不可令如水流漓。""阳加于阴谓之汗"，汗为人体的津液与阳气所化生，由于汗出过多，过汗伤阳。卫阳受伤，则营阴不守而漏汗不止。过汗伤阳，卫阳不足而见恶风。小便难是过汗阳伤津损，膀胱津少气冷，化源不足所致。"清阳实四肢，浊阴归六腑"，"四肢为诸阳之本"，"阳气者，精则养神，柔则养筋"。阳虚，四肢失其温煦，津伤，四肢无以滋养，故见四肢微急、难以屈伸。意即四肢拘急，活动不能自如。综上所述，诸症之病因，是由于发汗太过。其病机是津伤阳亡，阳不摄阴。治疗用桂枝加附子汤。桂枝汤解肌散风、调和营卫；加附子温经复阳、固表止汗。使营卫和、漏汗止，诸症自愈。本证误治后阳虚自汗，非附子莫属，用附子温阳以治其本。

【按语】《素问·生气通天论》云"凡阴阳之要，阳密乃固"，本证为大汗之后阴阳两伤，阴伤乃缘于阳虚不固，其主要矛盾在于阳虚，扶阳便可摄阴，阳生则阴长。故不加滋阴之品，但加附子以扶阳。诚如陆渊雷所云："津伤而阳不亡者，其津自能再生。阳亡而津不伤者，其津亦无继。是以良工治病，不患津之伤，而患阳之亡。"

桂枝加附子汤，是临床常用的处方，余用此方加减，治疗阳虚汗出，其效甚佳。

【医案】

1.靳某，男，46岁。1984年5月17日初诊。患者全身汗出多年，入夜尤甚，每日晨起被褥湿透，平素内衣潮湿，苦不堪言。西医诊断为自主神经功能紊乱。曾服用牡蛎散等中药，均无明显效果，故来中医门诊就诊。自述近来除汗出外，背部常有明显恶风怕冷之感，平时容易罹患感冒。余握其双手冰冷，切其脉迟缓无力，舌淡苔白滑。小便频数清长。辨为阳虚漏汗之证，治以温阳固表、调和营卫。方用桂枝加附子汤：制附子10g（先煎），桂枝10g，生白芍10g，炙甘草6g，生姜10g，大枣7枚。3剂，水煎服。

1984年5月30日二诊。服上药后，汗出明显减少，四肢及背部恶寒亦减轻。自以为本方有效，自行又连服十余剂，其后自汗等症虽止，复增咽痛口干等症，故又以嘱其服三黄片数日而愈。

2. 贺某，女，26岁。2008年2月21日初诊。患白疕17年余。患者17年前无明显诱因四肢出现红斑、丘疹，上面覆盖有鳞屑，瘙痒难耐，抓后可见点状出血。在当地医院诊断为寻常型银屑病。服用维生素 B_6、维生素 B_{12}、消银片、雷公藤多苷片、青黛丸等，疗效甚微，病情时轻时重，一直迁延至今。查体：皮肤干燥，头皮四肢伸侧及臀部可见大小不等的丘疹，上面覆盖鳞屑，抓去鳞屑，可见点状出血。疹色暗红，舌体胖，边有齿痕，苔白，脉细弱。患者自觉全身怕冷，手足冰凉，但又异常燥热，皮肤瘙痒剧烈。辨为卫阳不足，营卫不和之证。治以温补卫阳、调和营卫。方用桂枝加附子汤加减。桂枝10g，生白芍10g，炙甘草10g，生姜10g，大枣5枚，制附子10g（先煎），板蓝根20g，土茯苓20g，金银花10g，连翘10g，丹参20g，牡丹皮10g，蛇床子10g（包煎），地肤子10g（包煎），生薏苡仁20g。6剂，水煎服。

2008年2月28日二诊。服上药后，全身怕冷减轻，手足稍温，仍有燥热，皮肤干燥，皮损处色红，有大量银白色鳞屑，皮肤瘙痒。舌尖红，苔白。效不更方，故处上方去金银花、连翘、生薏苡仁，加当归10g，麦冬10g，蛇床子、地肤子加至20g。6剂，用法同上。

2008年3月7日三诊。服上方后，全身怕冷明显减轻，手足转温，皮肤瘙痒，干燥亦缓解，鳞屑减少，未见新出之丘疹。故守上方，加麦冬至15g，生地黄10g，苦参10g。6剂，用法同上。

其后用上方加减，服用50余剂，全身大部分丘疹已退，仅留少量的瘀斑，未发瘙痒，鳞屑基本消失，肢体转温，仅后背汗出，舌尖红，有瘀点。乃疏桂枝加附子汤加干姜6g，当归10g，桃仁10g，红花10g，鸡血藤10g，川芎10g，生地黄10g，丹参10g。二十余剂而愈，随访至今未犯。

银屑病，中医学称白疕，又称干癣、松皮癣等，是一种特征性的红斑鳞屑性慢性皮肤病。本病发病率为0.1%～3%。中医认为，本病初期多为热毒炽盛，治疗以凉血解毒为主。后期多为营血亏损，化燥生风，治疗以滋阴养血、散风止痒。该患者虽然皮疹发红，但全身恶寒怕冷较明显。《灵枢·本脏》载："卫气者，所以温分肉、充皮肤、肥腠理、司开阖者也。"辨为卫阳不足，营卫不和证，治以温补卫阳、调和营卫。方用桂枝加附子汤加减。方中制附子温补卫阳，桂枝汤调和营卫。其疹块掀红，乃阳虚且郁，郁久化热，加土茯苓、金银花、板蓝根、牡丹皮等，清热解毒，兼凉血活血。因瘙痒加蛇床子、地肤子，祛风止痒。皮肤干燥加天冬、麦冬、生地黄、当归养血润燥。后期遗留瘀斑，加活血之桃仁、红花等祛瘀生新，其病告愈。

【原文】太阳病，下之后，脉促，胸满者，桂枝去芍药汤主之。若微恶寒者，去芍药方中，加附子汤主之。(23)

桂枝去芍药汤方：桂枝三两，去皮，甘草三两，炙，生姜三两，切，大枣十二枚，擘。

上四味，以水七升，煮取三升，去滓，温服一升。本云：桂枝汤，今去芍药，将息如前法。

桂枝去芍药加附子汤方：桂枝三两，去皮，甘草三两，炙，生姜三两，切，大枣十二枚，擘，附子一枚，炮，去皮，破八片。

上五味，以水七升，煮取三升，去滓，温服一升。本云：桂枝汤，今去芍药加附子，将息如前法。

【通释】本条论太阳误下胸阳受挫或受伤的证治。太阳病，本当以汗而解，今误用下法，下后正虚邪陷，变证接踵，诸如结胸证、虚烦证等。本条是误下后出现"胸满"。胸满者，胸部憋闷而不适也。胸为上气海，宗气所聚；丹田为下气海，元气所发。胸为心肺之宫城，"心主血属荣，肺主气属卫"，胸为荣卫之气布散之处。胸部近于太阳之表，亦接阳明之里，为半表半里之位，表邪入里必先及胸。今误用下法，胸中阳气受挫，邪气乘虚而入，使胸中阳气不利而见憋闷。促者，速也，迫也。脉见数而促急，与第4条之"脉数急者"义近，皆为邪气欲入于里、正气尚能与之相争的表现，也反映出人体抗邪能力衰减而力不从心，故阳气欲伸不能，脉见急促之象。但是已经误下，正气不利，故见脉促急而按之无力，治疗用桂枝去芍药汤。

阳虚则生寒，若微恶寒者，是言患者感到微微的恶寒。微，言其恶寒程度之轻。宋代苏洵《辨奸论》谓："事有必至，理有固然，惟天下之静者，乃能见微而知著。月晕而风，础润而雨，人人知之。"所以尽管见轻微的恶寒怕冷，已知胸中之阳气受挫，且有阳虚的迹象，治疗用桂枝去芍药汤稍显力逊，加入炮附子一枚，以振奋胸中的阳气。

桂枝去芍药汤和桂枝去芍药加附子汤，为临床常用之方。桂枝去芍药汤，方中以桂枝配甘草为桂枝甘草汤，辛甘化阳，以振奋心胸之阳气。用生姜以透达邪气外出，大枣辅佐正气。之所以去芍药，是因为芍药酸敛，为阴分之药，有碍于胸中阳气的振奋，不利于胸满的消除。《伤寒论》中，凡胸满者去芍药，腹满者加芍药。再则因芍药酸收，以缓其出入之势，不利于桂枝辛甘温阳之用，故去之不用，此亦避阴就阳之法也。

桂枝去芍药汤加附子汤，是在桂枝去芍药汤中，加入炮附子一枚，以振奋胸中的阳气。

【按语】对于"脉促"，历代医家有争议。晋代王叔和云："脉来数，时一止，复来，名曰促。"主阳盛，又云："桂枝下咽，阳盛则毙。"既为阳盛之脉促，何以用桂枝乎？王解谬矣。纵观《伤寒论》，言脉促表未解者有三：一是葛根黄芩黄连汤证；二是"太阳病下之，其脉促，不结胸者，此为欲解也"；三是本条。三条之脉促，均由误下太阳而成，一云"表未解也"，一云"为欲解也"，一云"桂枝去芍药汤主之"。可知脉促均为误治太阳后，正气有向上向外、抗邪外出之趋势。故脉促当以脉"急迫""急促"为是。正如钱天来所云："脉促者，非脉来数时一止，复来之促也，即急促亦谓之促也。"顾宪章亦云："促有短促之意。"此说为妥。

【医案】李某，男，65岁。2001年10月16日初诊。患者既往有冠心病史，曾多次住院治疗。一个月前左前胸憋闷疼痛，查心电图示冠状动脉供血不足。口服西药未见明显改善，遂就诊于中医。当时表现为胸部闷痛，天气变化时胸部闷痛加重，伴全身怕冷，尤以后背部为甚，饮食一般，睡眠尚可，心率82次/分，血压120/85mmHg，脉弦，间有停跳，舌体胖苔白水滑。辨为胸阳不足，阴寒内盛之证。处桂枝去芍药加附子汤：制附子10g（先煎），桂枝10g，炙甘草10g，大枣7枚，生姜10g。5剂，水煎服。处方后，患者见药味甚少，表示疑惑不解，经反复叮咛，方怏怏而去。

一周后，患者欣然来告，自述服上药3剂，胸憋胸闷豁然开朗，5剂药尽，诸症悉除，饮食倍增。上方加减，再进5剂，以善其后。

【原文】太阳病，得之八九日，如疟状，发热恶寒，热多寒少，其人不呕，清便欲自可，一日二三度发。脉微缓者，为欲愈也。脉微而恶寒者，此阴阳俱虚，不可更发汗更下更吐也。面色反有热色者，未欲解也，以其不能得小汗出，身必痒，宜桂枝麻黄各半汤。（24）

桂枝麻黄各半汤方：桂枝一两十六铢，去皮，芍药，生姜，切，甘草，炙，麻黄各一两，去节，大枣四枚，擘，杏仁二十四枚，汤浸，去皮尖及两仁者。

上七味，以水五升，先煮麻黄一二沸，去上沫，内诸药，煮取一升八合，去滓，温服六合。本云桂枝汤三合，麻黄汤三合，并为六合，顿服，将息如上法。

【通释】本条论太阳病日久不愈的转归及证治。太阳病迁延八九天而不愈，可发生以下不同的转归。

其一，患者出现发热恶寒，热多寒少，一天只发作一次或两次，形似疟而非疟。表明正气不虚，邪气亦微，病情轻浅。发热是正气抗邪外出的表现。恶寒是邪气欲入里的反映。热代表着正气、阳气。寒代表着邪气、阴气。发热恶寒孰多孰少，反映正气和邪气孰强孰弱。其人不呕，邪气未入少阳。清，同圊，用作动词，如厕也，排便之意。清便欲自可，指大小便近乎正常，说明里气和而邪气未入于阳明。脉微缓者，是言脉象略微缓和之意，与浮紧相对而言，指脉不浮紧而趋于和缓。另外，脉微缓，缓中有微，亦是有胃气之脉。说明太阳病，得之八九日，邪气渐退，正气始复，表里气调，故为欲愈也。

其二，太阳病得之八九日，如果正气不足，又兼有少阴阳气衰微，太阳之邪有传入少阴之势，故见脉微而恶寒。恶寒与脉微并见，为少阴阳虚寒盛。太阳和少阴之阳气俱虚，故曰"阴阳俱虚"，治当温阳散寒，方用四逆汤类，不可再用汗吐下等法，以防虚其虚。

其三，太阳病得之八九日，面色反有热色者，为小邪郁于太阳，留于皮肤，故见身痒。是因为未能及时发小汗，故曰以其不能得小汗出。阳气郁闭重者，身不痛但重，如39条之大青龙汤证。阳气闭郁轻者，身不重但痒。治用桂枝麻黄各半汤。

本方由桂枝汤和麻黄汤原方剂量的1/3相合而成，为辛温解表之轻剂，其用量之小，意在缓行，与日久邪微，表病不愈之病机相合。

【按语】本证即为太阳小邪不解，稽留肌表之证，治疗当取麻黄桂枝二方合用，以制小其服，方可恰合病情。方中之剂量是桂枝麻黄汤各取其剂量的1/3，合而同煎，也有人取一剂麻黄汤，一剂桂枝汤，分而煎之，各取其一半，合而服之。

【医案】

1.患者，女，39岁。患荨麻疹20余日，周身瘙痒，入夜尤甚，常因此彻夜不眠。曾用西药马来酸氯苯那敏、苯海拉明，亦服中药凉血散风之品无效，余切其脉浮缓，又问其常有汗出，且颜面部阵阵潮热，遂处桂枝麻黄各半汤。3剂而病愈。

2.余在读研期间，曾目睹刘渡舟用此方治一患者。崔某，女，42岁。自诉1年前突然左侧面部瘙痒，局部面色潮红，渐次扩散至颈、胸和左臂内侧，北京某医院诊断为皮肌炎，因治疗效果不显而来中医门诊。患者自述，近日面部瘙痒剧烈，影响睡眠，心中烦闷，项部有强急之感，下肢浮肿，小便不利，望其面部红如醉酒之状，舌质红，苔薄白，脉浮略数。辨为太阳表邪稽留，风邪化热，阳气拂郁不宣之证。麻黄6g，桂枝9g，杏仁6g，白芍9g，炙甘草4g，大枣5枚，生姜9g。服上方1

剂，微微汗出，3 剂尽，瘙痒顿消，面赤转白，项已柔和而小便利，再拟桂枝汤调和荣卫。桂枝 10g，白芍 10g，炙甘草 6g，大枣 12 枚，生姜 10g。嘱服药后服热稀粥半碗，温服避风，令取微汗。服药 3 剂，患处痒止，赤色已退，但汗后口干，再投小剂桂枝二越婢一汤，服 3 剂后，其病告愈。

【原文】太阳病，初服桂枝汤，反烦不解者，先刺风池、风府，却与桂枝汤则愈。（25）

【通释】本条论太阳中风药后不解之证治。太阳中风，初服桂枝汤后非但病不愈，反烦不解。《说文解字》曰："烦，热头痛也。"段玉裁注曰："烦，如炎如焚。"可见，热乃烦的本意。另外，《伤寒论》中烦字，还有烦闷之意。如《增韵》曰："烦，闷也。"《三国志·魏书·华佗传》曰："胸中烦闷，面赤不食。"大青龙汤证中亦有"不汗出而烦躁者"，都是烦闷之意。在《伤寒论》中烦字还当副词使用，作"很""甚""颇"之意，如柴胡桂枝汤证中之支节烦疼，是言支节疼痛之甚。而本条之烦，当作甚来解释，是言药后病情较前加重。说明太阳中风，邪气较甚，原方之剂量较轻，病重药轻，杯水不济车薪，反而激邪气之势，邪气更加郁闭不得发散而使病情加重。初服桂枝汤，如果病不瘥，亦不加重者，可再服、三服。今初服桂枝汤，非但病之不愈，反使病情加重，故不可继服桂枝汤，当先刺风池、风府，以疏通太阳经脉之郁闭，针刺之后再服桂枝汤，复取汗出而病愈。此亦桂枝汤变通之法也。

【按语】本条不但补充了服用桂枝汤后所出现的问题，并在服药的基础上提出了针刺。这种针药并行之治法，扩展了六经病的治疗方法，故后世称为"法中之法"也。

【原文】服桂枝汤，大汗出，脉洪大者，与桂枝汤如前法；若形如疟，日再发者，汗出必解，宜桂枝二麻黄一汤。（26）

桂枝二麻黄一汤方：桂枝一两十七铢，去皮，芍药一两六铢，麻黄十六铢，去节，生姜一两六铢，切，杏仁十六个，去皮尖，甘草一两二铢，炙，大枣五枚，擘。

上七味，以水五升，先煮麻黄一二沸，去上沫，内诸药，煮取二升，去滓，温服一升，日再服。本云：桂枝汤二分，麻黄汤一分，合为二升，分再服，今合为一方，将息如上法。

【通释】本条论太阳病服桂枝汤后的两种转归及证治。太阳中风，服桂枝汤，理应汗出脉静身凉而病愈。今服桂枝汤后，反见大汗出，说明汗不得法，病情随大汗出而发生各种变化，如大汗出后的桂枝加附子汤证、大汗出后正伤邪陷的白虎汤证等。今大汗出后，虽然脉见洪大，并不见口渴、心烦、面赤等症，说明邪气并未入于阳明，邪气仍盛于体表，治疗仍以桂枝汤解肌散风。

如果服桂枝汤大汗出后，出现阵阵发热恶寒，形如疟疾日再发者，说明有小邪稽留于营卫肌表之间，与正气相争。但较桂枝麻黄各半汤证的一日二三度发病情轻，同时又经过大汗出，故治以桂枝二麻黄一汤，以调和营卫为主，兼祛其小邪。

桂枝二麻黄一汤，由桂枝汤原方剂量的5/12和麻黄汤剂量的2/9相合而成。比例近似2：1，故名桂枝二麻黄一汤。剂量较桂麻各半汤更小，发汗之力更微，故为辛温发汗之轻剂。与桂枝麻黄各半汤比较，药物组成一样，但是，本方证之症状较轻，加之大汗后正气更虚，故重用桂枝汤以扶正，相比于桂枝麻黄各半汤，扶正之力大于发汗。

【按语】本条的大汗出、脉洪大，最易被误认为白虎汤证，但此证脉虽变而症未变，其气仍能上冲，故当舍脉从症。

【原文】服桂枝汤，大汗出后，大烦渴不解，脉洪大者，白虎加人参汤主之。（27）

白虎加人参汤方：知母六两，石膏一斤，碎，绵裹，甘草，炙，二两，粳米六合，人参三两。

上五味，以水一斗，煮米熟汤成，去滓，温服一升，日三服。

【通释】本条论服桂枝汤后转属阳明的证治。太阳中风，服桂枝汤为正治之法，但因大汗出而致津液大伤，津伤正虚，邪气乘虚入于阳明，而见大烦、渴不解，脉由浮缓变为洪大。上条是服桂枝汤大汗出，虽然脉变洪大，但其症未变，仍可用桂枝汤治疗。本条除见脉洪大之外，又见大烦渴不解，脉症皆变，知汗后伤津气耗，表邪已去，胃中干燥，此乃邪热内陷阳明气分，而成阳明热证。经大汗之后，气津两伤，气不化津，故见烦渴不解，烦渴者，是言渴之甚而饮之不解。因里热蒸腾，气津两伤，故见洪大之脉，治疗用白虎加人参汤，清阳明气分之热，兼益气生津。

【按语】本条与第22条比较，本条是太阳病服桂枝汤，大汗出而伤津耗气，转为阳明里热证。22条是太阳中风证误服麻黄汤，因致大汗出后阳伤津亡，阳虚不固，以致漏汗不止，治用桂枝加附子汤。

【原文】太阳病，发热恶寒，热多寒少，脉微弱者，此无阳也，不可更汗，宜桂枝二越婢一汤。（28）

桂枝二越婢一汤方：桂枝去皮，芍药，甘草各十八铢，生姜一两三钱，切，大枣四枚，擘，麻黄十八铢，去节，石膏二十四铢，碎，绵裹。

上七味，㕮咀。以水五升，煮麻黄一二沸，去上沫，内诸药，煮取二升，去滓，温服一升。本方当裁为越婢汤、桂枝汤，合饮一升，今合为一方，桂枝二越婢一。

【通释】本条论太阳表郁内热轻证的证治。太阳病症见发热恶寒，就太阳伤寒而言，当以恶寒为重，今反见热多寒少，表示寒邪郁而化热。"寒少"亦说明寒邪虽然化热，但是尚未完全入里，如果已全部化热入里，必见但热不寒的阳明里热证。因此，热多寒少，既不同于太阳表证之发热恶寒，又有别于阳明里热证之但热不寒。脉微弱，是针对太阳伤寒脉浮紧而言，以示太阳伤寒之浮紧脉微微减弱，因寒邪已有部分化热，脉象不那么"浮紧"而变得稍微缓和些了。因此，脉微弱绝不是阳气虚衰。"此无阳也"，争论很大，一些医家曾做过语序上的调整，如章虚谷则改为"太阳病，发热恶寒，热多寒少，宜桂枝二越婢一汤。脉微弱者，此无阳也，不可更汗"，把脉微弱说成是阳虚，把"此无阳也"说成是阳衰或亡阳。这一解释未必尽妥，"亡阳"虽和下句"不可更汗"能联系上，但和本条表寒郁而化热的病机是风马牛不相及。因此，成无己提出一种见解，他在注释161条谓："太阳病，医发汗，遂发热恶寒，因复下之，心下痞，表里俱虚。阴阳气并竭，无阳则阴独。"是说"表证罢为无阳"，没有表证，只见心下痞之里证。故本条之无阳，亦指无伤寒表实证而言，不可再用麻黄汤发汗。因是表郁生热之轻证，治用桂枝二越婢一汤。

本方是由桂枝汤原方剂量的1/4，越婢汤原方剂量的1/8组成的，依此约算，其比例为2∶1，故名桂枝二越婢一汤。方中桂枝、芍药、麻黄、生姜，其剂量均小，可调和营卫而解表散寒。石膏清热除烦，炙甘草、大枣补益脾胃、调和诸药。

桂枝二越婢一汤，是桂枝汤与越婢汤的合方。方中用桂枝汤加麻黄，解表开郁，用石膏清郁宣热。因其用量轻，发汗解热之力较弱，故属小汗之方。当表寒郁而化热，见热多寒少，不宜用大青龙汤时选用此方。据"热淫于内，治以辛凉"，辛以宣散，凉以解热，故带有一定的辛凉解表之意。陈修园认为三个小方可治热病。从本方组成来看，乃大青龙汤去杏仁加芍药而成，减少了发汗的作用。从剂量来说，普遍小于大青龙汤，因此，本方为大青龙汤制小其服。

"越婢"之越，是发越之意；婢之本意是位低力小的奴隶，借以说明发汗之力小而微弱，不若大青龙汤发汗之峻猛。《外台秘要》认为"本方有发越脾气，通行津液"之用，故为越婢。

【按语】以上三个小汗之方，补充了麻、桂、葛、大小青龙等发汗方之不足，用于营卫小邪不解之证。在药物用量上一定要小而轻，以不失仲景意为佳。三个小汗法的区别：桂枝麻黄各半汤，助正之力逊于散邪，主要用于小邪稽留在表，日久不解，又不得汗出而见脉浮、发热、面赤、身痒等症；桂枝二麻黄一汤，助正之力大于散邪，用于服桂枝汤后大汗出，但表证仍在，仍有发热恶寒，形如疟状，一日再发者；桂枝二越婢一汤，是大青龙汤制小其服，用于小邪不解，有化热之趋势，症见发热、恶寒、热多寒少，脉由浮紧而微微减弱。

【原文】服桂枝汤，或下之，仍头项强痛，翕翕发热，无汗，心下满微痛，小便不利者，桂枝汤去桂，加茯苓白术汤主之。（29）

桂枝汤去桂加茯苓白术汤方：芍药三两，甘草二两，炙，生姜、切、白术、茯苓各三两，大枣十二枚，擘。

上六味，以水八升，煮取三升，去滓，温服一升。小便利则愈。本云：桂枝汤，今去桂枝，加茯苓、白术。

【通释】本条论水停膀胱之证治。从"服桂枝汤，或下之，仍头项强痛、翕翕发热、无汗、心下满、微痛"的提法，说明这些症状在服桂枝汤或泻下之前就已存在，因见其头项强痛，翕翕发热之似太阳表症，故服桂枝汤发汗。又见心下满、微痛之似阳明里证，又予泻下。但是汗下之后，前之头项强痛、翕翕发热、无汗、心下满、微痛等症，仍然未得到解除，重审其症，诸症之中，关键在于小便不利。小便不利是因水停膀胱，气化不行。人体之肾为水脏，三焦为水道，膀胱为水腑。"经络者，脏腑之枝叶；脏腑者，经络之根本"。经腑相通，其痛必下。今膀胱水停，气化不利，必然要影响太阳之经脉，使太阳经中之阳气被郁，故见"头项强痛，翕翕发热"等似表证而非表证之症状。又因水邪凝结，里气不和，故见心下满微痛等似里证而非里证之症状。既非表症，又非里症，汗下两法均非所宜，故服桂枝汤，或下之后，仍头项强痛，翕翕发热，无汗，心下满微痛，治疗当用桂枝去桂加茯苓白术汤，利下窍以开外窍。因非太阳表证，故用桂枝汤去桂枝。因水停膀胱，加茯苓白术健脾利水，使小便通利，则邪有出路。表里宣通，气机和畅，小便利，诸症自愈。

【按语】历代注家对本条争论较多，其焦点是有无表证及去桂枝还是去芍药。《医宗金鉴》认为"去桂当是去芍药"。成无己模棱两可，对去桂枝还是去芍药避而不谈。柯韵伯、陈修园则维持原意，主张去桂枝加茯苓白术，此说可从。

【医案】余在求学期间，曾闻先师刘渡舟谓，陈慎吾曾用本方治愈一长期发热患者，始终铭记于心。孙某，男，51 岁，2019 年 3 月 16 日初诊。发热 1 个月余。从 2019 年 2 月上旬始，间断性发热至今。每次发热时，查体温波动在 37.5 ～ 38.3℃，伴小便不利、尿痛、恶寒。经检查白细胞计数偏高，西医诊断为尿路感染，并收住院治疗。经西药治疗热退后出院，但是时隔 2 ～ 3 天，又始发热，诸症复出，再次住院治疗，过几天后热退而再出院，不几日又始发热，如此反复数次而不愈，遂就诊于中医。在问诊中，患者自述，每次发热时，伴有全身怕冷，小便不利而涩痛，少腹胀满不适。望其舌质淡红，舌苔薄白，脉略迟缓。辨为水停下焦，阳气被郁之证，治以利水通阳。处桂枝去桂加茯苓白术汤。生白芍 10g，炙甘草 6g，生姜 10g，大枣 7 枚，茯苓 30g，白术 10g。6 剂，水煎服。

2019 年 3 月 23 日二诊。患者欣然告之，服上药后，一周未见发热，已无恶寒怕冷，小便通畅，小腹亦不胀满。上方继服 6 剂。其后又因他病就诊。自述从上次服药后，半年来发热诸症再未复发。

【原文】伤寒脉浮，自汗出，小便数，心烦，微恶寒，脚挛急，反与桂枝汤，欲攻其表，此误也。得之便厥，咽中干，烦躁吐逆者，作甘草干姜汤与之，以复其阳。若厥愈足温者，更作芍药甘草汤与之，其脚即伸。若胃气不和，谵语者，少与调胃承气汤。若重发汗，复加烧针者，四逆汤主之。（30）

甘草干姜汤方：甘草四两，炙（味甘平），干姜二两，炮（味辛热）。

上咬咀，以水三升，煮取一升五合，去滓，分温再服。

芍药甘草汤方：白芍药四两（味酸，微寒），甘草四两，炙（甘平）。

上二味，咬咀，以水三升，煮取一升半，去滓，分温再服之。

调胃承气汤方：大黄四两，去皮，清酒浸，甘草二两炙（味甘平），芒硝半斤（味咸苦，大寒）。

上三味，哎咀，以水三升，煮取一升，去滓，内芒硝更上火微煮，令沸，少少温服。

四逆汤方：甘草二两，炙（味甘平），干姜一两半（味辛热），附子一枚，生用，去皮，破八片（辛，大热）。

上三味，哎咀，以水三升，煮取一升二合，去滓，分温再服，强人可大附子一枚，干姜三两。

【通释】本条分五部分。第一部分，从开始到"此误也"。论误治太阳中风兼阴阳气血俱虚证后的变证。脉浮，汗出，微恶寒，为太阳中风证。复见小便频数，此乃阳虚气化不利，阳虚不能摄阴。因阳不化阴，阴液不足，心神失养而见心烦。阳气不足，阴液虚少，筋脉失其温煦濡养，复见脚挛急，抽掣疼痛，本当用桂枝加附子汤治疗，医者误认为太阳中风证而投桂枝汤发汗，犯虚虚之戒，使阴阳更虚，变证接踵而至。

第二部分，从"得之便厥"到"以复其阳"。由于误服桂枝汤使阳气更虚，病情加重，故由原来的微恶寒而成手足厥冷。因汗出更伤阴液，而见咽中干燥。又增虚阳扰动之烦、阴来搏阳之躁，以及里气不和之吐逆。此时根据《素问·生气通天论》"凡阴阳之要，阳秘乃固"，当先以甘草干姜汤以复其阳，阳复则阴生。

第三部分，从"若厥愈足温者"到"其脚即伸"。服甘草干姜汤之后，阳气回复而厥愈足温，若仍见脚挛急者，再用芍药甘草汤，滋阴和血，缓解脚部之痉挛，其脚可伸。

第四部分，从"若胃气不和"到"少与调胃承气汤"。本证属阴阳两虚，用甘草干姜汤扶阳，若因阳复太过使阴液更伤，使胃生燥热而出现热扰心神之谵语等，可少少给点调胃承气汤，意在泄热和胃。

第五部分，是言表虚而兼阴阳不足者，若误用了峻烈发汗之麻黄汤，甚至又用烧针劫汗，因过汗使阳气更伤，故见厥逆吐利等症，当急用四逆汤回阳救逆。

甘草干姜汤方证，见于《伤寒论》《金匮要略》。《金匮要略》用此方治疗虚寒肺痿。此方证除阳虚之外，还有咽中干、脚挛急之阴不足，因此本方用甘草之量大于干姜，在扶阳的同时不可伤阴。扶阳之药多为温燥，故不用燥烈之附子而用干姜，且倍用甘草，以缓和干姜之峻，以防劫阴之弊。

芍药甘草汤，以芍药甘草等量使用，取芍药之酸和甘草之甘，酸甘化阴，以养血柔肝、缓解筋脉拘挛。对因血虚而引起的两足痉挛性疼痛，或腓肠肌痉挛不可伸者，多有良效。所以临床用于治疗三叉神经痛、坐骨神经痛、腓肠肌痉挛等病有效。

【按语】本条误治后变证多端，虚实寒热互见，阴阳转化无常。其治或扶阳回阳，或滋阴和胃，治从证变，法从证来，是对"观其脉证，知犯何逆，随证治之"法则的最佳示范。

【医案】李某，男，14 岁。1989 年 9 月中旬初诊。1 个月前，因患感冒行肌内注射治疗，其后左臀部（打针部位）疼痛，牵引整个下肢呈触电样疼痛，日渐加重，甚则不能自行走路。余视其下肢局部无红肿，但是不能触碰，身体消瘦，面色萎黄，呈痛苦病容，舌质淡，舌苔薄白，脉弦紧。辨为筋脉受伤，失其濡养。治以芍药甘草汤加减。生白芍 20g，炙甘草 10g，木瓜 15g，鸡血藤 10g，怀牛膝 10g。6 剂，水煎服。

一周后二诊，服上药后，左下肢疼痛有所减轻，但是效果不甚明显，纳呆不欲饮食，舌脉如前。于上方加焦三仙各 10g。继服 6 剂。

三诊时，六剂药尽，疼痛明显减轻，不需人搀扶能自行行走，纳大增。其后又以上方加减，连服 20 余剂，病已痊愈。

【原文】问曰：证象阳旦，按法治之而增剧，厥逆，咽中干，两胫拘急而谵语。师曰：言夜半手足当温，两脚当伸，后如师言。何以知此？答曰：寸口脉浮而大，浮则为风，大则为虚，风则生微热，虚则两胫挛。病证象桂枝，因加附子参其间，增桂令汗出，附子温经，亡阳故也。厥逆咽中干，烦躁，阳明内结，谵语，烦乱，更饮甘草干姜汤。夜半阳气还，两足当热，胫尚微拘急，重与芍药甘草汤，尔乃胫伸，以承气汤微溏，则止其谵语，故知病可愈。（31）

【通释】本条以问答的形式进一步解释上条诸症。因其内容重复繁乱，有的医家不予解释，也有的医家认为此条非仲景之文，主张删除。笔者试将原文略作调整，分两段予以注释，仅供参考。

第一部分从"问曰"至"何以知此"提出讨论的问题。阳旦证即桂枝汤证，其证似桂枝汤证，但是用桂枝汤后，不但没有治愈，反而使病情加剧而出现了四肢逆冷、咽喉干燥、两胫拘挛、谵语等。并且断言，服完甘草干姜汤和芍药甘草汤后，至半夜手足当温、两足当伸。

第二部分从"答曰"至最后，是对问题的解答。此证虽似桂枝汤证，但其寸口脉非浮缓而是浮大，浮脉是卫受风邪，主病在表。大脉是阴阳不足，主病在里。故曰"浮则为风，大则为虚"。卫分受邪，故表有微热。《素问·生气通天论》曰："阳气者，精则养神，柔则养筋。"阴阳不足，筋脉失其温养，而两胫拘急，故曰"风则生微热，虚则两胫挛"。此证当用桂枝加附子汤温阳解表，以生阴液。而医者不谙此理，但用桂枝汤发汗，使汗出多而阴阳更虚，因此出现了厥逆、咽干、烦躁、谵语等症。在阴阳俱虚的情况下，治当先用甘草干姜汤回阳救逆。从四时阴阳消长而言，昼为阳，夜为阴，子时为阴消阳长，人体阳气亦渐来复，可借助自然界阳气回升的作用，使人的阳气回复而厥回肢暖，故曰"夜半阳气还，两足当热"。阳气回复之后，阴液未复，胫尚拘急，再投芍药甘草汤养阴柔筋、缓解拘急，服药后，两胫即伸。若阳复太过，胃中燥热扰心，出现谵语烦乱之阳明证者，当少少与调胃承气汤泄热和胃。"故知病可愈"，是根据上述道理推断，本证病情虽然复杂，但是经过辨证治疗，是可以痊愈的。

辨太阳病脉证并治法中第六（32—135 条）

【原文】太阳病，项背强几几，无汗恶风，葛根汤主之。（32）

葛根汤方：葛根四两，麻黄三两，去节，桂枝二两，去皮，芍药二两，切，甘草二两，炙，生姜三两，切，大枣十二枚，擘。

上七味，哎咀，以水一斗，先煮麻黄葛根，减二升，去沫，内诸药，煮取三升，去滓，温服一升，覆取微似汗，不须啜粥，余如桂枝法，将息及禁忌。

【通释】本条论太阳伤寒兼经脉不利的证治。《灵枢·本脏》曰："经脉者，所以行血气而营阴阳，濡筋骨，利关节者也。"太阳表邪不解，经脉气血凝滞，经输不利而见项背强几几。但是，太阳病项背强几几者，有太阳表虚和表实证之异同。其区别的关键，在于有汗和无汗。第 15 条是太阳表虚证兼项背强几几，故见汗出。本条是言太阳表实证兼项背强几几，故见无汗。文中"无汗恶风"是画龙点睛之笔，指出了本证辨证的要点。治用葛根汤发汗解表、升津舒筋。

葛根汤是由桂枝汤减桂枝、芍药之用量，加麻黄、葛根而成。从方药组成来看，方中是以麻黄、葛根为主，重在解表。重用葛根，既能配麻黄解表，又可升腾津液、濡养筋脉，以治项背筋脉不利之强几几。

本方要注意煎服法，先煎麻黄、葛根，去上沫再纳诸药，以减麻黄、葛根之锐气，缓其辛散之性，避免药后出现心悸、心烦等症。

【按语】根据第 15 条太阳表虚证兼项背强几几，治用桂枝汤加葛根汤，本条太阳表实证兼背强几几，应当用麻黄汤加葛根，今反用葛根汤，其理由有三：一是本证虽属太阳伤寒证，但因其兼项背强几几，为太阳之经输不利，津液不滋，既有其邪实，还有其正虚，如果用麻黄汤加葛根，但有发汗祛邪之用，无滋津养液之功。同时由于用葛根配麻黄，发汗之力大，恐因汗出过多而使津液更伤。二是麻黄汤为解表发汗，只是祛邪之剂。桂枝汤因芍药甘草的配伍，有酸甘化阴之用，故可滋养津液以润经脉。三是葛根汤方中，有白芍大枣等的牵制，以防麻黄葛根并用而使之汗出过多。

据临床所验，项背强几几，有时兼见项背疼痛者，用本方确有疏通经脉而止痛的效果，服药之后，有的患者项背处发热，接着就会出汗，随之汗出延至全身而病愈，这是邪气散、阳气通的反应。

另外，《伤寒论》中的"项背强几几"，和《金匮要略》中痉病不同，项背强几几，要轻于痉病的项背强急拘挛。

【医案】

1. 患者某，男，43岁。1986年春初诊。患者左侧鼻腔黏膜溃烂两年，经常流水疼痛，痛苦不堪。经多方治疗不愈。耗资千余元。余开始以清热解毒之品治疗而不效，其后乃悟道，足阳明之脉起于鼻翼旁，夹鼻上行，左右侧交会于鼻根部。故当从阳明之经论治。处葛根汤：葛根12g（先煎去沫），麻黄6g（先煎去沫），桂枝10g，生白芍10g，甘草6g，大枣7枚，生姜10g。

患者服上药5剂，症状明显好转，疼痛减轻，溃疡流水亦减少，连服二十余剂而病愈。可见，在疾病的治疗中，经络辨证是非常重要的。故宋代窦材《扁鹊心书》曰："学医不知经络，开口动手便错。"

2. 张某，男，57岁。患者素有嗜酒之癖，近半年经常感到头晕，尤其在头左右旋转时，眩晕明显加重。某医院诊断为椎底动脉供血不足，建议服中药治疗。余望其舌淡红苔白而腻，脉见弦紧，自述经常头痛恶心。辨为太阳经输不利兼中焦湿热证，治以葛根汤加减：葛根24g，桂枝10g，麻黄4g，白芍10g，炙甘草6g，大枣7枚，生姜10g，葛花12g，炒薏苡仁 20g。

服上药 6 剂，头晕好转，舌苔薄白。连服 12 剂，头晕消失而愈。

【原文】太阳与阳明合病者，必自下利，葛根汤主之。（33）

【通释】本条论太阳与阳明合病下利的证治。太阳与阳明合病，是指太阳与阳明两经同时受邪，既表现有恶寒发热之太阳经表证，又复见缘缘面赤额头疼、目痛鼻干、卧不宁之阳明经表证，故称为二阳合病。邪在阳明经表，阳明之气抗邪于表，不能顾护肠胃而致里气不和，升降失常，因此出现自发性下利，治用葛根汤以解阳明经表之邪，表解里和下利自止，此亦逆流挽舟之法也。

【按语】太阳阳明合病，如果邪气偏重太阳经表者，治当用麻黄汤，如第 37 条。本条是太阳阳明合病，以阳明经受邪为重，治用葛根汤。

【原文】太阳与阳明合病，不下利，但呕者，葛根加半夏汤主之。（34）

葛根加半夏汤方：葛根四两，麻黄三两，去节，汤泡去黄汁，焙干称，甘草二两，炙，芍药二两，桂枝二两，去皮，生姜三两，切，大枣十二枚，擘，半夏半升，洗。

上八味，以水一斗，先煮葛根、麻黄，减二升，去白沫，内诸药，煮取三升，去滓，温服一升，覆取微似汗。

【通释】本条论太阳与阳明合病呕逆的证治。和上条相比，同是太阳与阳明合病，同为邪气偏重阳明之经表，上条是因里气抗邪于表，脾胃升降失常，脾气不升而致下利。本条是里气抗邪于表，脾胃升降失常，胃气不降而致呕吐，故上条治用葛根汤，重在解经表之邪，表解里和其利自止。本条在前条的基础加入半夏，配生姜以和胃止呕。

【按语】第 13 条"太阳中风，阳浮而阴弱……鼻鸣干呕者，桂枝汤主之"。可见太阳中风亦可见呕，但是太阳中风之干呕，是由于风邪束表，使胃气不和而致的干呕，治用桂枝汤，表解里自和。本条是邪在阳明经表，因阳明之里气抗邪于表，使里气失和而致呕吐，治用葛根汤加半夏，以增止呕之效。因此，第13条是因表不解致胃气逆，而见干呕，病情较轻，但用桂枝汤，表解里自和，其呕自止；本条是因里气抗邪于表，里气不能顾护，脾胃失和，而见呕吐，病情较重，故于葛根汤中加半夏，配生姜以和胃止呕。

【原文】太阳病，桂枝证，医反下之，利遂不止，脉促者，表未解也；喘而汗出者，葛根黄芩黄连汤主之。（35）

葛根黄芩黄连汤方：葛根半斤，甘草二两，炙（味甘平），黄芩三两（味苦寒），黄连三两（味苦寒）。

上四味，以水八升，先煮葛根，减二升，内诸药，煮取二升，去滓，分温再服。

【通释】本条论里热夹表邪下利的证治。太阳病，桂枝证，治当用桂枝汤解肌散风。医反下之，是指病在表，不当下而反下，实属误治，误治之后，正气受伤，表邪入里而致下利不止，故曰利遂不止。下利不止，若兼见肢冷、腹痛、脉微者，是阳虚寒盛之下利，治当温中止利。今见脉促者，促者，急促也，是脉数而促迫之意，一则说明邪气化热入里，里有热故脉见急促。再则说明虽经误下，正气受挫，但太阳之气仍有抗邪外达之势，表邪尚未全部内陷入里，故曰表未解也，即部分邪气还在肌表。既有表邪未解之发热，又兼里热内迫之下利，故称里热夹表邪之下利，亦称协热下利。因里热迫肺，肺气不利而喘。里热迫津外越，故见汗出。表邪未解，发热自在言外。从全局分析，此证是以里热为主，表邪次之，故曰"三表七里"之证。治疗取两解表里之法，方用葛根黄芩黄连汤，清热、解表、止利。

本方重用葛根至半斤，葛根辛凉，既可解表，又可清里，还能升举胃肠之津气。芩连苦寒，清里热而坚阴止利。炙甘草扶中护正，调补下利之虚，如此表解里清，则利止喘平。

葛根黄芩黄连汤，是临床常用的一个治疗下利的经方，本方证下利的特点，是里热下利兼有表证发热，即表里俱热之协热下利。

【按语】在《伤寒论》中，以葛根为主的方子，其一是第32条所论之葛根汤，治疗太阳病，项背强几几，无汗恶风者。其二是第33条、第34条之葛根汤和葛根加半夏汤，治疗太阳阳明合病之下利或呕吐者。其三就是葛根黄芩黄连汤，治疗表里俱热之协热下利。

【医案】1984年春季，余应邀赴山西神池县医院讲学，一日县城内发生食物中毒，瞬间县医院患者云集。患者发病的共同特点是腹泻呕吐、高热。中医辨为协热下利，处葛根黄芩黄连汤，用大锅煎熬，分份送服。分为两组，一组西药治疗，一组中西医结合治疗，其结果纯西药治疗组，平均住院治疗时间8.5天，中西医结合治疗组，平均住院治疗时间为4.5天。中西医结合治疗组明显优于纯西药治疗组。

【原文】太阳病，头痛，发热，身疼，腰痛，骨节疼痛，恶风，无汗而喘者，麻黄汤主之。（36）

麻黄汤方：麻黄三两（味甘温）去节，桂枝二两，去皮（味辛热，）甘草一两，炙（味甘平），杏仁七十个，去皮尖（味辛温）。

上四味，以水九升，先煮麻黄，减二升，去上沫，内诸药，煮取二升半，去滓，温服八合。覆取微似汗，不须啜粥，余如桂枝法将息。

【通释】本条论太阳伤寒的证治。条文中头痛、发热、身疼、腰痛、骨节疼痛、恶风、无汗而喘等八个症状，为太阳伤寒的主症，称为"伤寒八症"或"麻黄八症"。八个症状，概括起来可分为诸痛、寒热、无汗和气喘四组。太阳病，是指太阳伤寒。太阳伤寒，是因寒邪伤于营，病位较深。寒为阴邪，易伤人之阳气。其性凝滞主痛，故使气血凝滞不畅，经脉肌肉拘紧而见头痛、周身疼痛。复因寒伤卫阳，阳气不能温暖分肉而见恶寒，参照第3条，恶寒为必然之症，亦是太阳伤寒最突出的一个症状。因寒性收引，寒邪侵犯人体，肌表腠理闭塞，故而无汗。肺主皮毛，由于肌表闭塞，肺失宣降，故见气喘。表闭阳郁，卫阳之气不得宣泄，故见发热。但是，参照第3条可知，太阳伤寒之发热，不是首见之症，初期阳郁不甚，或可不发热，必待阳郁之久，才始发热，故曰或已发热，或未发热。其脉当见浮紧，而且寸、关、尺三部脉俱紧。治疗用麻黄汤，发汗解表、宣肺平喘。

麻黄汤为发汗解表之峻剂。方中用麻黄，发汗解表，解营卫之邪，因发汗峻猛，当先煮麻黄去上沫，以减其锐性。配桂枝之辛温，加强发汗解表之力。配杏仁苦温，平喘利肺。以甘草之甘缓，和中护正。本方用药剂量的比例，是1：2：3，即一两甘草、二两桂枝、三两麻黄。因本方为发汗之峻剂，所以只需温覆即可取汗，不需啜热稀粥。目前，典型的麻黄汤证实属少见，但据麻黄八症可将本方扩展使用。

【按语】后世由麻黄汤加减而来的小续命汤，可治疗中风后引起的手足强硬、活动不利，或手足麻木、言语謇涩、头晕目眩等。

麻黄剂治疗气喘。如由麻黄汤加减而来的小青龙汤、麻杏石甘汤，均可治喘，尤其麻黄是治疗寒喘不可或缺的药物。

麻黄治疗充血性疾患，如暴发性火眼，配石膏、蝉蜕等药效佳。

含麻黄的方剂治疗风寒湿而引起的痛痹，如桂枝芍药知母汤，止痛效果较好。

近年来流行的新型冠状病毒感染，初始期患者多表现为发热，头身疼痛，用本方发汗解表退热效果极佳。若头身重痛，舌苔白腻等湿重者，可用麻黄加术汤。

【医案】

1.患者某，男，53岁。1978年初春初诊。患者因不慎而触冒风寒，次日头痛如裂，发热，家人请余去家诊之。刻诊，但见其蒙厚被卧睡不起，自述全身骨节酸楚疼痛，特别怕风，无汗，查体温39℃，余视其舌淡苔白，脉见浮紧，乃思之曰："太阳病，头痛发热，身痛腰痛，骨节疼痛，无汗、恶风而喘者，麻黄汤主之。"此伤寒八症皆备，遂处：麻黄9g（先煎去沫），桂枝9g，杏仁9g，炙甘草6g，川芎9g。

上药服一剂，约一时许，汗出周身，头痛顿减，身热渐退，服二剂后，诸症尽除，其病告愈。

2.陈某，男，69岁。2022年12月14日初诊。两天前不慎染病，发热，体温 38.3 ～ 39℃，头身酸楚疼痛，头身困重，舌淡苔白厚腻，脉滑略数。查新型冠状病毒抗原阳性，诊断为新型冠状病毒感染。辨证为寒湿疫，治用麻黄加术汤加减：生麻黄 10g，桂枝 6g，炙甘草 3g，炒白术 10g，荆芥 10g，防风 10g。3 剂，水煎服。

2022 年 12 月 18 日二诊。服药当晚周身汗出，高热渐退，头身疼痛顿减，3 剂尽，脉静身凉，诸症尽除。其后以饮食调养数日而愈。

【原文】太阳与阳明合病，喘而胸满者，不可下，宜麻黄汤主之。（37）

【通释】本条论太阳与阳明合病，喘而胸满的证治。本条与前之第 33、34 条皆论太阳与阳明合病，但是 33 和 34 两条证，治用葛根汤或葛根加半夏汤，本条证则治用麻黄汤。葛根汤或葛根加半夏汤证，是太阳与阳明合病，以阳明经受邪为重，因邪在经表，阳明之气向外抗邪于表，不能顾护胃肠之里，使里气不和，升降失常，出现自发的下利或呕吐，治用葛根汤以解经表之邪，升阳明之气，表解里和，下利呕吐自止。本条太阳阳明合病，以太阳受邪为重，病变的重点在太阳之表，因太阳之经表闭郁，使肺失宣降，肺气不利，故见喘而胸满，治疗以麻黄汤解太阳之表，表解里和，则阳明腑气得通，故不泻下而大便自通。不可因肺气失宣而腑气不通，大便不下便治用攻下，易使表邪内陷而变生他证，故曰"不可下"。同是太阳阳明合病，病变重心不同，选方用药各异。邪气重在太阳之表，以气喘胸满为主而兼见大便不通者，治用麻黄汤先解表。若邪气重在阳明经表，以下利或呕吐为主者，治用葛根汤加减，解阳明之表，表解里和，下利自止。

【原文】太阳病，十日以去，脉浮细而嗜卧者，外已解也，设胸满胁痛者，与小柴胡汤；脉但浮者，与麻黄汤。（38）

【通释】本条论太阳病日久的三种转归。太阳病已经过了十余日，出现以下不同转归：其一，患者之脉由原来的浮紧变为浮细，其症仅见乏力嗜卧，精力欠佳，说明表邪已罢，大病已去，正气渐复，故曰外已解也，无须服药治疗，只需安心静养即可。其二，太阳病，十日以去，虽不见太阳之表证，反见胸满胁痛者，意同第4条"颇欲吐"之意，邪气已由太阳之表传入少阳，少阳枢机不利而见少阳之主症，治用小柴胡汤和解少阳。其三，太阳病虽然已经过了十余日，但仍见伤寒之浮紧脉，亦即第4条"脉若静者"之意，以示其病邪仍在太阳，病属太阳表实证，不可拘泥于时日，治疗仍用麻黄汤。

【按语】从本条所列举的几种转归可以看出，太阳病，日久不解，会发生种种传变。其中有向愈者，有表邪不解仍在太阳者，还有病邪传于少阳者等。结合之前第4、第5条，更能深刻认识到，对于疾病的传变，不可拘泥于病程之长短，当凭脉症辨证。

【原文】太阳中风，脉浮紧，发热恶寒，身疼痛，不汗出而烦躁者，大青龙汤主之。若脉微弱，汗出恶风者，不可服。服之则厥逆，筋惕肉瞤，此为逆也。（39）

大青龙汤方：麻黄六两，去节（味甘温），桂枝二两，去皮（味辛热），甘草二两，炙（味甘平），杏仁四十枚，去皮尖（甘温），生姜三两，切（味辛温），大枣十枚，擘（味甘温），石膏如鸡子大，碎（味甘，微寒）。

上七味，以水九升，先煮麻黄，减二升，去上沫，内诸药，煮取三升，去滓，温服一升，取微似汗。汗出多者，温粉扑之。一服汗者，停后服。汗多亡阳，遂虚，恶风，烦躁，不得眠也。

【通释】本条论太阳伤寒兼内热的证治。太阳中风是指风寒之邪侵犯太阳之经，证见太阳伤寒之脉浮紧、发热恶寒、身体疼痛，治疗当用麻黄汤。不汗出，一是指无汗出的症状，因寒为阴邪，其性收引，感受寒邪，腠理闭塞，故见不出汗；二是指太阳伤寒，当汗而未汗，或者虽经汗法，因汗不得法，病重药轻，药后仍然不汗出。无论属哪种情况，由于不汗出而使邪气闭郁化热，形成外有风寒，内有郁热之寒热夹杂证。郁热扰心神，故见烦躁，治用大青龙汤，解表清热。

第 47 条亦为太阳伤寒，用药后不汗出而阳气闭郁化热，热邪迫血而致衄。本条则因不汗出而阳气闭郁化热，郁热内扰心神而烦躁，两条表现症状不同，但是病机特点相同。这种情况多见于体质强壮，正气抗邪有力而邪气又盛的患者。因寒邪闭于表而不能入里，阳气郁于里而不能出表，致烦躁或鼻衄。因此本条之不汗出与烦躁有因果关系，因不汗出而致烦躁者，治疗单用麻黄汤则不足以清热，另加辛甘大寒之石膏以清其热。用生姜助麻黄以解表。称为大青龙者，因"龙可治雨"，以喻大青龙汤有较强的发汗作用。

如果患者脉见微弱、汗出恶风者，说明是太阳中风之表虚证，或者是阳气不足，故不可服之。若误服了大青龙汤，则因过汗亡阳，阳亡液脱，筋脉失其温养，而致四肢厥逆，筋惕肉瞤，故曰此为逆也。

大青龙汤，由麻黄汤重用麻黄、炙甘草，加石膏、生姜、大枣组成。方中重用麻黄加生姜，发汗峻猛，散在表之寒；生石膏味辛甘寒，清热泻火、除烦，配麻黄宣透里热；重用炙甘草加大枣，和中以滋汗源，又防石膏过寒伤中。本方为外解表寒、内清里热之剂，方中麻黄、生石膏相伍，寒热互制，极有特点。麻黄辛温发汗，伍石膏，防其过散；石膏甘寒，伍麻黄防其过寒，药后以发汗取效，譬犹龙升雨降，使郁热顿除。

【按语】因本方为峻汗之剂，药后以取微似汗出为宜，故曰"一服汗者，停后服""汗多亡阳遂虚""汗出多者，温粉扑之"。温粉是炒米粉，用温粉扑之，是当时一种止汗的方法。说明使用大青龙汤发汗，容易失控，因此，必须把握好分寸。《金匮要略》用此方治疗"溢饮"，用其发汗以解水毒，主治水邪在末端、皮下之证。

关于温粉，《备急千金要方》载煅牡蛎、生黄芪各三钱，粳米粉一两，共研细末。清代汪纯粹《孝慈备览》载麸皮、糯米粉二合，龙骨二两，共研细末。近代多数医家认为是糯米粉。

【原文】伤寒脉浮缓，身不疼，但重，乍有轻时，无少阴证者，大青龙汤发之。（40）

【通释】本条补充了大青龙汤证的脉症。太阳伤寒脉当见浮紧，今不浮紧而反见浮缓，症状由伤寒之身痛变为身重，是由于伤寒表邪郁闭日久有化热入里之趋势。但是，虽有化热入里之趋势而尚未入里，故其脉仍见浮。由于表闭未开，阳气闭塞，全身气机不利，故见身重，和第7条风温为病之"身重"病机相同。因邪气有化热入里之趋势，又受到正气的抗拒，邪气进退于表里之间，故身重乍有轻时，表邪闭郁化热，热扰心神，烦躁之症自在言外。

【按语】本条和第39条相比，第39条是表寒闭郁化热偏于表，故言大青龙汤主之。本条是表寒闭郁化热趋于里，故言大青龙汤发之，说明第40条表闭更甚。两条相比，虽然有偏表偏里之不同，但总以表证为主，故仍以大青龙汤治疗。

在少阴病中，因阳气衰微亦会出现阴来搏阳之烦躁证，如第310条之"少阴病，吐利、躁烦、四逆者，死"等。少阴病之烦躁，由阳虚阴盛、阴来搏阳所致，故在见烦躁的同时兼见四逆畏寒、脉微细但欲寐等脉症，远非大青龙汤之阳热之烦躁症可比，故在辨证中必须与少阴证相鉴别，即无少阴证者，才可与大青龙汤。

【原文】伤寒表不解，心下有水气，干呕，发热而咳，或渴，或利，或噎，或小便不利，少腹满，或喘者，小青龙汤主之。（41）

小青龙汤方：麻黄三两，去节（味甘温），芍药三两（味酸，微寒），五味子半升（味酸温），干姜三两（味辛热），甘草三两，炙（味甘平），桂枝三两，去皮（味辛热），半夏半升，汤洗（味辛，微温），细辛三两（味辛温）。

上八味，以水一斗，先煮麻黄，减二升，去上沫，内诸药，煮取三升，去滓，温服一升。

加减法：若微利者，去麻黄，加荛花，如鸡子大，熬（《说文解字》"熬，干煎也"，即炒之意）令赤色；若渴者，去半夏，加瓜蒌根三两；若噎者，去麻黄，加附子一枚，炮；若小便不利，少腹满，去麻黄，加茯苓四两；若喘者，去麻黄，加杏仁半升，去皮尖。

【通释】本条论太阳伤寒兼夹水饮内停的证治。本条的特点是对小青龙汤证的病因、病机和临床表现三者并叙。伤寒表不解，谓其病邪仍在太阳之经，故见发热。心下有水气，是指太阳伤寒夹有水饮在心下。因此，伤寒表不解，心下有水气，指出了小青龙汤证外寒内饮的病机特点。心下者，胃脘也，论中凡言"心下"者，多指胃脘而言，如钱天来谓："心下者，心之下，中脘之上，胃之上脘也。胃居心之下，故曰心下。"柯琴亦谓："心下者，胃口也。""水气"是指寒饮水邪，说明患者平素胃脘就有寒饮水邪。寒饮水邪为阴寒有形之邪，停于心下，可随三焦气机之升降出入而变动不居，泛滥无穷，故可出现众多或然之症。诸如寒饮停于胃脘，胃之升降失常，胃气上逆则干呕；寒饮停于胃脘，中焦阳气被抑，津液不能上承而见口渴；寒饮停于胃脘，水饮之下趋大肠，可见下利；寒饮停于胃脘，水气凝滞，气机闭塞，可见食物阻隔不通而噎；寒饮停于胃脘，水饮上逆射肺，而见咳喘；寒饮停于胃脘，向下影响膀胱的气化而见小便不利甚或少腹满。故影响全身上、中、下三焦而出各种病变。然而其症状虽多，但其病机特点为表寒内饮，治疗以小青龙汤辛温解表、温化水饮。

小青龙汤，是麻黄汤的加减方，由麻黄、桂枝、干姜、细辛、五味子、半夏、芍药、甘草八味药组成。方中以麻黄、桂枝为君，发汗以解太阳之表邪，麻黄兼能平喘利尿。干姜、半夏、细辛，温散上、中、下三焦水寒之邪，故本方有温通三焦寒饮之功。用炙甘草温以守中，以防诸药辛散太过而伤阴动血。芍药、五味子，酸以护肝，以敛肺气之逆，使其温散而不伤正。从《伤寒论》和《金匮要略》看治寒饮的规律，其常将干姜、细辛、五味子合用，对于寒饮咳喘确有佳效。干姜、细辛可直接入肺，以温肺阳、散寒水之邪，五味子收敛肺气，一散一敛，散中有收，对消散寒饮而止咳定喘十分有效。《金匮要略·痰饮咳嗽病脉证并治》指出："病痰饮者，当以温药和之。"仲景还创拟了以苓桂术甘汤为代表的诸多苓桂剂，诸如苓甘五味姜辛汤、桂苓五味甘草去桂加干姜细辛半夏汤等，这些方剂配伍中，都较好地使用了干姜、细辛、五味子，为后世治疗寒饮病留下了宝贵的财富。

对于本方之方解，《医宗金鉴》认为："表实无汗，故合麻桂二方以解外。去大枣者，以其性滞也；去杏仁者，以其无喘也，有喘者，仍加之；去生姜者，以有干姜也，若呕者，仍用之。佐干姜、细辛，极温极散，使寒与水俱得从汗而解；佐半夏逐痰饮，以清不尽之饮；佐五味收肺气，以敛耗伤之气。"关于小青龙汤的加减，有人认为非仲景之文，今将成无己之注录于下，供参考。

若微利者，去麻黄加荛花如鸡子大，熬令赤色。成注："下利者。不可攻其表，汗出必胀满，麻黄发其阳，水渍入胃必作利。荛花下十二水，水去利则止。"

若渴者，去半夏加花粉避燥以生津。成注："半夏辛而燥津液，非渴者所宜，故去之；瓜蒌味苦而生津液，故加之。"

若噎者，去麻黄加附子一枚，炮。成注："经曰：水得寒气，冷必相搏，其人即饲。加附子温散水寒。病人有寒，复发汗，胃中冷，必吐蛔，去麻黄恶发汗。"

若小便不利，少腹满，去麻黄，加茯苓四两。成注：水蓄下焦不行，为小便不利，少腹满，麻黄发津液于外，非所宜也；茯苓泄蓄水于下，加所当也。

若喘者，去麻黄，加杏仁半升，去皮尖。成注："《金匮要略》曰：其人形肿，故不内麻黄，内杏子。以麻黄发其阳故也。喘呼形肿，水气标本之疾。"

【按语】本方外散表寒、内蠲寒饮，为表里两治之方。无伤寒表证，仅有寒饮内停而咳喘者，亦可用之。《金匮要略》用此方治疗"溢饮""支饮"之咳逆依息不得卧等症。刘渡舟提出小青龙汤的使用应注意几个方面，有重要的临床价值，故录于此，供大家参考。

1. 辨气色：小青龙汤证，内有水饮，饮为阴邪，必羁縻阳气，而使心胸之阳气不温，如是则营卫之行涩滞，而不能上华于面，故患者常在面部表现出黧黑之色，称为"水色"；或者两目周围呈现黑圈而互相对称，称为"水环"；或者患者头额、鼻柱、两颊、颌下的皮里肉外，呈现黑斑（如同妇女之妊娠斑），称为"水斑"；或由于水气内留，可见面部虚浮，眼睛浮肿，称为"水气"等。

2. 辨脉：小青龙汤证，因内有水饮寒邪，故多见弦脉，弦脉主饮；或脉见浮紧，主表寒里饮；或见脉沉，沉脉主水。如果尺脉微，或尺脉迟者，或两寸脉濡弱无力者，为心肾不足，荣血虚少，就不能滥用小青龙汤而发虚人之汗。

3. 辨舌：小青龙汤证为肺寒津凝，水饮凝滞不化，故舌苔多呈水滑，舌质淡嫩。

4. 辨痰涎：小青龙汤证因肺寒金冷，寒饮内停，其咳嗽必然多痰，咳痰较爽，其痰涎清稀不稠，形如泡沫，落地则顷刻化为水；亦有咳出之痰，如鸡蛋清状透明；亦有咳出之痰，因寒凝津聚，故冷如凉粉，口舌感凉。

5. 辨咳喘：小青龙汤证在咳喘方面，有三种情况，临证时务必分清：一种是咳重而喘轻，如第42条之"伤寒，心下有水气，咳而微喘，发热不渴"是以咳嗽为重的。另一种是喘重而咳轻，如《金匮要略·痰饮咳嗽病脉证并治》载："咳逆倚息，不得卧，小青龙汤主之。"是指以喘息为重的。第三种是咳喘皆重的，如《金匮要略·痰饮咳嗽病脉证并治》载："膈上病痰，满喘咳吐，发则寒热，背痛腰疼，目泣自出，其人振振身瞤剧，必有伏饮。"是说咳喘俱重的。以上之证，皆可用小青龙汤治疗。

6. 辨兼证：小青龙汤证为水饮之证，因水邪变动不居，故除咳喘之外，必有许多兼症。如水寒上犯、阳气受阻，则兼噎；水寒中阻，胃气不和，则兼呕；水寒滞下，膀胱气化不利，则兼少腹满、小便不利；若外寒不解，太阳气郁，则兼发热头痛等。

7. 辨气候：小青龙汤证多为寒邪客表，引动内饮，因此多发生于冬季或春季。夏天很少发生，或是病情较轻。正如《素问·阴阳应象大论》所说："阳胜则身热，腠理闭，喘粗为之俯仰，汗不出而热，齿干以烦冤，腹满死，能冬不能夏。"

本方麻桂并用而又配干姜、细辛，故为辛散峻烈之剂，在服法上，要求水煎分三次服，对于年高体弱、婴幼、儿童，特别是心肾功能虚衰之人，仍要慎用。一般治疗喘咳病，在急性发作时使用本方，病情缓解后，用苓桂剂（如苓桂术甘汤、苓桂杏甘汤、苓桂味甘汤、苓桂枣甘汤等）以善其后，如此使病分缓急，治有始终，而井然有序。

总之，小青龙汤在《伤寒论》中以治咳嗽为主，在《金匮要略》以治气喘为主，所以本方是治疗咳嗽气喘的主要方剂。我们根据小青龙汤的病机特点，临床可扩大其应用范围。

【医案】刘某，男，46岁。2016年5月初诊。自述一年前左上腹部胀满不适，时有咕咕作响声，作响声音越来越频繁，发作时其他人亦能听到其响声，虽然对饮食起居无碍，但是患者总感不适，苦不堪言，故几年来四处求医，曾多次做肠镜、胃镜及腹部B超和CT，未查出任何异常，曾到北京数个医院就诊，均诊为无病，每次怏怏而归，且病情日渐加重，终日忧心忡忡。余按切其腹部，右侧咕咕作响，其脉弦滑有力，望其舌淡苔白滑，辨为胁下水饮，用生姜泻心汤加茯苓。6剂，水煎服。

一周后二诊，自述服完上药，未见寸功，很是失望。余思之良久，忽悟道，《金匮要略》载"治痰饮，当以温药和之"。生姜泻心汤之药物寒热并用，实为和解之剂，方中虽有少量干姜，因配芩连之苦寒而制约了干姜之温化，故又处小青龙汤。6剂，水煎服。

三诊时患者欣然来告，服上药3剂后，腹中响声明显减轻，6剂尽，腹部响声顿消，又服苓桂术甘汤十余剂，以善其后，其病告愈。

【原文】伤寒，心下有水气，咳而微喘，发热不渴。服汤已渴者，此寒去欲解也。小青龙汤主之。(42)

【通释】本条补充了小青龙汤的证治。"伤寒，心下有水气"，与上条"伤寒表不解，心下有水气"意相同，指出了小青龙汤证的病机特点。上条的主症为干呕、发热而咳，本条又提出了咳而微喘，正是对小青龙汤主症的补充。上条在或然症中有口渴一症，是因为心下水饮不化，津液不滋所致。本条则服用小青龙汤后而见口渴，是因药后寒饮已去，胃中阳气渐复，成无己注曰："服汤已渴者，里气温，水气散，为欲解也。"故曰"此寒去欲解也"。

【按语】大、小青龙汤，都是由麻黄汤加减而来的，故同属麻黄剂，两方均有表里两解之用。大青龙汤以发汗为主而兼清热除烦，为峻汗之法；而小青龙汤发汗解表而以蠲饮为主。因此，大青龙汤以表症为主，仅见里症之烦躁。小青龙汤以里症为主，只有发热恶寒之表症。大青龙汤在《伤寒论》或《金匮要略》中均以发汗为主，小青龙汤在《伤寒论》中，是发表蠲饮、表里两解，在《金匮要略》中，仅为温散心下水饮以治溢饮。大青龙汤中有石膏，以清郁热而除烦躁。在《金匮要略》中也有小青龙加石膏汤，治水饮之邪在内，阻遏阳气而有烦躁之症。故曰："肺胀咳而上气，烦躁而喘，脉浮者，心下有水。"

【原文】太阳病，外证未解，脉浮弱者，当以汗解，宜桂枝汤。(43)

【通释】本条重点突出平脉辨证。太阳病，外证未解，是指太阳病之发热、恶风等症尚未解除，其病仍属太阳之表。太阳病表证，包括太阳中风和太阳伤寒，52条"脉浮者，病在表，可发汗，宜麻黄汤"。脉浮者是指太阳伤寒之脉浮紧，治用麻黄汤。本条脉浮弱者，是属太阳中风之脉浮缓，治宜用桂枝汤，可见脉浮弱者，是本条辨证之眼目，因此，本条和52条对偶而设。另外本条和前几条相比，前几条辨证注重于症，而本条则注重于脉，故曰"平脉辨证"。

【原文】太阳病，下之微喘者，表未解故也，桂枝加厚朴杏仁汤主之。(44)

【通释】本条论太阳误下后表证不解而致喘的证治。太阳病本当以汗解，即便是表证夹有里实者，治疗亦当先解表后攻里，如第45条："太阳病，外证未解者，不可下也，下之为逆。"所谓"伤寒汗不厌早，下不厌迟"。今表证未解而误用下法，使正虚邪陷，变证接踵。误下之后，但见微喘，说明在表之邪未全入里，主要病邪还在于表，故曰"表未解故也"。内陷之邪气，影响了肺的宣降，使肺气上逆而微喘，治疗以解肌为主，兼利肺平喘，方用桂枝加厚朴杏仁汤。

对于喘病的治疗，热喘里实者，用麻杏石甘汤。寒喘表实者，用小青龙汤。寒喘表虚者，治用桂枝加厚朴杏子汤。

【按语】本条与第20条"喘家作桂枝汤，加厚朴杏子佳"比较，第20条是言喘家，即素患喘疾之人，又患太阳中风，是新感诱发宿疾，用本方主要不在于治喘，喘是太阳中风的夹杂症，是以治中风为主，兼治其喘，故曰"佳"。而本条为表不解，邪气内陷而致喘，喘是桂枝汤证的兼症，用本方意在解肌散风、宣降肺气，表里兼顾，故不曰"佳"而曰"主之"。两方药物组成相同，主治病证略异。

【原文】太阳病，外证未解者，不可下也，下之为逆。欲解外者，宜桂枝汤主之。（45）

【通释】本条论表里同病的治疗原则。在六经病的治疗中，凡是里实证之不大便而兼表证者，必须先解表，表解后里气仍实者，方可攻里，若先行攻下，正气受伤，表邪乘虚入里，使病情加重，这是六经病的治疗原则。至于解表之方首推用桂枝汤，因为里证之不大便，多为津伤燥热内结，故不宜用麻黄汤之峻汗，恐更伤津液，用桂枝汤滋阴和阳、调营和卫，故曰"欲解外者，宜桂枝汤主之"。

【原文】太阳病，先发汗不解，而复下之，脉浮者不愈。浮为在外，而反下之，故令不愈。今脉浮，故知在外，当须解外则愈，宜桂枝汤主之。（46）

【通释】本条论汗下后表证未解，治宜桂枝汤。太阳病，今先发其汗而不解，应调整汗法再以汗解，故曰："若服一剂尽病证犹在者，可更作服。"纵然是兼有里实，亦不应攻下。否则伤其正气，而变生他病。今汗后表证未解而复下之，一误再误。治疗当观其脉症，若其脉仍见浮者，说明虽经误治邪气仍然在表，故当用桂枝汤汗之。"浮为在外，而反下之，故令不愈"是自注之句，指出了病不解的原因，当汗未汗，反用下法，故令不愈。可见，阳明病一下不除，可以再下；太阳病，一汗不解，可以再汗，有是证而用是方也。

【原文】太阳病，脉浮紧，无汗，发热，身疼痛，八九日不解，表证仍在，此当发其汗。服药已，微除，其人发烦目瞑。剧者必衄，衄乃解，所以然者，阳气重故也。麻黄汤主之。(47)

【通释】本条论太阳伤寒服药后的不同反应。太阳伤寒，历经八九天，仍见脉浮紧、无汗、发热、身疼痛，说明邪气仍在肌表，治疗不应拘泥于时日，仍当用麻黄汤发汗。用药之后，如果表邪闭郁太甚而不汗出而烦躁者，治当用大青龙汤，如第39条。如果因卫闭营实，阳郁太甚，加之病程迁延日久，病情较重，药后但使卫分之邪稍减，而营分之邪不去，这样，虽然症状能稍微得到缓解，其病尚未痊愈。因服药之后，邪气受到了挫伤，正气得药力之助，使阳气振奋，而见发烦目瞑。阳气振奋，迫血妄行，而见鼻衄。因血汗同源，邪气便随鼻衄而作解，此乃以衄代药也。所以然者，阳气重故也，是作者自注之句。之所以出现这种情况，是由于阳气郁闭太重的原因。

【按语】鼻衄亦称"出红汗"或"出大寒"，是以衄代汗的一种方法。中医认为"心主血"，"汗为心之液"，"血汗同源"，邪气不从汗解，从衄以除，这和民间放血疗法的道理是一致的。

【原文】太阳病，脉浮紧，发热，身无汗，自衄者愈。(48)

【通释】本条论太阳伤寒得衄病愈。太阳病脉浮紧，发热身无汗，为太阳伤寒证，治用麻黄汤发汗解表。若寒邪外闭、阳气郁闭太重，损伤阳络可见鼻衄，邪气随衄而解，故曰自衄者愈，此乃以衄代汗也。

【按语】太阳表证，以汗解为正治，以衄解为变局。凡衄者，其量不宜多，且病情随衄渐减，更无入营血之征兆。否则衄血过多，病不但不解，或有化热入营血之征兆，当属坏病。

【原文】二阳并病，太阳初得病时，发其汗，汗先出不彻，因转属阳明，续自微汗出，不恶寒。若太阳病证不罢者，不可下，下之为逆，如此可小发汗。设面色缘缘正赤者，阳气怫郁在表，当解之，熏之。若发汗不彻不足言，阳气怫郁不得越，当汗不汗，其人燥烦，不知痛处，乍在腹中，乍在四肢，按之不可得。其人短气，但坐以汗出不彻故也，更发汗则愈。何以知汗出不彻？以脉涩故知也。（49）

【通释】本条论太阳、阳明并病的证治，可分三部分理解。

第一部分，从"二阳并病"到"不恶寒"，论太阳病汗出不彻而转属阳明。太阳邪在肌表，治当汗出而解。发汗过多，因大汗则亡阳。发汗不彻亦达不到祛邪外出的目的，复因表邪不解而转属阳明。太阳之邪不解，转属阳明亦有两种可能，其一是太阳证未罢而转属阳明者，称为太阳阳明并病。其二是太阳之邪已罢，完全转属阳明，其辨别当验之于脉症。《阳明篇》云："问曰：阳明病外证云何？答曰：身热，汗自出，不恶寒，反恶热也。""本太阳初得病时，发其汗，汗先出不彻，因转属阳明也。"今见"续自微汗出，不恶寒"，故知转属阳明。阳明为多气多血，里热炽盛，逼津液外渗，故见"续自微汗出"。"续"为汗出溅然，接连不断。"自"是自发性汗出，因热邪迫津自里而外出。"不恶寒"为邪已不在太阳之表。此段是讲太阳之邪不解传经于阳明。"转属"是通过转化而属于阳明，当以阳明论治。

第二部分，从"若太阳病证不罢者"到"当解之，熏之"，是论太阳阳明并病的证治。所谓并病，是指一经之邪未罢而并入他经，两经病证的出现，有先后次第之分。若太阳之邪未解，又并入阳明，称为二阳并病。太阳阳明并病，纵然阳明燥实已成，亦不可下，否则使正虚邪陷，变生他证，当先解表后攻里，这是重要的治疗原则，故曰不可下，下之为逆。

另外，因太阳之邪大部分入里，故解表不可大汗，当以小汗为宜，以防伤津助热。若太阳表邪不解，邪气并入阳明经表而见面色缘缘正赤者，治当以葛根汤，两解太阳阳明之经表，故曰当解之熏之。

第三部分，自"若发汗不彻"到最后，论二阳并病的成因及主症。二阳并病，是因太阳初得病时，发汗不彻，使阳气怫郁不得越，或者是因当汗未汗，阳郁化热，邪热内扰则生躁烦。太阳在经之邪气不解，故见痛无定处，乍在腹中，乍在四肢，按之不可得。经表之邪气外闭，肺气不利，故见其人短气，不能平卧。坐，为连词，清代刘淇《助字辨略》载："坐，犹云因也。"以上诸症的产生，都是由于汗出不彻，使二阳经气闭郁所致，治疗当再以汗法。之所以说原因是汗出不彻，其根据是脉涩。脉涩是由于汗出不彻，阳气壅遏，邪气凝滞，营卫郁阻，如《素问·脉要精微论》说："诸过者切之，涩者阳气有余也。"

【按语】第37条"太阳与阳明合病，喘而胸满者，不可下，宜麻黄汤"，是二阳合病，重在太阳，治用麻黄汤。本段是二阳并病，重在阳明，治用葛根汤，同为二阳病，病邪各有偏重，治法迥异。

本条提到了阳明经证之面色缘缘正赤，《伤寒论》中，对阳明经证的论述并不明显，后世《南阳活人书》和《医宗金鉴》都进行了补充。《医宗金鉴》对阳明经证作了歌诀："葛根浮长表阳明，缘缘面赤额头疼，发热恶寒而无汗，目痛鼻干卧不宁。"治用葛根汤。

近年来有的学者把白虎汤的四大症作为阳明经证，混淆了阳明经证和热证的概念。其实在阳明病中，白虎汤证为阳明热证，承气汤证为阳明腑证，葛根汤证则为阳明经表证。

【原文】脉浮数者，法当汗出而愈，若下之，身重心悸者，不可发汗，当自汗出乃解。所以然者，尺中脉微，此里虚，须表里实，津液自和，便自汗出愈。(50)

【通释】本条论误下致里气虚者禁汗。脉浮数是脉浮而紧数之意，浮紧之脉略带紧数之象，故脉浮数者，是指脉浮紧。脉见浮紧，为太阳伤寒之主脉，应以麻黄汤发汗解表。如果误用下法，正气受伤，气虚乏力，故见身重。气虚心无所护，而见心慌心悸。如果表邪仍在，为伤寒夹虚证，治疗不可再用麻黄汤发汗。太阳伤寒之脉当是脉阴阳俱紧，即寸关尺三部脉皆见浮紧。尺脉主肾以候里，若尺中脉微，为肾气不足，故曰"此里虚"，虽有表证，亦不可发汗，尚可借助于饮食起居，将息调养，待里气恢复，正气祛邪外出，"自汗出乃解"。

【原文】脉浮紧者，法当身疼痛，宜以汗解之，假令尺中迟者，不可发汗。何以知之然？以荣气不足，血少故也。（51）

【通释】本条论伤寒夹血虚者不可发汗。脉见浮紧，症见头身疼痛，是太阳伤寒证，治当以汗而解。上条言尺脉微者，不可发汗。本条谓尺脉迟者，不可发汗。尺脉迟滞无力，为营血不足，如同上条之尺脉微，皆为里虚之脉，如强发其汗，则更伤其营血。

【按语】上条言尺脉微，微脉为阳气不足。本条言尺脉迟，迟脉为阴血亏损。无论阳虚或血虚，均为发汗之禁忌。根据第108条"伤寒二三日，心中悸而烦者，小建中汤主之"。用小建中汤扶中补虚、外调荣卫。故曰"实人伤寒发其汗，虚人伤寒建其中"。

【原文】脉浮者，病在表，可发汗，宜麻黄汤。（52）

脉浮而数者，可发汗，宜麻黄汤。（53）

【通释】以上两条共论太阳伤寒可发汗之脉象。两条都是论太阳伤寒，突出平脉辨证的方法。第53条言脉浮而数，数非为数脉，是紧数之意，即浮紧之脉。脉见浮紧，邪在肌表，治用麻黄汤发汗解表。

【按语】第52与第53两条承接第50条、第51条之后，突出脉见浮紧，与前两条脉浮紧而尺中微，或脉浮紧尺中迟对偶而设，说明太阳伤寒脉浮紧，必须是脉阴阳俱紧，才可用麻黄汤发汗，否则不可使用。

第52与第53两条，都是有脉无症，故必须与其他太阳表证条文互参，才能作为选方用药的依据。另外也说明脉诊在六经辨证中的地位。

【原文】病常自汗出者，此为荣气和，荣气和者，外不谐，以卫气不共荣气和谐故尔。以荣行脉中，卫行脉外，复发其汗，荣卫和则愈，宜桂枝汤。（54）

【通释】本条论病营卫不和自汗出的病机及治疗。荣为阴，行于脉中，为卫之守；卫为阳，行于脉外，为荣之使。荣滋卫而使卫阳不浮，卫固荣而使荣阴不泄。如《素问·阴阳应象大论》所言："阴在内，阳之守也；阳在外，阴之使也。"营卫和谐协调，互相为用。今在外的卫气不与荣气偕和，卫不固营而汗自出。虽然荣其本身无病，但卫气不能固密，二者不能协调，所谓"以卫气不共荣气谐和故尔"，治疗当以桂枝汤调和营卫，汗出自止，此发汗之所以止汗之意也。

【按语】有的注家认为，本条营卫失和的原因，是因卫气受邪，用桂枝汤解肌散风，使荣卫调和而汗止。如清代张锡驹《伤寒论直解》谓："卫气者，所以肥腠理，司开阖，卫外而为固也。今受风邪，不能卫外，故常自汗出，此为营气和而卫不和也。"当代伤寒大家刘渡舟认为，本条未言太阳病，也未见发热恶寒太阳之表证，与风邪无关，是荣卫自身失调，故用桂枝汤以调和营卫。我们认为刘渡舟的解释为妥，在临床对无太阳表证之汗出，常用桂枝汤调和营卫收效。

【医案】刘某，女，49岁。2002年秋初诊。全身汗出一年，曾多处求医，至今未愈。开始头面及上身汗出，其后遍及全身，病情逾重，严重时汗流浃背。汗出之后，后背时时恶风，经常罹及感冒，苦不堪言，闭经一年。望其舌质淡红，舌苔薄白，脉来迟缓。辨为卫气虚，营卫不和之证，处桂枝汤合牡蛎散。服药6剂，出汗明显减轻，再服原方6剂，汗止而病愈。

【原文】病人脏无他病，时发热，自汗出，而不愈者，此卫气不和也。先其时发汗则愈，宜桂枝汤主之。（55）

【通释】本条论发热自汗出的病机和治法。患者脏无他病，是指患者内脏没有疾病，只是时而出现发热汗出，且经久不愈，这也是荣卫不和的一种表现。卫者行于脉外，为营之使；荣者行于脉内，为卫之守。如果荣弱而阴不制阳，卫气亢而发热，发热则见汗出。治疗当先其时发汗则愈，即在未发热之前，服用桂枝汤发汗则愈。本条和上条相比，提出了卫气不和，但是其原因是营气弱，营气弱是矛盾的主要方面，在发热汗出时服药，难免因汗出过多而更伤营阴；另外，在发热汗出时，正是营卫紊乱，邪气昌盛之时，"君子无及堂堂之阵""无斥浩浩之势"，《黄帝内经》亦强调，病邪猖獗之时，必待其衰而治之。

【按语】以上两条都论杂病之营卫不和，前条重点强调营气和，而卫气不与营气和谐。后条重点强调营气弱，而致卫气不和。前条是言经常汗出不止，是卫气不顾；本条谓发热时汗出，是因营阴不足。前条治疗不拘时间，用桂枝汤调和营卫；本条则先其时发汗，以免更伤营阴。一则强调卫气，一则强调营气，是一个问题的两个方面。

【原文】伤寒脉浮紧，不发汗，因致衄者，麻黄汤主之。（56）

【通释】本条论伤寒以药代衄证。伤寒脉浮紧，是言太阳伤寒证。不发汗，是指当汗而未汗，外邪不解而营卫郁遏较重，损伤阳络，以致鼻衄；再则是因不出汗，阳气更加闭郁而致鼻衄。鼻衄后当邪去病愈。若因衄而不彻，表邪未能随衄作解，伤寒脉症未变，当继以麻黄汤，使汗出邪去，其病则愈。用麻黄汤发汗，并非因衄血而用之，是因衄之不彻，病邪不去，故为以药代衄。

如果衄血过多，更兼身热夜甚、烦躁不安、舌红绛者，说明表邪化热入于营血，治疗当以清营凉血，不得再用麻黄汤发汗。

【按语】太阳病表证不解而衄者，共有三条，分属三种不同的情况。

其一是第47条，太阳伤寒服麻黄汤之后，因汗出不彻，病邪不解，阳气闭郁太甚而致衄者，衄后热随血除而病愈。此为药后以衄代药。

其二是第48条，太阳伤寒，未经服药而鼻衄，衄后邪随血除而病愈，此为未药而以衄代汗。

其三是第56条，太阳伤寒，因阳气闭郁太甚而失其治疗，则见鼻衄，因衄之不彻，其病未除，续用麻黄汤发汗则愈。此为以药代衄。

【原文】伤寒不大便六七日，头痛有热者，与承气汤。其小便清者，知不在里，仍在表也，当须发汗。若头痛者，必衄，宜桂枝汤。（57）

【通释】本条以小便辨表里之治法。"宜桂枝汤",当接"当须发汗"之后,此为倒装句。可分为三层理解。

第一,从开始到"与承气汤"。是言太阳伤寒,邪气传入阳明,邪热入里与阳明燥屎相结而成阳明腑实证,故六七日不大便,因热邪上涌,兼见头疼有热,可与承气汤治疗。

第二,从"其小便清者"到"当须发汗"。邪入阳明,燥热盛于里,在见不大便的同时,当见小便短赤。若"小便清者",可知病仍在表,虽有不大便,是由于表邪而致里气不和,治疗仍当以桂枝汤发汗解表。

第三,从"若头痛者"到最后。邪郁太阳,太阳经脉不利,故见发热头痛等症,治用桂枝汤后当邪去病愈,如果药后身热头痛不去,是由于阳气闭郁过重,药轻病重,难以得汗而解,则得衄而愈。

【按语】本条和第47条相同,是以衄代药之法。第47条开始指出是太阳伤寒,故用麻黄汤。本条见头痛有热,同时还有六七日不大便症,虽然不属阳明腑实证,但必兼津液不足,所以用桂枝汤。

【原文】伤寒发汗,解半日许,复烦,脉浮数者,可更发汗,宜桂枝汤主之。(58)

【通释】本条论汗后复烦的治疗。伤寒发汗,本为正治之法,应当汗出表解而病愈。也有因汗不得法而产生他病者,如第22条之桂枝加附子汤证,第63条之新加汤证等。本条是用麻黄汤后,虽有一时的脉静身凉,半天左右又出现了发热、脉浮数等症,故曰"半日许复烦"。烦者,热也。复烦是复热之互词,说明邪气仍在肌表,所以脉仍见浮数(紧数之意)。之所以出现复烦,一种可能是由于汗后腠理疏松,旧邪虽去又复感新邪。另一种可能是由于汗后大邪虽去,余邪未尽,半天之后邪气复聚,"死灰复燃"。无论是哪种情况,只要表证存在,就当用汗法,故曰"可更发汗",所谓一汗不解,可以再汗之意。

【按语】本条因是已汗之后,腠理已开,故不可再用麻黄汤峻汗,宜选用桂枝汤调和营卫、解肌散风,达到祛邪而不伤正。可见,太阳伤寒固须用麻黄汤发汗，但汗后不解，则宜桂枝汤再汗。体现了"保胃气，存津液"选方用药之法度。

【原文】凡病，若发汗，若吐，若下，若亡津液，阴阳自和者，必自愈。（59）

【通释】本条指出了凡病阳自和者必自愈之机制。凡病，泛指一切病证，都由于人体气血阴阳之失和所致，其治疗总以调和阴阳、纠偏补弊以达到阴阳平和。汗、吐、下等法，本是祛邪治病之法，若用之不当，或伤人之正气而造成气血虚损，阴阳平衡失调。若药后邪去正衰，病情不太严重，不一定再用药物治疗，通过起居饮食，将息调养，使阴阳平衡而自愈，此是人体的一种自然疗法，于不治之中寓治之之法也。

【按语】本条说明，中医治病的目的，是通过纠偏补弊，达到阴阳平和的目的。既可通过药物治疗，也可通过自身将息调养，使功能恢复而达到自愈的目的，绝不能盲目地滥用药物。

【原文】大下之后，复发汗，小便不利者，亡津液故也。勿治之，得小便利，必自愈。（60）

【通释】本条论误治后阴阳自和必自愈。大下之后复发其汗，必使津液伤亡。因误治后，津液大伤，故见小便不利。若见小便不利，误以为水饮内停而用淡渗利尿之药，使津液更伤。待津液逐渐恢复后，小便自然通利，故谓"勿治之"。

【原文】下之后，复发汗，必振寒，脉微细。所以然者，以内外俱虚故也。（61）

【通释】本条论误治后阴阳俱虚的脉症。下后复汗，因大下伤阴，复汗亡阳，而致阴阳两伤。阴虚则脉细，阳虚则脉微而振寒，振寒者，肢体寒冷而振栗也。脉微细是阴阳俱虚，故曰"内外俱虚"也。阴阳之根在于肾，阴阳俱虚，即少阴之阴阳已衰矣。

【按语】上条言大下之后复发汗，小便不利者，亡津液故也，勿治之，得小便利必自愈。是言下后复汗而伤阴；本条言下后复汗而阴阳俱伤。两条相互参照，说明治疗不当，不但可伤阴，亦可伤阳或阴阳两伤。

【原文】下之后，复发汗，昼日烦躁，不得眠，夜而安静，不呕，不渴，无表证，脉沉微，身无大热者，干姜附子汤主之。（62）

干姜附子汤方：干姜一两（味辛热），附子一枚生用，去皮，切八片（味辛热）。

上二味，以水三升，煮取一升，去滓，顿服。

【通释】本条论误治后阳虚的证治。先下后汗，治疗失序为误治，误治之后，使阳气大伤。阳虚阴盛，阴阳相搏，而见烦躁不宁。自然界，昼为阳、夜为阴。昼日人体之弱阳得天阳之助，尚能与阴气相争，故见昼日烦躁不得眠。夜间为阴，弱阳无力与阴气抗衡，故夜而安静。

烦躁一症，六经皆有，诸如太阳病之大青龙汤证、阳明病之白虎汤证、少阳病之小柴胡汤证等。此条虽见昼日烦躁，但"不呕"非少阳病，"不渴"非阳明病，"无表证"亦非太阳病。三阳经无病，反见"脉沉微"，沉脉主里，微脉为阳衰，正是少阴阳气衰微，阴寒独盛之象，此证属阴证无疑。因肾为阴阳之根，少阴阳气衰微，弱阳被阴寒格于外，则成"格阳"或"戴阳"证。戴阳于上，则见面红如妆；格阳于外，则见身热。本条谓"身无大热者"，意即尚有微热，说明残阳被格拒于外，治以干姜附子汤急煎顿服，力挽残阳。

干姜附子汤，由干姜、附子两味药组成，两药均为大辛大热之品，干姜复后天之脾阳，附子生用力更峻猛，复先天之肾阳。顿服，使药力集中，单刀直入，以收速效。

本方加炙甘草为四逆汤，治阳虚阴盛之证。本证阳气暴虚，阴寒独盛，残阳欲亡，故舍甘草之缓，单取姜附之迅猛，且用附子之生者，急以扶阳救逆。

【按语】本条与第60条相比较，第60条为汗下后津液亡失，津伤而阳不亡，其津可以再生。故可待其津液回复而自愈。本条为汗下后阳气大伤，阳亡而津不伤者，其津亦无后继。故急当回阳救逆，用干姜附子汤。所以，凡医者，不患阴之伤，但患阳之亡。

【原文】发汗后，身疼痛，脉沉迟者，桂枝加芍药生姜各一两人参三两新加汤主之。（63）

桂枝加芍药生姜各一两人参三两新加汤方：桂枝三两，去皮，芍药四两，甘草二两，炙，人参三两，大枣十二枚，擘，生姜四两。

上六味，以水一斗二升，煮取三升，去滓，温服一升。本云：桂枝汤，今加芍药、生姜、人参。

【通释】本条论汗后营血不足之证治。汗后身痛，若属表证者，必兼脉浮。今汗后身痛，脉反沉迟。沉脉主里，迟脉为血虚，脉见沉迟者，营血之微也。说明此身痛是因汗后阴血受伤，身体经脉失其濡养，治用新加汤调补营血。

新加汤，由桂枝汤加人参重用芍药、生姜而成，属桂枝汤的加减方。桂枝汤调和营卫、解肌散风；重用芍药以增强和营养血；重用生姜，以其辛散之性，助桂枝宣通阳气之用；加人参益气生津，补汗后之虚。本方扶正祛邪，凡因荣血虚而身痛者，无问有无表证，皆可使用。因此，本方用于治疗产后血虚身痛者，效佳。

【按语】《金匮要略》用黄芪桂枝五物汤，治疗营卫气血不足之血痹证，由桂枝汤去甘草加黄芪、重用生姜而成。姜者，疆也，可引药走人之肌表。

【原文】发汗后，不可更行桂枝汤，汗出而喘，无大热者，可与麻黄杏仁甘草石膏汤。（64）

麻黄杏仁甘草石膏汤方：麻黄四两，去节（味甘温），杏仁五十个，去皮尖（味甘温），甘草二两，炙（味甘平），石膏半斤，碎，绵裹（味甘寒）。

上四味，以水七升，先煮麻黄，减二升，去上沫，内诸药，煮取二升，去滓，温服一升。本云：黄耳杯①。

①黄耳杯：耳杯为古代饮器，木胎涂漆，两侧各有一耳，或装镀金铜饰，并有全部铜制者，盛行于战国、汉晋时期，故名双耳环，容量为一升。

【通释】本条论汗后邪热壅肺作喘的证治。风寒在表，治当发汗。然汗不得法，可致正虚邪陷，邪气化热入里而成邪热壅肺之证。因邪热壅肺，非为太阳表虚证，故不可更行桂枝汤。热郁于肺，热迫津液外泄而汗出，热邪壅肺，使肺失宣降而气喘。无大热者，一是因邪热离开了太阳之表，故已无太阳表证之发热。二是邪热郁肺，未及阳明之里，故无阳明热证之身大热。因此无大热，是强调邪热郁肺的病机特点，其实本证临床是有高热的，甚至是高热不退。

麻黄杏仁甘草石膏汤，由麻黄、杏仁、炙甘草、石膏四味药组成，特点是宣、降、清、和，以清解为主，佐以平喘，具有清热、宣肺、平喘的作用。方中用麻黄而不配姜桂，作用并不在于发汗，而在于宣肺平喘。麻黄和石膏相配，不但能互相制约，同时还用麻黄以宣肺气之闭，重用石膏至半斤，为麻黄剂量的一倍，故以清肺热为主。杏仁降肺气之逆，平喘止咳。甘草调和诸药。

麻黄汤证的无汗而喘和桂枝加厚朴杏子汤证的有汗而喘，均为太阳之邪影响肺之宣降所致。本证是邪热壅肺，肺失清肃而喘，虽有汗出，与太阳表证无关。治疗重点在清肺热而不在发汗解表。因而麻黄杏仁甘草石膏汤证，只是喘而伴有汗出，是邪热壅肺作喘。

总之，麻黄杏仁甘草石膏汤，是治疗咳喘病的常用方。余在几十年临床实践中，使用本方加减化裁，治疗各种咳喘病，取得了满意的疗效，特别是对久咳而肺阳虚的患者，用本方加干姜、五味子等，自拟为麻杏温肺汤，其效甚佳。

【按语】本条既言汗出，为何要用麻黄？既言无大热，何以重用石膏？无大热乃表无大热，由于汗下，正虚邪陷，邪热壅闭于肺，因此表证已不存在，故曰无大热。其实由于邪热壅肺，肺主皮毛，常常是高热，而且持续不解，重用石膏之甘寒，以清泄肺之郁热，所以无大热而重用石膏。"汗出"，是由于邪热壅肺，热迫津液外出，故见汗出，并非太阳中风，营卫不和之汗出，治疗不需解肌发汗，当以宣肺开郁，以解肺闭，即"火郁发之"之意，用麻黄配辛凉甘寒之石膏，清宣肺热而平喘。

麻杏石甘汤同桂枝加厚朴杏子汤，均为治喘之方，但麻杏石甘汤，用于肺热内郁作喘，而桂枝加厚朴杏子汤，用于风寒束肺之作喘。

【医案】

1. 丘某，女，63岁。2006年4月28日初诊。患者于两个月前不慎罹患风寒而感冒，经治疗虽然感冒痊愈，但是因感冒引发咳嗽连续20多天不止，曾服中西药治疗不效。近十多天咳嗽愈渐加重，尤其夜间，咳嗽连连不止而不能入睡。自述咳嗽痰多，色白清稀，且全身怕冷，尤以后背恶寒最甚，常以棉被裹身。伴纳呆便溏，神疲乏力。舌淡苔白，脉迟缓无力。辨为肺阳虚，痰饮内阻，治以温肺化痰，处自拟麻杏温肺汤加减：麻黄10g，杏仁10g，生石膏20g，炙甘草10g，干姜10g，五味子10g，百部10g，前胡10g，桔梗10g，姜半夏10g，陈皮10g，生姜10g。3剂，水煎服。

2006年5月2日二诊。患者自述，于4月28日下午服上药第一煎，晚上没有咳嗽。3剂尽，咳止痰消，全身已不恶寒，后背转温，大便亦不溏稀，舌脉同前。患者及其家人非常感激，并以重礼酬谢，余婉拒后，又处上方6剂，巩固其疗效。服完上药后，其病痊愈。

2. 熊某，男，51岁。1991年1月31日初诊。患肺气肿十余年，近日因感冒咳喘频作，尤以夜间为甚，严重时不能入睡。伴胸憋胸闷，呼吸气短，痰多色黄且带血丝，大便干燥，4日未行，小便短赤。某医院诊断为肺气肿合并感染。余切其脉滑略数，望其舌红苔腻。辨为痰热壅肺之证，拟清热宣肺、化痰止咳。麻黄3g，生石膏30g，杏仁10g，炙甘草6g，川大黄4g。3剂，水煎服。

服上药3剂，咳喘明显减退，大便已通，日一二次，汗出止，口亦不渴，舌脉如前，唯痰多，已无血丝。此乃肺气得宣，郁热始清，于上方去大黄加紫苏子10g，白芥子6g，炒莱菔子10g。

上方连服6剂，咳痰明显减少，咳止喘平，夜间已能入睡。且纳食亦增，其后又以杏苏二陈汤，调理数剂而愈。

【原文】发汗过多，其人叉手自冒心，心下悸，欲得按者，桂枝甘草汤主之。(65)

桂枝甘草汤方：桂枝四两，去皮（味辛热），甘草二两，炙（味甘平）。

上二味，以水三升，煮取一升，去滓，顿服。

【通释】本条论过汗而致心阳虚的证治。发汗是为了祛邪，祛邪又不可伤正，如汗出过多，不但耗伤心液，亦可伤心阳，因汗为心液，汗生于阴而出于阳。心阳受伤，心液不能滋养心脏，使之失去了心阳的庇护，见心中悸动不安，喜温喜按，治用桂枝甘草汤温通心阳。

文中发汗过多，是言其病之因，其人叉手自冒心，是言其病之状，心下悸，是言其病之症，桂枝甘草汤主之，是言病之治。本条文字虽少，但言简意赅。

桂枝甘草汤由桂枝、甘草两味药组成。方中以桂枝之辛甘通心阳、甘草之甘温滋心液，两药相配，辛甘化阳以助心阳，使药专力宏，以温补心阳为主，阳生阴化。阴以奉心，阳以温血，悸动自安。

【按语】本方证在临床还可见到心胸憋闷，因此，本方常用来治疗胸痹。各类心脏病之心慌心跳，辨为心阳虚者，用此有效。

【原文】发汗后，其人脐下悸者，欲作奔豚，茯苓桂枝甘草大枣汤主之。(66)

茯苓桂枝甘草大枣汤方：茯苓半斤（味甘平），甘草二两，炙（味甘平），大枣十五枚，擘（味甘平），桂枝四两，去皮。

上四味，以甘澜水一斗，先煮茯苓，减二升，内诸药，煮取三升，去滓，温服一升，日三服。

作甘澜水法：取水二斗，置大盆内，以杓扬之，水上有珠子五六千颗相逐，取用之。

【通释】本条论心阳虚欲作奔豚的证治。"奔"是奔跑之意。"豚"是指小猪，有时还写"愤豚"。以"奔豚"命名，形容发病时如同愤怒的小猪，从小腹向上奔跑。另外是用以形容病之性，《素问·五味》篇谓五畜为牛甘，犬酸，猪咸，羊苦，鸡辛。以五味为中介，归属五脏。猪味咸，归于肾，豚为水畜，以示水气上冲为患，故曰奔豚。

奔豚是古代之病名，为五积证之一，《难经·五十六难》谓肝之积名曰肥气，心之积名曰伏梁，脾之积名曰痞气，肺之积名曰息贲，肾之积名曰贲豚。《金匮要略·奔豚气病脉证治》指出："奔豚病，从少腹起，上冲咽喉，发作欲死，复还止，皆从惊恐得之。"本病发作时，自觉有一股气从少腹上冲，如豚之奔跑，所过之处，出现不同的症状。如气逆胃脘，胃脘胀满；气逆心下，心悸心慌；气逆胸中，胸憋胸闷；气逆咽喉，憋闷窒息欲死；气逆头目，眩晕而站立不稳，甚则大汗淋漓。气下诸症尽消而一返如常。故曰"复时而还"。巢元方《诸病源候论》说："奔豚者，气上下游走，如豚之奔，故曰奔豚。"

本病多因上、中焦之阳气不足，下焦寒水之气上逆，水来克火，阴来搏阳，故巢元方认为"悸为阳虚水动之候"。

心为火脏，为君主之官，五脏六腑之大主。心居上焦，为阳中之太阳，坐镇于上，普照天下，消避阴霾，使下焦之水安伏不动，即"主明则下安"。心火下归于肾，和肾阳共同温暖肾水，使肾水不寒。脾属土，为中州之官，主运化以治水湿，犹堤坝之居中，保护心阳不被下焦寒水之气所犯。发汗后而见脐下悸动，是因汗出过多，损伤心脾之阳气，心阳虚不能坐镇于上，又不能下温于肾，使肾水独寒。脾阳虚不能守护于中，而见下焦寒水之气蠢蠢欲动，故见脐下悸动不安。

茯苓桂枝甘草大枣汤，由茯苓、桂枝、甘草、大枣四味药组成。方中以桂枝配甘草，辛甘化阳，以补心阳之虚。茯苓性味甘淡，用至半斤，健脾利水、养心安神，以治水于下。大枣健脾补中，以实中州。本方用甘澜水煎煮。甘澜水，始见《灵枢·邪客》篇，后世又称为"劳水""千里水"或"长流水"，即用普通水，扬其千遍，减缓生水寒凉之性，以防助水之弊。故李中梓曰："用甘澜水者，取其动而不已，理停滞之水也。"本条应结合第125条学习。

【按语】上条之桂枝甘草汤证，因汗出过多而损伤了心阳，故见心下悸动。茯苓桂枝甘草大枣汤证，不但心阳虚不能坐镇于上，且肾中寒水蠢蠢欲动，欲作奔豚。欲作者，将作而未作也，治当温通心阳、化气行水，方用茯苓桂枝甘草大枣汤，温阳伐水、平冲降逆。

【原文】发汗后，腹胀满者，厚朴生姜半夏甘草人参汤主之。（67）

厚朴生姜半夏甘草人参汤方：厚朴半斤，去皮，炙（微苦温），生姜半斤，切（味辛温），半夏半斤，洗（味辛平），人参一两（味甘温），甘草二两，炙（味甘平）。

上五味，以水一斗，煮取三升，去滓，温服一升，日三服。

【通释】本条论误治后脾虚气滞腹胀的证治。腹胀满，若兼大便燥结、腹满疼痛拒按者，为阳明腑实证；腹胀满，若兼下利、腹痛喜温者，为太阴虚寒证。本条既不见阳明之实热，又不见太阴之虚寒，是发汗损伤了脾气，使脾失健运，湿聚为痰，气机被遏，故但见腹中胀满。若以实证辨治，则有脾气不足的一面，若以虚证辨治，又有痰湿凝结、气机被阻遏的一面，故非虚非实，而属虚中夹实、虚实夹杂之证，而且以实为主，故称为三虚七实。治疗既不可但用补法，又不能但用攻下，当健脾利气、温运宽中，方用厚朴生姜半夏甘草人参汤。

厚朴生姜半夏甘草人参汤，由厚朴、生姜、半夏、甘草、人参五味药组成。方中重用厚朴行气消满；生姜以散痰饮；半夏和胃开结、燥湿祛痰；少用人参、甘草，健脾补中，以成三补七开之法。临床对误治或失治后而见脾虚气滞、寒热不明显之腹胀者，皆可使用。但要掌握重用厚朴、生姜、半夏，少用人参甘草的原则。

【医案】1988年9月初，余刚研究生毕业返乡探母，一邻居武某，男，53岁。患慢性迁延性乙型肝炎多年，经治疗病情基本控制，饮食尚可，二便如常，近半月来，唯腹部胀满，每到下午加重，舌淡红苔薄白，脉略弦。辨为脾之气机不畅，治用厚朴生姜半夏甘草人参汤：厚朴24g，生姜15g，半夏12g，甘草6g，太子参6g，陈皮10g，香缘10g，佛手10g。6剂，水煎服。

二诊时自述，服上药六剂，腹胀大减，又处上方，共服十余剂，腹胀消而病愈。

【原文】伤寒若吐若下后，心下逆满，气上冲胸，起则头眩，脉沉紧，发汗则动经，身为振振摇者，茯苓桂枝白术甘草汤主之。（68）

茯苓桂枝白术甘草汤方：茯苓四两（味甘平），桂枝三两，去皮（味辛热），白术二两（味苦甘温），甘草二两，炙（味甘平）。

上四味，以水六升，煮取三升，去滓，分温三服。

【通释】本条论阳虚水气上冲的证治。全文分两段。

第一部分，从开始到"脉沉紧"，是论误治伤寒后的脉症及治法。若吐若下，是言或经吐法或经下法。太阳伤寒本当汗解，反误用了吐下之法，使中焦阳气受伤。中焦脾胃属土，脾虚则水湿不运，水聚中焦而上逆，故见心下逆满，即胃脘部气逆胀满，土不治水，寒水之气上逆而气上冲胸，甚则上冲咽喉而有憋闷窒息之感。起则头眩，是指患者不能起动，否则就出现头目眩晕，是由于清阳之气不足以上养清窍，反因水气上逆，水寒之气蒙蔽清窍。脉沉紧，沉脉主里，紧脉主水主饮。故沉紧是水气为患的脉象。根据以上脉症，治用茯苓桂枝白术甘草汤温阳利水、平冲降逆。

第二部分，从"发汗则动经"到最后，是指再经误治之后所出现的症状。误治之后，未用茯苓桂枝白术甘草汤，温阳利水、平冲降逆，反用发汗法治疗，使阳气更虚，水邪内停，逆于经脉，经脉失其温养，故见肢体振摇不定，站立不稳，大有倾倒之势。故曰"发汗则动经，身为振振摇者"。治疗当用真武汤温阳利水。

茯苓桂枝白术甘草汤，由茯苓、桂枝、白术、甘草四味药组成，为苓桂剂的代表方，善治水气上冲诸症。方中以茯苓、白术健脾利水。桂枝甘草温通心阳，且桂枝又可降逆气，临床灵活加减应用范围极广。

【医案】

1.张某，女，60岁。2019年12月17日初诊。患者心下悸动，气上冲咽3个月余。自述心下悸动，自觉有气自心下（胃脘部）上冲至咽，发作时心烦，汗出，且无规律，舌淡苔白，脉弦。诊断为水气病。为脾虚水停，水气冲逆，治以温阳健脾、利水降冲。茯苓10g，桂枝10g，炒白术10g，炙甘草10g，煅龙骨、煅牡蛎30g（先煎），浮小麦30g，大枣5枚（擘），百合10g，生地黄10g，姜半夏10g，生姜3片，枳实10g。3剂，水煎服。

2019年12月21日二诊。自述服上药后症状缓解，发作次数减少，但是睡眠欠佳，心烦汗出。遂处方：茯苓20g，桂枝15g，炒白术20g，炙甘草10g，煅龙骨、煅牡蛎20g（先煎），浮小麦30g，大枣5枚（擘），百合10g，姜半夏10g，生姜3片，枳实10g，朱砂0.3g（冲服）。6剂，水煎服。

2020年1月18日三诊。服上药后，心下悸动偶尔发作，可自行缓解，近日纳呆不思饮食。茯苓20g，桂枝10g，炒白术20g，炙甘草10g，木香10g（后下），砂仁10g（后下），枳实10g，厚朴20g，姜半夏10g，生姜3片，香附10g，乌药20g，豆蔻10g（后下）。连服6剂而病瘥。

2.刘某，男，36岁。头晕4年，西医诊断为梅尼埃病。近半年来病情愈渐加重，每隔十天发作一次。发作时自觉有气自心下上逆，头目眩晕，天旋地转，胸憋胸闷，恶心呕吐，周身汗出，心烦躁扰，手足厥冷，舌淡苔腻，脉弦滑有力。辨为心脾阳虚，水气上逆证。治用苓桂术甘汤，温阳降逆。茯苓20g，桂枝12g，白术10g，炙甘草6g，泽泻16g。

服上方6剂，头晕减轻，舌淡苔薄白，脉弦滑。上方加煅龙骨、煅牡蛎20g，连服二十余剂，眩晕止，手足转温，诸症尽除，其病痊愈，随访两年未发。

【原文】发汗，病不解，反恶寒者，虚故也，芍药甘草附子汤主之。

芍药甘草附子汤方：芍药三两（味酸微寒），甘草三两，炙（味甘平），附子一枚，炮去皮，破八片（味辛热）。

上三味，以水五升，煮取一升五合，去滓，分温服。

【通释】本条论汗后阴阳两虚的证治。发汗本为表证而设，汗后脉静身凉其病当愈。今汗后恶寒反而加重，且无发热，可知恶寒并非太阳表证，而是汗后阳气受伤，故曰"反恶寒者，虚故也"。"虚"，是指阴阳两虚。阳虚不能温煦，故使恶寒加剧；阴虚不能濡润，使经脉失其养，故当四肢挛急，治用芍药甘草附子汤。

芍药甘草附子汤，由芍药、甘草、附子三味药组成，具有扶阳益阴之用。方中芍药味酸微苦，以滋营血。甘草甘温和中缓急。二药相伍，酸甘化阴，益阴养营。附子大辛大热，扶阳实卫，合甘草则增辛甘化阳之力，三药共奏阴阳双补之用。

卷三

【按语】本条文中，反恶寒，表示与表证之恶寒不同，是由于阳虚所致。"虚"是全条文辨证之眼目，如果不属"虚"而汗后恶寒不解，仍是表邪外束，治当用桂枝汤。提出一个虚字，说明无太阳表证，纯属里虚寒证，治当以芍药甘草附子汤，扶阳益阴。

【医案】王某，女，28岁。1989年6月20日初诊。双手抽动不止1个月余。患者1个月前，行人工流产，其后两手不时挛急、抽动不止。开始每天抽3～5次，不以为然。近十多天来，两手抽动日渐加重，每隔20～30分钟，便抽动一次。故来我处就诊。化验血红蛋白14g/dL，血钙正常。自述除双手抽动外，全身经常怕冷，腰膝酸困，舌淡苔薄，脉紧。辨为血不养筋，肝风内动之证，治用芍药甘草附子汤加减，养血濡筋。生白芍60g，炙甘草10g，制附子10g，黑木耳10g，莴苣子10g，钩藤20g（后下）。5剂，水煎服。

1989年6月26日二诊。服上药后，身体怕冷有所好转，其余症状无明显变化，舌脉如前，上方再服5剂。

1989年7月2日三诊。服上药5剂后，双手抽动明显减轻，且畏寒亦除。上方继服十余剂而愈。

【原文】发汗若下之，病仍不解，烦躁者，茯苓四逆汤主之。（70）

茯苓四逆汤方：茯苓六两（味甘平），人参一两（味甘温），甘草二两，炙（味甘平），干姜一两半（味辛热），附子一枚，生用，去皮，破八片（味辛热）。

上五味，以水五升，煮取三升，去滓，温服七合，日三服。

【通释】本条论汗下阴阳两虚的证治。过汗伤阳，过下伤阴，汗下不当，阴阳两伤，又增烦躁，故病仍不解，治用茯苓四逆汤扶阳益阴。

茯苓四逆汤，由茯苓、人参、附子、甘草、干姜五味药组成。方中以干姜、附子温经回阳，人参益气生津，茯苓宁心安神、甘草和中。本方由四逆汤、四逆加人参汤、干姜附子汤三个方剂组成，三方均有回阳之用，加人参益气生津。《医宗金鉴》说："四逆本为回阳方，加参一两救阴伤。"因此，本方在回阳的同时，又有救阴之力。

【按语】本条文有争议，有人认为无阴虚，纯属阳虚厥逆烦躁证。

【原文】发汗后，恶寒者，虚故也；不恶寒，但热者，实也。当和胃气，与调胃承气汤。（71）

【通释】本条论汗后虚实不同的证治。发汗本为祛邪而设，若汗不得法，必致正虚邪陷，变证接踵。发汗后恶寒者，是因汗后伤阳，阳虚故见恶寒。发汗后不恶寒，但热者，则为邪气化燥入里，而成阳明胃家实证，因燥热初结，治用调胃承气汤，泄热和胃。

【原文】太阳病，发汗后，大汗出，胃中干，烦躁不得眠，欲得饮水者，少少与饮之，令胃气和则愈。若脉浮，小便不利，微热消渴者，与五苓散主之。（72）

五苓散方：猪苓十八铢（味甘平）去皮，泽泻一两六铢（味咸酸），茯苓十八铢（味甘平），桂半两，去皮（味辛热），白术十八铢（味甘平）。

上五味，杵为散，以白饮和，服方寸匕，日三服。多饮暖水，汗出愈。

【通释】本条论太阳病误汗后的几种转归，可分两部分。

第一部分，从开始到"令胃气和则愈"，论太阳病汗出津伤的调理。《素问·六微旨大论》曰："太阳之上，寒气治之，中见少阴。"太阳为寒水之经，本寒而标热，中见少阴之热化。本者腑也，标者经也。因太阳标本气异，故有从本或从标之说。

太阳病发汗，为正治之法，一般汗出邪去而诸症自愈。本条所言，发汗后而致大汗出，为汗不得法。"汗出溱溱，是谓津"，汗生于阴而出于阳，大汗之后，必致胃中津液亏乏，津亏气躁，而致阴阳不和，故见心神不宁之烦躁不得眠。津液亏于内，故见口渴欲饮，当少少与之，使津液得充，胃气和复，其病不药而愈。故曰令胃气和则愈，这是一种"阴阳自和病自愈"的机转。因此，汗后津伤气耗，因胃气弱而不行，切忌暴饮，以免导致胃中停饮。

第二部分，从"若脉浮"到最后，是言汗后的另一种转归。若太阳病大汗之后，仍见脉浮而身有微热者，同时又见小便不利而消渴，则为太阳经邪不解，表邪由经入腑，影响了膀胱之气化功能。《素问·灵兰秘典论》曰："膀胱者，州都之官，津液藏焉，气化则能出矣。"今膀胱气化不利，津液不行，水蓄于下，故见小便不利。津不化气，津液不能上承，则见口渴欲饮，饮之不解，称为消渴，治用五苓散。

本条前段论阳明胃燥证，病位偏于中，以口渴烦躁为主症；后段是讲太阳经腑同病的五苓散证，病位偏于下，以小便不利为主症。

五苓散由猪苓、泽泻、白术、茯苓、桂枝等五味药组成，有化气行水、解表的作用。方中以猪苓、茯苓、泽泻淡渗利小便；白术助脾气之转输，使水精得以四布；桂枝通阳化气、解肌祛风。以白饮和服，方寸匕。白饮为米汤，以养胃气，与桂枝汤啜粥之意同。方寸匕，为古代量药的器具，一方寸匕合今之1.5～1.8g。多饮暖水，可助药力行津液而散表邪。

五苓散使用范围较广，临床无论有无表证者，但见膀胱气化不利便可使用。在《金匮要略》中，用本方加茵陈，治湿邪内郁之发黄证，以五苓散利湿邪。其次对于水泻如注，水逆不止，湿伤脾阳之周身浮肿者亦有效。《博文类纂》还用本方加姜、枣治风湿疫气。

临床经验证明，本方略加化裁变通，与他方合用，可治多种湿热蕴郁的病证；如湿郁兼热、小便不利烦渴者，可用桂苓甘露饮（五苓散加寒水石、生石膏、滑石）；年高体弱，正气不足，中气虚衰，心功能不全而小便不利者，本方去桂枝加肉桂、人参名春泽煎，有强心利水的作用；对于素来喜食肥甘厚味，久而生湿，湿浊内蕴，以致胃脘胀满、小便不利、舌苔厚腻脉弦滑者，用本方合平胃散名曰胃苓汤，有祛湿和胃、消导宽中之功；若素体阳虚，寒湿内生，症见腰部发凉、两足发冷、小便不利者，可用本方加苍术、附子，名苍附五苓散，有温阳利水之功等。总归五苓散有三大作用。其一为利水以行津液。其二为利湿而通阳气。其三为治湿邪疫气。

【按语】本方通阳化气利水，使外窍得通，则下窍得利，故曰汗出愈。五苓散方证，当与桂枝去桂加茯苓白术汤证相鉴别。两方证都有膀胱蓄水，但是，桂枝去桂加茯苓白术汤，是水蓄膀胱而影响到太阳经脉不利，是腑病影响到经，治疗重在利水，使下窍通、水邪去，则经脉自和，故为利水和外之法。五苓散是经病影响到腑，由于太阳经表邪气不解，入于膀胱，气化不利而水停，治用五苓散，以桂枝发汗，发汗即所以利水也，故方后注云："多饮暖水，汗出愈。"可见五苓散，重用桂枝以发汗，通过发汗以利小便，即开外窍以利下窍。桂枝去桂加茯苓白术汤证，是腑证影响到经，加茯苓白术通利小便，通过利小便，恢复气化，即利下窍以开外窍。两方遥相呼应，对比发明。正如唐容川所云："五苓散是太阳之气不外达故用桂枝，以宣太阳之气，气外达则水自下行，而小便利矣。桂枝去桂加茯苓白术汤证，是太阳之水不行，故去桂枝重加苓术，以行太阳之水，水下行，则气自外达，而头痛发热等症自然解散。"故方后注云："小便利，则愈。"

另外，蓄水证，因有燥热消渴等症，故又称假白虎汤证，其鉴别除了有太阳脉浮发热等症外，重点在于小便不利。其次，五苓散证和小青龙汤证，同是外有表邪，内有水饮。但是，五苓散是治下焦有形之水饮，故汗出而小便利；小青龙汤是治中焦无形之寒饮，故不用淡渗利湿之药，但用辛温发散之品。寒与水都为阴邪，寒可生水，水可化寒。寒使津液不化而成为饮，饮得阴气又产生寒，故寒和饮，虽然有别，但异中有同，不可分割。因此，小青龙汤眼目为"心下有水气"。

在《伤寒论》中，有火证，也有水证。在水证之中，有水停中焦的"茯苓甘草汤"证，又有水蓄下焦的"五苓散证"；有水走大肠之水泄证，又有水气上泛清阳的苓桂术甘汤证。此类方证，当对比发明。

【医案】

1. 陈某，女，42岁。2001年7月12日初诊。自诉头痛1个月余。患者因患脑囊虫病而住院治疗，经用西药阿苯达唑治疗后，皮下囊虫结节消失，但颅内压增高，病见头痛如劈，视物模糊，眼冒金星，恶心欲呕，做腰穿，压力为170mmHg。静脉滴注甘露醇等药，一周后头痛诸症缓解，一旦停药又复出现，故求治于中医。自述口渴欲饮，饮之则吐，舌淡苔滑，脉沉弦，询其小便短少，辨为水逆证。治以化气行水，处方五苓散：茯苓30g，猪苓20g，泽泻20g，白术10g，桂枝10g。5剂，水煎服。

2001年7月18日二诊。连服上药5剂，头痛、呕吐明显减轻，小便增多。继服二十余剂，上述诸症消失，随访至今未见复发。

2. 1971年冬，余在故里行医时，曾治一年逾古稀之老翁王某，患者平素小便困难频数，排尿困难，一日突然小便点滴不通，小腹胀满，痛苦不堪。急往县医院检查，诊断为前列腺肥大。建议手术治疗，患者不愿接受手术而求治于中医。余诊其脉浮略数，舌淡红苔白水滑，口渴欲饮，辨为肾阴虚、气化不利之蓄水证。遂处：猪苓20g，茯苓20g，泽泻10g，白术10g，桂枝10g，赤芍10g。

服上药3剂，小便始出，先后共服8剂，小便全通，诸症尽除。

【原文】发汗已，脉浮数，烦渴者，五苓散主之。（73）

【通释】本条补述膀胱蓄水之脉症。太阳病发汗后，表邪不尽，故见脉浮数。表邪随经入里，影响膀胱的气化，使津液不得上承，故见口渴，烦渴是言渴之较甚。因膀胱蓄水，气化不利，故小便不利。治用五苓散解表利水。本条和上条对比，上条是消渴、脉浮、身热、小便不利，本条为烦渴、脉浮数，两条当互相补充，对比发明。

【原文】伤寒汗出而渴者，五苓散主之。不渴者，茯苓甘草汤主之。（74）

茯苓甘草汤方：茯苓二两（味甘平），桂枝二两，去皮（味辛热），生姜三两，切（味辛温），甘草一两，炙（味甘平）。

上四味，以水四升，煮取二升，取滓，分温三服。

【通释】本条论水停中焦与水蓄下焦的鉴别。总的来讲，本条是讲水悸证。很多注家认为此条有脱文。本条当与第370条结合起来学习，说明本方证当有"心悸"。

伤寒汗出而渴者，是言伤寒汗不得法而正虚邪陷，邪气随经入于膀胱而成太阳蓄水证。水蓄下焦，膀胱气化不利，津液不能上承，故见口渴、小便不利等症，治用五苓散。汗生于阴而出于阳，如果汗出后中焦阳气被伤，不得温化水饮，以致水停胃脘，心下痞满，恰似如囊裹水，以手触之，胃中咕咕作响，因水气逆于心下，心下悸动不安。无关下焦气化，故口不渴而小便自利，治用茯苓甘草汤温胃化饮。

茯苓甘草汤，亦为苓桂剂群之方，方中用茯苓健脾利水。桂枝与甘草相伍，温通心阳。桂枝与茯苓相配，化气行水。用生姜意在温胃通阳以散水邪，可用至20g。同时生姜辛散，能散胃中水饮，凡胃中有水饮者，用姜汁其效更佳。

五苓散证与茯苓甘草汤证，虽然皆为蓄水证，但是五苓散证是水蓄下焦，而茯苓甘草汤证是水停中焦；水蓄下焦，气化不利，故见口渴、小便不利；水停中焦，无碍下焦气化，故无口渴、小便不利之症。

【按语】茯苓甘草汤和苓桂术甘汤两方比较，仅生姜、白术之差，其主治却不同。茯苓甘草汤证，为水渍入胃，水阻清阳，故见脘痞满、心下悸动、四肢厥逆等症，治疗重在温胃阳、蠲水饮。苓桂术甘汤证，是心脾两虚，土不制水，故见水气从心下上冲而见心下逆满、气上冲胸、脉沉紧等症，治疗重在温阳化气、平冲降逆。

【医案】李某，女，26 岁。1984 年秋季初诊。患慢性胃炎两年余。经常胃脘部胀满，纳呆不食，大便稀薄，日 1～3 次。患者自诉，发病以来，胃脘部经常有振水声，每当走路或用手触按胃脘时，腹中便"咕噜咕噜"作响。曾服中西药治疗而不效，身体日渐消瘦，舌淡苔白水滑，脉沉弦，辨为水饮内停心下之证，治以茯苓甘草汤，处茯苓 12g，桂枝 10g，生姜 10g，炙甘草 6g。

服上药 6 剂，诸症不减，其效不佳，舌脉如前，又改为小青龙汤，服 3 剂后仍不见效。余思之良久，而不得其解。故用电话请教余师刘渡舟，先生曰：既为饮停心下，何不用姜汁？余恍然悟矣！真可谓读书三秋，临证无方！遂为患者处：茯苓 20g，桂枝 10g，炙甘草 6g，生姜汁一酒盅。此药服 3 剂知，6 剂诸症尽除。

【原文】中风发热，六七日不解而烦，有表里证，渴欲饮水，水入则吐者，名曰水逆，五苓散主之。(75)

【通释】本条论太阳蓄水而致"水逆"的证治。太阳中风，症见发热、头痛等症，六七日不解，太阳之邪随经入腑，遂使病情加重，故曰"六七日不解而烦"，烦者，甚也。以致太阳之经腑俱病，故称"有表里证"。表里者，太阳之经腑也。水停膀胱而渴，此为太阳蓄水之主症。若口渴欲饮，饮之则吐，再饮再吐者称为"水逆"，伴小便不利者，治用五苓散解表利水，使小便利，气化行，诸症自愈。

【原文】未持脉时，病人叉手自冒心，师因教试令咳而不咳者，此必两耳聋无闻也。所以然者，以重发汗，虚故如此。(76)

【通释】本条论通过望诊和问诊来诊断心肾阳虚之证，同时也是对第

65 条的补充。在未切脉之前，患者叉手自冒心，根据第 65 条，是由于发汗过多，心阳大虚。为了进一步推断病情之轻重，再以耳之聋与不聋来作参考。所以又令患者咳嗽，如果患者没有反应，说明耳已聋，因发汗过多，不但心阳大虚，肾之精气亦亏。肾者主水，受五脏六腑之精气而藏之。心者主火，为君主之官，五脏六腑之大主也。因过汗心阳大虚、肾精亏损，肾精不能上荣于耳，所以两耳无所闻。

【按语】六经病中，论耳聋的有两条，第 277 条是少阳受邪，风火上扰清窍，故见两耳无所闻。其次就是本条。同为耳聋，却有虚实之别。

【原文】发汗后，饮水多，必喘，以水灌之，亦喘。(77)

【通释】本条论汗后津伤的调养。发汗过多使气伤津损。津亏见口渴者，当少少与饮之，令胃气和则愈，不可暴饮，否则寒饮停于胃脘，轻则水停中焦，重则寒水随经上逆于肺，而成寒水射肺之喘证。肺主皮毛，汗后腠理疏松，又以冷水淋浴，使皮毛闭塞，肺之宣降不利而喘，故《灵枢·邪气脏腑病形》篇曰："形寒饮冷则伤肺。"

【原文】发汗后，水药不得入口为逆，若更发汗，必吐下不止。(78)

【通释】本条论汗后引起的变证。发汗本为祛邪而设，若汗不得法，变证接踵。本条汗后水药不得入口，是因脾胃受伤，故称为逆。若更发汗，再次伤其脾胃，一错再错，使病情加重而见吐利不止。

【原文】发汗吐下后，虚烦不得眠，若剧者，必反复颠倒，心中懊憹，栀子豉汤主之。(79)

若少气者，栀子甘草豉汤主之；若呕者，栀子生姜豉汤主之。(80)

栀子豉汤方：栀子十四个，擘（味苦寒），香豉四合，绵裹（味苦寒）。

上二味，以水四升，先煮栀子，得二升半，内豉，煮取一升半，去滓，分为二服，温进一服。得吐者，止后服。

栀子甘草豉汤方：栀子十四个，擘，甘草二两，炙，香豉四合，绵裹。

上三味，以水四升，先煮栀子，甘草，得二升半，内豉，煮取一升半，去滓，分为二服，温进一服。得吐者，止后服。

栀子生姜豉汤方：栀子十四个，擘，生姜五两，香豉四合，绵裹。

上三味，以水四升，先煮栀子，生姜，得二升半，内豉，煮取一升半，去滓，分为二服，温进一服。得吐者，止后服。

【通释】以上两条论误治后热扰胸膈的证治。与前第78条相比，第78条是辨误治后胃虚吐逆的证治。而第79、80条是辨误治后热扰胸膈的证治。汗吐下本为祛邪而设，汗后当邪去病愈。今汗吐下后，其人心烦不得眠，此乃邪热未尽而入于胸中。胸外应太阳之表，内连阳明之里，亦为半表半里之位，故曰"邪气入里必先胸"。第23条太阳病，下之后，脉促胸满者，是言误下太阳，胸中阳气受挫而见脉促胸闷。本条为误治之后，邪气入于胸，热郁于胸膈、上扰心神，故见心烦不得眠。前者讲正气受挫，后者言邪热被困，二者都因误治，其病位均在胸膈，但其病情却有寒热虚实之异。

"虚烦"之"烦"字，既是病因，也是主症，即因热致烦。"虚烦"是言邪热未与有形之实邪相结，故称为"虚烦"，是相对实热结胸而言的，非为正气之"虚"。有的医家认为，本证乃因汗吐下后，正气乍虚，邪热内郁，故谓虚烦。又因火热郁闭，又称为"郁烦"，它与一般的火热证（如心火、肺火等）不同，不仅是火热，亦有火郁的特点。因火热邪气蕴郁胸膈，不得宣泄，因而致烦。其轻者不得眠，重者必反复颠倒，心中懊忱。心中懊忱，形容心中烦乱特甚，有无可奈何之状，足见"郁烦"之痛苦非同一般。《素问·六元正纪大论》曰："木郁达之，火郁发之。"治用栀子豉汤清宣郁热、泻火除烦。

第80条"若少气者，栀子甘草豉汤主之；若呕者，栀子生姜汤豉主之"。《素问·阴阳应象大论》云："壮火食气，气食少火。"胸为上气海，火郁胸膈，极易伤气，气伤则见少气，是邪热伤气的表现。火郁伤气，治应泻火补气。然补气药中，参芪性温，难以选用，唯甘草性平和缓，益气而不助热，再配栀豉，清宣郁热。

《医宗金鉴》认为，热邪迫胃，饮气上逆，可致呕吐。本条之"呕"，是因热郁胸膈，迫使胃气夹饮上逆，故加入生姜，降逆止呕、和胃散饮。不选半夏止呕，是因半夏温燥，有助火之弊。

栀子豉汤由栀子、豆豉二药组成。栀子色红性味苦寒，可导火下行，因体轻上浮，清中有宣，故与芩连之苦降直泄不同。豆豉气味轻薄，能解表宣郁，因其色黑，和降胃气，于宣中有降。二药相伍，既可清宣胸中之郁热，又可调理气机之升降，故为火郁虚烦证之首选。

栀子与豆豉并非催吐之药，但是，方后有"得吐者止后服"之嘱，是因火郁胸膈，胸阳被困，药后火郁得宣，正气得伸，正胜邪而祛邪外出，故药后有吐而作解的机转。火郁越甚，药后得吐的机会愈多。这种邪郁胸膈得吐而愈，与邪在肠胃作泻而解的机制相同，是《黄帝内经》"其高者，因而越之，其下者，引而竭之"治疗法则的体现。临床使用本方，出现吐的机会也并不普遍。不见呕吐，亦可使火郁得泄，心烦得除。所以《伤寒明理论》主张把"得吐者止后服"改为"得汗者止后服"，因本方为清宣之剂，豆豉又有解表之用，故可得汗而解。

栀子甘草豉汤，由栀子、甘草、豆豉三味药组成。在栀子豉汤清热宣郁的基础上，加炙甘草，以益气和中。

栀子生姜豉汤，由栀子、生姜、豆豉三味药组成。在栀子豉汤清宣郁热的基础上，加生姜以降逆止呕。

【按语】以上三方的配伍选药，开火郁不用黄连而用栀子，治少气不用参、芪而用甘草，止呕吐不用半夏用生姜。足见其制方用药之精准，已臻至炉火纯青之境界，亦是经方用药的一大特点。

【原文】发汗、若下之而烦热，胸中窒者，栀子豉汤主之。（81）

【通释】本条论火郁胸中窒塞的证治。汗下之后，邪热陷于胸中，故见烦热而胸中窒塞。"烦热"是谓热之甚。窒者，塞也，"胸中窒"，是指胸中有堵塞、憋闷之感。火郁胸膈，使胸中气机不畅，治仍用栀子豉汤清热宣郁，使火郁得宣，则气机畅达，诸症自解。

【原文】伤寒五六日，大下之后，身热不去，心中结痛者，未欲解也，栀子豉汤主之。（82）

【通释】本条辨火郁胸膈，心中结痛的证治。伤寒五六日，大下之为误治，故见身热不去，心中结痛者，是表邪入里化热郁于胸膈。上条言胸中窒塞，是邪热影响气机。本条言心中结痛者，是邪热影响血分，较胸中窒为深重。说明火热之邪既可伤及气分，使气机闭塞，亦可影响血分，使血脉不利，治用栀子豉汤。由此可见，栀子除清热宣郁之外，尚有调理气血的作用。

【按语】20 世纪 70 年代，余在广安门医院学习，目睹外伤科用栀子研末调成膏以消瘀止痛，用于外伤跌打肿痛。

【原文】伤寒下后，心烦、腹满、卧起不安者，栀子厚朴汤主之。（83）

栀子厚朴汤方：栀子十四个，擘，厚朴四两，炙，去皮，枳实四枚，水浸，炙令黄。

上三味，以水三升半，煮取一升半，去滓，分二服。温进一服，得吐者，止后服。

【通释】本条论虚烦兼腹满的证治。伤寒误下后而见心烦者，为热扰胸膈的虚烦证，今复见"腹满，卧起不安"，若腹部胀满疼痛，大便秘结者，属燥屎内结；若腹部胀满，二便调和，热邪未与有形之邪相合，无形邪热蕴郁胸腹，气机壅滞，治以栀子厚朴汤，清热宣郁、利气消满。

栀子厚朴汤由栀子、厚朴、枳实三味药组成，即小承气汤去大黄加栀子。腹满只是气滞而无腑实，故不用大黄；因邪热郁于胸膈迫及脘腹，用栀子清热除烦，用枳实之苦寒、厚朴之苦温，行气消满。

【原文】伤寒，医以丸药大下之，身热不去，微烦者，栀子干姜汤主之。（84）

栀子干姜汤方：栀子十四个，擘（味苦寒），干姜二两（味辛热）。

上二味，以水三升半，煮取一升半，去滓，分二服，温进一服。得吐者，止后服。

【通释】本条论虚烦兼中寒下利的证治。丸药，是指当时流行的一种具有泻下作用的成药。在汉代有两种具有泻下作用的成药，一是以巴豆为主要成分的热性泻下剂，二是以甘遂为主要成分的寒性泻下剂，两种泻下药，作用较为峻猛。伤寒，病在太阳之表，本当以汗而解，误用丸药大下之，致太阳表邪内陷于胸。因热扰胸膈，故见身热不去而微烦，复因大下之后，脾阳受伤，寒湿内生，治以栀子干姜汤。

栀子干姜汤，由栀子干姜两味药组成，有清上温中之用。方中以栀子之苦寒，清上焦之热以除烦；干姜之辛热，温中焦之阳而止利。二药并用，清上温中，此即寒热并用不悖之法也。

【原文】凡用栀子汤，病人旧微溏者，不可与服之。（85）

【通释】本条提出栀子豉汤类方的禁忌。凡使用以上栀子豉汤诸方，旧有微溏者，系指平素脾胃阳虚而大便稀薄者，应当慎用或禁用。因栀子苦寒，易伤脾胃之阳，用之更伤阳气而病情加重。有的医家提出，可用栀子干姜汤。

【按语】总之，虚烦，是栀子豉汤诸方的主症，而少气、呕吐、胸中窒、心中结痛、腹满、下利等，是栀子豉汤的兼症。无论哪个方证，其病位不离胸腹，因此，在方证归类上，有的人把本方划为《太阳篇》，也有的人归为《阳明篇》。前者强调胸与体表的关系，将本方作为太阳变证；后者认为邪已入胃而未成燥结，仅次于阳明腑实之小承气汤证。

【原文】太阳病，发汗，汗出不解，其人仍发热，心下悸、头眩、身瞤动，振振欲擗地者，真武汤主之。（86）

真武汤方：茯苓，芍药，生姜各三两，白术二两，附子一枚，炮，去皮，破八片。

上五味，以水八升，煮取三升，去滓，温服七合，日三服。

【通释】本条论阳虚水泛的证治。太阳病发汗，当微微汗出为佳，不可令如水淋漓，否则必因汗出过多而伤其肾阳。肾阳虚，虚阳外越，故其人仍发热。此发热是由于阳虚被阴寒所格，为真寒假热。阴虚易动风，阳虚易动水，肾阳虚不能制水而致水邪内停。水气上逆于心，则见心下悸。水气上逆于清窍，则见头眩。"阳气者，精则养神，柔则养筋"。阳虚筋脉失其温养，寒水之气逆于筋脉，故见身𬌗动。𬌗动者，身体肌肉跳动也，甚则肢体颤动欲仆。擗同仆，跌倒之意。治当用真武汤温阳化气行水。方解见第330条，此不赘述。

【按语】以上从第72条到第75条论五苓散之水证，从第79条到第85条是论栀子豉汤诸方之火证，第86条论真武汤之阳虚水证，如此水证火证接续，阴证阳证前后对比，以突出条文与条文之间的含义及其辨证关系。

【原文】咽喉干燥者，不可发汗。（87）

【通释】本条提出津液不足者禁汗。咽喉为肺胃之门户，是三阴经循行之处，为"诸阴之所聚"。咽喉主发声音，司呼吸，进饮食，是人体与天地之气的交通要道，必依赖阴液的滋养和润泽。咽喉干燥，是肺肾阴液不足，汗出溱溱是谓津，汗法最易伤人之津液，尤其辛温发汗，用之不当，易助热耗阴，文中虽未指出具体症状，据理推测，可能会发生咽喉肿痛、声音嘶哑等变证。

【原文】淋家，不可发汗，发汗必便血。（88）

【通释】本条提示下焦湿热者禁汗。淋家，指久患淋证之人。淋证，是指小便淋沥不禁、尿意频作，甚或尿时作痛的一种病证。淋病，多由膀胱湿热所致。膀胱与肾相表里，膀胱湿热日久，必伤肾阴，即"腑热脏虚"。少阴阴虚，若误用辛温发汗，不仅助膀胱之热，而且更伤少阴之阴，使阴虚火旺而见尿血。

【按语】本条同上条比较，同论阴虚禁汗，上条言上焦之阴液不足，此条言下焦之阴虚。

【原文】疮家，虽身疼痛，不可发汗，发汗则痓。（89）

【通释】本条以疮家为例，以示气血不足者禁汗。"疮家"，指久患疮疡之人。身疼痛，或是由于久罹疮疡，营血受伤而筋脉失养；或是因感受外邪而见外感身痛。无论哪种情况，既为疮家，必有营血不足，故不可发虚人之汗。否则更伤营血，使筋脉失养而致痓病。

【按语】痓病主要表现为项背强直、筋脉拘挛、口噤不开、角弓反张。疮家，因经久流脓淌水，阴液不足，误用辛温发汗，最易致痓病。

【原文】衄家，不可发汗，汗出必额上陷，脉急紧，直视不能眴，不得眠。（90）

【通释】本条以衄家为例，以示阴血亏虚者禁汗。衄家，是指经常鼻出血之人。阳络受伤血上溢，鼻衄多因阳经有热而扰动阴血，衄久又致阴血亏虚。衄家因阴血不足，故不可发汗，若强发其汗，更损荣助热。热盛伤阴，阴液耗脱，可见额上陷。额指人之前额，人体气血津液之盛衰，最易反映于额上，而见前额部肌肉呈干瘪坍陷，或额上血脉拘急绷紧。一是由于发汗损伤阴血；二是因辛温助热，邪热燔灼。由于阴血不足，血脉拘急，目精失养，故直视不能眴。眴，音义同瞬，即两目直视而活动不灵。阳入于阴则寐，由于阴血虚，阳不能入于阴而致不得眠。

【按语】本条的句读和注解，历来有争议。有的人把"汗出必额上陷脉急紧"作为一句话，有的断句为"汗出必额上陷，脉急紧"，"额上陷"有认为头额皆为硬骨，当指额之两旁，"脉急紧"有人认为指寸口之脉等，诸家之说，仅供参考。

【原文】亡血家，不可发汗，发汗则寒栗而振。（91）

【通释】本条以亡血家为例，以示气血虚者禁汗。亡血家，是指因各种原因引起的、经常出血的患者。气之于血，气无形属阳，血有形属阴，"气为血之帅，血为气之母"，气血相互依存。亡血家不仅伤血而且耗气，若强发其汗，因汗血同源，使气血更伤。《难经·二十二难》说："气主煦之，血主濡之。"气血两虚，经脉失其温煦、濡养，故寒栗而振，即全身恶寒颤抖动摇而站立不稳。

【原文】汗家重发汗，必恍惚心乱，小便已，阴疼，与禹余粮丸。（92）

【通释】本条以汗家为例，以示气血虚弱者禁汗。汗为心之液，汗血同源。心主血，为神明之官。血足则神旺。汗家是指经常出汗的患者，因久汗而心液不足，再用辛温重剂发汗，更伤荣血。荣血不足，则心失所养而神虚不能任物，导致心中恍惚无主。恍惚为不明之貌，指神志若明若暗，恍恍惚惚，心中烦乱不安。

心与小肠相表里，心为火脏，小肠为火腑。心之阴血虚，阴虚则火旺，心火下移于小肠，则见小便已，阴疼，治以禹余粮丸。

【原文】病人有寒，复发汗，胃中冷，必吐蛔。（93）

【通释】本条论阳虚有寒者禁用汗法。"病人有寒"，是指患者平素脾胃有寒，治当温中散寒。汗生于阴而出于阳，若误用汗法，更伤中焦之阳气，而致阳虚寒盛，寒气上逆作呕。如果患者素有蛔虫，蛔性避寒就温，因其脏寒而扰动，可致吐蛔。故《医宗金鉴》注曰："胃寒复汗，阳气愈微，胃中冷甚，蛔不能安，故必吐蛔也，宜理中汤送乌梅丸可也。"

【按语】上述诸条，论汗法之禁忌，概括起来有咽、淋、疮、衄、血、汗、寒七证。总的来说，正气不足，人体气血阴阳虚损，均为禁汗之列，故曰不发虚人之汗，体现了"保胃气存津液""治病留人"的原则。虚人外感发汗，后世医家有所创新，如《备急千金要方》之滋阴发汗；张景岳之助阳发汗；东垣之益气发汗等，都是对《伤寒论》汗法的继承和发展。

【原文】本发汗而复下之，此为逆也；若先发汗，治不为逆。本先下之，而反汗之，为逆；若先下之，治不为逆。（94）

【通释】本条论表里同病的治疗原则。在六经病中，凡表里同病者，应当权衡病情之缓急，正确选择其治法。本发汗而复下之，是言表里皆病而见里实证者当先解表，表解之后再攻里，若表不解而用下法，为治疗之逆，如45条"太阳病，外证未解者，不可下也，下之为逆"。若先解表，治不为逆。"本先下之"是说表里同病而以里证为急者，治当先治里，然后再治表，若先治表后治其里，为治疗之逆。若先治里，"治不为逆"。《伤寒论》关于六经病的治疗有表里同病先汗后下的记载，唯表证未解而先用下法，难以找到记载。如蓄血、大结胸、阳明腑实证等，病势颇急，但仲景仍告诫人们"其外不解者，尚未可攻"或"其脉浮大者，不可下"等。因此本条中的"本先下之"，应作"本先治里"来讲，意即表里同病，以里证为急者，当先治里，后治其表，若先汗为逆，先下之治不为逆，如第95条。

【原文】伤寒医下之，续得下利清谷不止，身疼痛者，急当救里；后身疼痛，清便自调者，急当救表。救里宜四逆汤，救表宜桂枝汤。(95)

【通释】本条论伤寒误下后表里缓急的治法。伤寒误下之后，阳气大伤，续得下利，清谷不止。清，同圊，原意指厕所，引申为如厕。清谷不止，是指下利完谷不化，属阳虚寒盛。不只是言其腹泻较重，有不尽不止之势。如果误下之后阳气虽虚，但是表邪未解，仍见身体疼痛，形成了太阳兼少阴阳虚下利之证，治疗不可囿于先表后里的原则而强发虚人之汗，应"急当救其里"，"救"有急救之意，即用四逆汤急温回阳。服四逆汤后，若里证愈而表证不解者，"急当救表"，以杜绝表邪再次传里。又因阳虚初复，故虽有表证，不可用麻黄汤峻汗，只宜用桂枝汤调和营卫，以图缓汗之法。

【原文】病发热，头痛，脉反沉，若不瘥，身体疼痛，当救其里，宜四逆汤。(96)

【通释】本条论表里同病的治则。发热头痛是太阳表证，邪在太阳之表，气血充盈于外，脉当见浮，今反见脉沉者，沉以候里。因太阳与少阴相表里，太阳之邪不解飞渡于少阴，而成太少两感证，可用麻黄附子细辛汤，或麻黄附子甘草汤，温阳解表。服药后，当表解阳复，其病痊愈。若不瘥，瘥，病愈之意，是谓服药之后，太阳之表证和少阴之里证仍然不愈，说明少阴之阳气虚甚，当以四逆汤温补少阴之阳气为急务，以急救其里，如第337条"少阴病，脉沉者，急温之，宜四逆汤"。"急温之"与"当救其里"，都说明少阴阳虚的严重性非同于一般，非急温难以回阳。此处虽未言急温后再治其表，实则里和而表自解矣。

【原文】太阳病，先下之而不愈，因复发汗，以此表里俱虚，其人因致冒，冒家汗出自愈。所以然者，汗出表和故也。得里未和，然后复下之。（97）

【通释】本条论汗下失序致眩冒的证治。太阳病兼里实者，当先解表后攻里。今表未解而用了下法，汗下失序，为治疗之误。误治之后正虚邪陷，故而不愈。接着又行发汗，如此汗下颠倒，先下伤其里，复汗伤其表，以致荣卫气血俱伤，表里俱虚，其人因致冒。冒者，头目眩晕、如有物蒙蔽之状，是因误治之后，邪气虽微，但正气受挫，清阳之气不

能升达，阴乘阳位，邪气蒙蔽，故见眩冒。因属正虚邪微，不能再发其汗，可待正气自行恢复，阴阳调和而汗出自愈。汗自出，表示阳气已复，已能蒸化津液外出，在表之微邪亦可随自汗出而解，使表里和而自愈。如果汗出表解而大便秘结等里实未除者，可用调胃承气汤调和胃气。所谓"得里未和，然后复下之"。

【按语】本条所见之眩冒，为阳虚不升、邪气蒙蔽所致，冒家汗出自愈，为阳气恢复，正气祛邪外出，故其病当愈，是属阴阳自和病愈的机转。与第311条"少阴病，下利止而头眩，时时自冒者"阴竭阳脱自冒之死证，自不相同。

【原文】太阳病未解，脉阴阳俱停，必先振栗，汗出而解。但阳脉微者，先汗出而解；但阴脉微者，下之而解。若欲下之，宜调胃承气汤主之。（98）

【通释】本条论战汗作解之机制。太阳病未解，脉当见浮，今反见脉

阴阳俱停，即寸、关、尺三部脉俱停，这是正气被郁，欲拒邪外出必蓄积力量而先屈后伸，故脉阴阳停，然后一举祛邪外出，作寒战振栗汗出而解，此亦为战汗作解之机制。

还有一种情况，是但见阳脉微或阴脉微者。阳脉微者，表邪较甚，表阳被郁而不伸，故当先以汗解，使邪去而阳伸，其病可愈；但阴脉微者，邪气偏里，里气被阻而不伸，治当用调胃承气汤先攻其里，使邪气去而里气通，其病则愈。

【原文】太阳病，发热汗出者，此为荣弱卫强，故使汗出，欲救邪风者，宜桂枝汤。(99)

【通释】本条补充了太阳中风证的病因病机及证治。本条发热汗出为太阳中风之主症，病机为荣弱卫强。所谓卫强，是指卫分受邪，邪气浮盛于外。风邪中于卫，卫阳之气被郁，故见发热。荣弱是由于汗出营阴受伤。因此卫强是指邪气盛，营弱是指正气虚。卫强荣弱，荣卫失和，故见发热汗出，治以桂枝汤解肌祛风、调和荣卫。

《说文解字》曰："救，止也。"其本意为终止，引申为解除的意思。"欲救邪风者"，如以灌救火，即欲解除风邪，应该用桂枝汤。方有执说："上条言阳浮而阴弱，此言荣弱卫强，卫强即阳浮，荣弱即阴弱，互相发明也。"

【按语】第97条是言冒家汗出自愈。第98条是言必先振栗之战汗作解。第99条是言发热汗出，治用桂枝汤调和营卫，汗出而表解。将此三条联系起来，概括了汗出表解的各种不同情况，以提高辨证分析的能力。

另外，太阳病以汗法为治，有麻黄汤之发汗解表，桂枝汤之解肌发汗，小青龙汤之蠲饮解表，大青龙汤之清热解表，葛根汤之舒筋解表，还有桂麻各半汤、桂二麻一汤及桂二越一汤三个小汗之法，可见同是汗法，因病证不同，其发汗的方法各异。

【原文】伤寒五六日，中风，往来寒热，胸胁苦满，默默不欲饮食，心烦喜呕，或胸中烦而不呕，或渴，或腹中痛，或胁下痞硬，或心下悸，

小便不利，或不渴，身有微热，或咳者，与小柴胡汤主之。（100）

柴胡半斤（味苦，微寒），黄芩三两（味苦寒），人参三两（味甘温），甘草三两（味甘平），半夏半升洗（味辛温），生姜三两，切（味辛温），大枣十三枚，擘（味甘温）

上七味，以水一斗二升，煮取六升，去滓，再煎，取三升，温服一升，日三服。

加减法：若胸中烦而不呕，去半夏、人参，加瓜蒌实一枚。若渴者，去半夏，加人参，合前成四两半，瓜蒌根四两。若腹中痛者，去黄芩，加芍药三两。若胁下痞硬，去大枣，加牡蛎四两。若心下悸，小便不利者，去黄芩，加茯苓四两。若不渴，外有微热者，去人参、加桂三两，温覆取微汗愈。若咳者，去人参、大枣、生姜，加五味子半升，干姜二两。

【通释】本条论邪传少阳之证治。无论伤寒或中风，五六天后，不见头痛、发热、恶寒等太阳表症，反见往来寒热，胸胁苦满，默默不欲饮食，心烦喜呕者，为太阳之邪传入少阳。三阳病都有发热，如太阳病之发热恶寒，阳明病之但热不恶寒，唯少阳病为往来寒热。因为太阳主表，阳明主里，少阳主半表半里。邪入少阳，病在表里之间，正邪分争，正胜邪退则见发热。正不胜邪、邪进正衰，则见恶寒。邪气进退于表里之间，故见寒来热往，热来寒去而成往来寒热。足少阳胆经，行于两胁，布于胸中，邪客少阳，经脉不利，故见胸胁苦满，苦满者，苦于满，为满所苦也。肝主疏泄，体阴用阳，有调节情志的作用。邪入少阳，肝胆失其疏泄，表现为表情默默，神情抑郁，少言寡语。因疏泄不利，影响脾胃的腐熟和运化而不欲饮食。少阳胆为风木之脏，气郁化火，火扰心神，则见心中烦闷。邪在少阳，木旺乘土，胃气上逆而喜呕。喜呕者，善呕、多呕也。呕吐是少阳的主症。故曰阳明病多汗、少阳病多呕。

以上症状，和少阳病提纲中的口苦、咽干、目眩，皆为少阳病的主症，也是临床使用小柴胡汤的辨证眼目，故曰抓主症、用主方。

少阳主枢，既为表里之枢，又为阴阳之枢。邪入少阳，有或从表或从里，或从阴或从阳之不同，故其或然症颇多。诸如或胸中烦而不呕，或渴，或腹中痛，或胁下痞硬，或心下悸，小便不利，或不渴，身有微热，或咳者。在辨证中这些或然之症，亦不可忽略。

少阳病为半表半里之证，治疗既不可发汗，又不可泻下，更不可催吐，只能使用和解之法，方用小柴胡汤。

小柴胡汤是少阳病的主方，也是柴胡剂群的代表方。本方由柴胡、黄芩、半夏、生姜、人参、炙甘草、大枣七味药组成。其中以柴胡为君，用至半斤，约合今之24g，其余药物均等量而用之，可用至10g。《神农本草经》记载，柴胡性味苦平，主治肠胃中结气，饮食积聚，寒热邪气，推陈致新，足见柴胡应用范围之广。临床使用小柴胡汤，特别是治疗发热一类的疾病，经过临床实践证实，若柴胡的用量不够，常常会影响其疗效。另外，柴胡善清少阳经中之邪热，黄芩善清少阳胆腑之邪热，柴胡、黄芩并用，最善清泄少阳经腑之热。所以凡称柴胡剂者，柴胡和黄芩必须皆备，缺一不可。半夏和生姜又名小半夏汤，燥湿化痰、和胃止呕，故用于所有恶心呕吐之症，包括妊娠呕吐，且被后世称为止呕之圣药。人参、炙甘草和大枣三味药之味均为甘，甘以补之，故具有补中益气的作用。因为少阳为小阳，又称嫩阳，邪至少阳，和太阳、阳明相比，略显正气不足，抗邪亦力不从心，故用人参、炙甘草、大枣，以扶正祛邪，此其一也；其次，少阳主枢，既为表里之枢，又为阴阳之枢，邪在少阳，一旦向里传变，太阴首当其冲，用人参、炙甘草、大枣，健脾补气，以先安未受邪之地而杜邪内传，故曰"见肝之病，知肝传脾，当先实脾"。此亦治未病之意也。

从药味的性味来看，柴胡、黄芩味苦，半夏、生姜味辛，人参、甘草、大枣味甘，合成辛开、苦降、甘调之法。三组药物，相辅相成，故能奏和解枢机之用。其加减法如下。

若胸中烦而不呕，是热聚胸胁而未犯胃腑，因热聚不得甘补，胃气不逆，不可辛散，故去半夏、人参，加瓜蒌实一枚，以除热荡实。

若渴者，是木火内郁，燥热伤津，去半夏之辛燥，加人参，合前成四两半，加天花粉四两，以益气生津。

若腹中痛者，是土被木乘，为肝脾不和，去黄芩之苦寒，以防败胃。加芍药于土中泻木、缓急止痛。

若胁下痞硬者，是邪郁少阳，经脉不利，去大枣之壅滞，加牡蛎以咸寒软坚。

若心下悸、小便不利者，为三焦决渎失职，水饮内停，去黄芩之苦寒，加茯苓以利水邪。

若不渴、外有微热者，是太阳表邪未罢，又无里热伤津之象。去人参之壅补，加桂枝以解外，温覆取微似汗则愈。

若咳者，是肺寒气逆。去人参、大枣之甘温壅补，亦去生姜之辛温宣散，加五味子，敛肺降逆，加干姜温肺止咳。

关于本方的煎煮方法，要去滓重煎，即把煎好的药液，从六升浓缩至三升，分三次服用。综合《伤寒论》所有方药的煎煮方法，凡是和解剂都要求去滓重煎，因为和解类方剂，药物的性味有或苦或甘或辛之不同，作用有或补或清或和之差异，去滓重煎，即取诸药合和之用，使药物的性味作用均匀协调，但是，这种方法目前鲜有人用。

本方应用范围极广，诸如发热、感冒、呕吐、黄疸及肝胆脾胃疾病等，均可加减使用。现举例如下。

【医案】

1.冯某，女，50岁。2012年6月21日初诊。患者自述两胁胀痛，引及后背部憋闷，伴呃逆，口苦，胃脘疼痛，脉细弦。曾在医院做相关检查，确诊为胆结石（泥沙型）、慢性非萎缩性胃炎，连续服西药、输液半个月余，疼痛剧烈不得缓解，遂就诊于中医。中医辨为肝气不疏，肝胃不和之证，治以疏肝利胆、和胃止痛。处方：小柴胡汤合平胃散。柴胡10g，黄芩10g，半夏10g，党参10g，炙甘草10g，川楝子10g，延胡索10g，片姜黄10g，郁金10g，陈皮10g，厚朴10g，苍术10g，金钱草20g，枳实10g，生白芍20g，制乳香、没药各10g（包煎），木香10g（后下），生姜10g。6剂，水煎服。

2012年6月28日二诊。自述服上药后，两胁及胃脘疼痛顿减，于昨日又出现胆囊处疼痛加重，查其舌红，苔厚腻，脉弦。仍守上方加焦三仙各10g。继服6剂，以巩固疗效。

2012年7月5日三诊。药后两胁已不疼痛，于昨日至医院复查，B超结果显示，胆结石已全部排出。现只觉胃脘及腹部稍有隐痛，舌苔薄白，脉弦细。因其平素胃脘不适，喜温恶凉，当以桂枝加芍药汤和里缓急止痛。处方：桂枝10g，生白芍20g，炙甘草10g，大枣5枚，生姜10g，焦三仙各10g，柴胡10g，党参10g，半夏10g，陈皮10g，九香虫10g，制乳香、没药各10g（包煎）。6剂，水煎服。

三诊服药后，诸症悉除，即告痊愈。其后随访，至今未犯。

本患者虽无往来寒热，但有胁痛、口苦、呃逆等症，故拟小柴胡汤为治，以利少阳枢机而治其本，加止痛利胆以治其标。三诊则以桂枝加芍药汤，治其腹痛。清代王子接《绛雪园古方选注》谓："桂枝加芍药汤，此用阴和阳法也。其妙即以太阳之方，求治太阴之病，腹满时痛，阴道虚也。将芍药一味，倍加三两，佐以甘草，酸甘相辅，恰合太阴之主药。且倍加芍药，又能监桂枝深入阴分，升举其阳，辟太阳陷入太阴之邪，复有姜枣为之调和，则太阳之阳邪，不留滞于太阴矣。"

2. 王某，女，49岁。2006年11月27日初诊。患者因高热住当地医院，入院诊断为斑疹伤寒。今已第八天，高热持续，体温波动在39.5～40℃，且往来寒热，面色红赤，头痛身痛，口干欲饮，心烦乏力，大便干结，数日一行。静滴大量抗生素，肌内注射复方氨基比林注射液后体温稍降，旋即复升，舌红苔白，脉数大。辨为邪热炽盛之三阳合病。治以清解三阳邪热。处方：柴胡10g，黄芩10g，半夏10g，生姜3片，太子参6g，炙甘草6g，生石膏50g（先煎），知母10g，粳米10g，白僵蚕10g，蝉蜕10g，薄荷10g（后下），紫苏叶10g，生大黄10g（后下）。6剂，水煎服。

药入1剂，体温降至38.3℃，服6剂后，诸症缓解，热退身凉，不日康复出院。

斑疹伤寒，病程较长，热势弛张。本例患者虽然症状繁杂，变化多端，然悉具三阳合病之特征：阳明病之高热、烦渴、脉数；少阳病之往来寒热、心烦易怒；太阳病之头痛身痛。临证辨证要抓其主症，求其根本，方可直中病机，一投中的，所谓"治病必求于本也"。

此外，小柴胡汤及其加减方还可以治疗胆囊炎、肝血管瘤、早期肝硬化、妇人热入血室、胆红素增高症或黄疸及外感引起的耳闭耳鸣等。

【原文】血弱气尽，腠理开，邪气因入，与正气相搏，结于胁下，正邪分争，往来寒热，休作有时，默默不欲饮食。脏腑相连，其痛必下，邪高痛下，故使呕也，小柴胡汤主之。（101）

【通释】本条进一步论述少阳病的病因病机及其证治。血弱气尽，是言人的气血亏损，正气不足，腠理不固，六淫邪气直接侵入少阳而成少阳病。邪气入于少阳，结于胁下，正邪分争于表里之间，故见往来寒热，休作有时。邪结少阳，肝胆疏泄不利，故见神情默默、不思饮食。上条所言之少阳病，是由伤寒中风传变而来，为继发性少阳病。本条所言之少阳病，是因血弱气尽，腠理开，邪气因入而成少阳病，是原发性少阳病。所以本条补充了少阳病的发病原因。

人体的脏腑经络互相络属，所以在病理情况，又互相影响，互相传变，故曰脏腑相连，其痛必下。必下，是言由于脏腑的互相络属，其病邪必然要传于所关联的脏腑，所以必下，是言病邪传变的取向。邪高痛下，故使呕也，是说少阳属木，脾胃属土，木克土，少阳受邪，邪在肝胆，故曰邪高，木旺而乘土，使胃失和降而呕，故曰痛下。所以邪高痛下，故使呕也，是对"脏腑相连，其痛必下"机制的进一步阐释。通过上述分析，病邪已传于少阳，治疗用小柴胡汤和解少阳。

【原文】服柴胡汤已，渴者，属阳明也，以法治之。（102）

【通释】本条论少阳之邪传入阳明的治法。邪在少阳，当服小柴胡汤，药后理应邪去病愈。今药后反见口渴，说明邪气已经传入阳明。这里所见之口渴，和少阳病或然症中之口渴不同，少阳病或然症中的口渴，是由于少阳胆火灼伤津液，故在口渴的同时，必见口苦、咽干、胸胁苦满等症。而邪气传入阳明之口渴，是由于阳明燥热灼伤津液，故在见口渴的同时，必见汗出身热等阳明热证的特点，治疗当视其病情，选用白虎汤或承气汤类方，故曰"以法治之"。

【原文】得病六七日，脉迟浮弱，恶风寒，手足温，医二三下之，不能食，而胁下满痛，面目及身黄，颈项强，小便难者，与柴胡汤，后必下重。本渴，而饮水呕者，柴胡汤不中与也。食谷者哕。（103）

【通释】本条论小柴胡汤的禁忌。应分两部分。

第一部分从开始到"后必下重"，论误治太阳后之变证及小柴胡汤之禁忌。得病六七日，脉见浮弱而恶风寒，证属太阳中风。复见手足温。根据"伤寒脉浮而缓，手足自温者，是为系在太阴"。太阳之邪已并入太阴，而成太阳表虚兼太阴里虚寒证之桂枝人参汤证。医者唯以手足温辨为阳明里实证，反复妄用攻下，因苦寒败胃，中焦失其腐熟故不能食。脾虚水湿不运，湿邪郁阻肝胆而经脉不利，故见胁下满痛。肝胆疏泄失职，胆汁外溢于肌肤，故见身目俱黄。脾失健运，水液不行，则见小便难。水停膀胱，逆于经脉，故见颈项强直。治当健脾利湿退黄，若误用小柴胡汤，因方中柴芩之苦寒而更伤脾胃，故增下利后重。

第二部分从"本渴，而饮水呕者"，到最后。论小柴胡汤的禁忌。口渴欲饮，饮之则呕，多是水饮内停中焦或下焦，《金匮要略·痰饮咳嗽病脉证并治》云："先渴后呕，为水停心下，此属饮家。"治用苓桂剂，温化水饮，若误用小柴胡汤，因其苦寒败胃，以致食谷者哕。

【原文】伤寒四五日，身热恶风，颈项强，胁下满，手足温而渴者，小柴胡汤主之。（104）

【通释】本条论三阳合病、治从少阳。伤寒四五日身热恶风，颈项强，为邪在太阳。胁下满，为邪在少阳。手足温而渴者，邪入阳明。三阳症同时出现，其治疗既不可从太阳之汗，又不能从阳明之下，因汗下皆为少阳所禁，唯从少阳之和法，方用小柴胡汤。

【按语】本条与上条比较，两条都有颈项强、手足温、胁下满等症状，但是前者为湿热邪气阻滞经脉，本条是三阳合病而邪气重在少阳，因此，上条禁用小柴胡汤，本条则治用小柴胡汤。

【原文】伤寒，阳脉涩，阴脉弦，法当腹中急痛者，先与小建中汤；不瘥者，与小柴胡汤主之。（105）

小建中汤方：桂枝三两，去皮，甘草三两，炙，大枣十二枚，擘。芍药六两，生姜三两，切，胶饴一升。

上六味，以水七升，煮取三升，去滓，内胶饴，更上微火，消减，温服一升，日三服。呕家不可用建中汤，以甜故也。

【通释】本条论土虚木乘，治取扶土抑木之法。文中阳脉阴脉之阴阳，是指取脉的方法。即阳脉涩，指浮取脉涩，为脾之气血不足。阴脉弦，指沉取脉弦，为肝胆之气横逆。肝郁脾虚，木旺乘土，因肝脾不调，气血不和而见腹中疼痛。治疗先以小建中汤，温中健脾、调和气血，所谓扶土抑木之法也。俾脾土得温，肝木得抑，气血调和，腹痛诸症自止。

服小建中汤后，腹痛诸症不止，其病不愈者，是因少阳肝胆气郁太甚，先服小柴胡汤，重在疏解少阳之郁。

《素问·脏气法时论》曰："肝苦急，急食甘以缓之……肝欲散，急食辛以散之，以辛补之，酸泻之。"小建中汤，是桂枝汤倍用芍药加饴糖而成，具有温中健脾、缓急止痛之功。桂枝汤可调和营卫、调和脾胃。加饴糖甘温补中、缓急止痛。倍用芍药，在补脾之中，以平肝木之横，于土中伐木。同时炙甘草合芍药，酸甘化阴，以缓解筋脉拘急而止痛。所谓建中，是通过调理脾胃气血阴阳，达到建立中气的目的。本方不但可以治疗脾虚腹中急痛，还可以治疗因肝胆气逆而致的胁痛。《金匮要略》亦用此方治疗气血阴阳不足的虚劳病。

【按语】本条和小柴胡汤或然症中的腹痛相比，虽然都属少阳气郁乘土之症，但或然症腹痛是以少阳气郁为主，治疗用小柴胡汤去黄芩加芍药以和解少阳、缓急止痛；本条则以脾之气血不足为主，治疗当先温中，病不解者，再用小柴胡汤解郁。当然在使用小柴胡汤时，亦可去黄芩加芍药，取"以酸泻之"之意也。

【医案】

1.闫某，男，60岁。2023年7月18日初诊。患者胃脘疼痛反复发作，劳累后易诱发，疼痛发作时常伴大汗淋漓、手足冰凉，意识清楚，大便一至两天一次，舌淡白苔白腻，脉沉弦细。市某医院诊为冠心病，遂做冠脉造影检查，结果未发现异常，故就诊于中医门诊。结合患者的脉症，辨为少阳病兼中焦虚寒证，治法先以小建中汤加味温中补虚、和里缓急，继以小柴胡汤和解少阳。遂处方。第一方为小建中汤加味：桂枝10g，生白芍20g，生姜10g，炙甘草10g，大枣5枚，饴糖10g（冲服），九香虫10g。5剂，水煎服。第二方为小柴胡汤：柴胡15g，黄芩10g，法半夏10g，生姜10g，太子参10g，炙甘草10g，大枣5枚。5剂，水煎服。

2023年8月1日二诊。患者自述服上药后胃脘疼痛未发作，仅大便不成形，舌淡白，苔白腻。处上方第一方5剂，水煎服。上方第二方加川楝子10g，延胡索10g。5剂，水煎服。

2023年8月8日三诊。服药后胃脘疼痛未发作，余症亦有改善。处柴胡15g，黄芩10g，法半夏10g，生姜10g，太子参10g，炙甘草10g，大枣5枚，生白芍20g，川楝子10g，延胡索10g，刀豆子20g（打碎），枳实10g。7剂，水煎服。

2023年8月15日四诊。药后患者再未出现胃脘疼痛，大便正常，舌淡红苔白。又处小建中汤加味，以巩固疗效。桂枝10g，生白芍20g，生姜10g，炙甘草10g，大枣7枚，饴糖10g（冲服），百合10g，乌药10g，九香虫10g。5剂，水煎服。

根据患者的脉症，本案既有少阳邪郁，又有脾胃虚寒，木旺乘土，故导致胃脘拘急疼痛。治法先以小建中汤温中补虚、和里缓急，继以小柴胡汤和解少阳，此亦扶土抑木之法也。

2.王某，女，49岁。1989年10月初诊。患者胁肋疼痛两个月。两个月前因生气而致右胁疼痛，痛引后背。某医院行肝胆 B 超检查，化验肝功能，均未见异常。曾服中药舒肝和胃丸及逍遥丸均不效。遂到中医处诊治。望其舌淡红苔薄白，脉弦，右胁疼痛，余无不适。辨为木旺乘土之证，治以扶土抑木，处小建中汤：桂枝 10g，生白芍 20g，生姜 10g，炙甘草 6g，大枣 5 枚，饴糖 10g（冲服）。6 剂，水煎服。患者服上药 6 剂，胁痛明显减轻。继服 6 剂，其病告愈。

【原文】伤寒中风，有柴胡证，但见一证便是，不必悉具。（106）

【通释】本条提出使用经方的原则。六经病的每一方证，都有主症，所谓主症就是反映这一方证的病因病机特点，而且在诸症之中占主导和支配地位的症状。如结胸三症、桂枝四症等。使用经方时，每一方证的症状不可能都表现出来，这就要抓主症、用主方。所以文中提出，伤寒中风，有柴胡证，但见一证便是，不必悉具。抓主症、用主方，是使用经方的基本规律，因此，本条对使用经方有普遍的指导意义。

【医案】刘某，男，14 岁。2017 年冬季初诊。4 天前因感冒发热住医院治疗，用西药后高热退而出院一周。回家后一直呕吐不止，只要闻到食物气味就吐。化验肝功能，做肝胆 B 超均正常。其父母万分焦急，故就诊中医。经询问患者除呕吐之外，还伴有胸闷心烦，口苦口干，脉弦而有力。结合之前外感的病程，辨为邪入少阳，枢机不利之证，治以清解少阳，方用小柴胡汤。不几日，患者母亲打来电话，服汤药一剂呕吐减轻，3 剂后呕吐全然消除，已能正常饮食。

患者开始外感风寒，经治疗太阳之邪虽去，但余邪入于少阳而致胃气不和、上逆作呕。六经病中阳明病多汗、少阳病多呕，呕吐是少阳病之主症。故抓住少阳病呕吐的主症，服小柴胡汤而病愈。

【原文】凡柴胡汤病证而下之，若柴胡证不罢者，复与柴胡汤，必蒸蒸而振，却发热汗出而解。（107）

【通释】本条论误下少阳产生战汗的机制。邪气传入少阳，治用小柴胡汤，若误用攻下，犯了少阳的禁忌。误下之后正虚邪陷，变证接踵而至。比如第157条误下少阳病后出现的大陷胸汤证和半夏泻心汤证等。本条虽然误治少阳，但是邪气未因误治而内陷，仍然在少阳，故曰柴胡证不罢者，治疗仍然予小柴胡汤和解少阳。但是，已经误下，正气受挫，抗邪已力不从心，故服完小柴胡汤后，正气欲借助药力祛邪外出，故见蒸蒸而振，却发热汗出而解，这就是战汗作解的机制。可见，战汗的发生，是正邪交争、人体抗邪外出的一种反应。

【按语】第98条是言太阳病，脉见阴阳俱停，即寸、关、尺三部脉俱停。是正气欲拒邪外出，蓄积力量，郁极乃发，而先屈后伸的表现，故见脉停。一举祛邪外出，故作寒战振栗，汗出而解，为战汗作解。

第107条是误下少阳之后，柴胡证未罢而给予小柴胡汤，但是，因误下而正气受挫，服完小柴胡汤后，正气借助药力抗邪于外，故见蒸蒸而振，发热汗出而解，这也是战汗作解的机制，两条当对比发明。

【原文】伤寒二三日，心中悸而烦者，小建中汤主之。（108）

【通释】本条论伤寒夹虚的证治。伤寒二三日，未经任何治疗而见心中悸而烦者，多由于心脾气血不足、复被邪扰所致。太阳与少阴相表里，少阴包括足少阴肾和手少阴心。太阳主表为人体之藩篱，犹如边防之设。少阴之心，犹如宫城居于内。心之气血亏虚，则见心中悸而烦，即心悸特甚，有无可奈何之状。平时心悸尚不明显，感邪之后，正气不支，在表之邪即有内陷之趋，故心悸加重。

【按语】强人伤寒发其汗，虚人伤寒建其中。本证系虚人伤寒，不发虚人之汗，当先扶正强本，用小建中汤，内能补心脾气血之虚以增抗邪之力，外可调营卫以治营卫之不和，并解太阳之外邪，即"安内攘外"之法。诚如尤在泾所说："伤寒里虚则悸，邪扰则烦。二三日悸而烦者，正虚不足，而邪欲入内也。是不可攻其邪，但与小建中汤温养中气，中气立则邪自解。"

本条与105条相比较，前条用小建中汤治疗脾虚肝郁，木旺乘土之腹痛。本条用小建中汤治疗里虚邪扰之心悸，证虽不同，但是用药相同，此异病同治之理也。

【原文】太阳病，过经十余日，反二三下之，后四五日，柴胡证仍在者，先与小柴胡汤。呕不止，心下急，郁郁微烦者，为未解也，与大柴胡汤下之则愈。（109）

大柴胡汤方：柴胡半斤（味甘平），黄芩三两（味苦寒），芍药三两（味酸微寒），半夏半升，洗（味辛温），生姜五两，切（味辛温），枳实四枚，炙（味苦寒），大枣十二枚，擘（甘温），大黄二两（味苦寒）。

上八味，以水一斗二升，煮取六升，去滓，再煎，温服一升，日三服。

【通释】本条论少阳兼阳明腑实的证治。所谓过经，是指邪气已经离开本经而进入另一经。太阳病过经十余日，即太阳之邪已经离开太阳传入少阳十余日，邪在少阳，本应用小柴胡汤和解，医者反一而再再而三攻下，一误再误，犯了少阳之禁忌。

在六经病中，误下少阳后，可见以下几种情况。一是如第157条，误下后邪气内陷而成结胸证或心下痞证。二是如第277条，误下后胆气虚弱而出现惊悸。三是如第107、157条，误下后邪气仍在少阳，治疗仍以小柴胡汤。用小柴胡汤后，正胜邪怯，战汗作解，其病告愈。四是本条（第109条），误下后邪气仍在少阳，治用小柴胡汤，但是，服用小柴胡汤后，出现了呕不止，心下急，郁郁微烦者。其症状由原来的喜呕，变为呕不止，是因少阳之邪热侵入阳明，热壅于胃，使胃气上逆。由原来的胸胁苦满，变为心下拘急，胃脘部胀满疼痛，是因阳明之邪热积聚。由原来的心烦，变为郁郁微烦，其病情重于心烦默默，热邪郁闭于内，外现反微。凡此种种，说明服小柴胡汤后，不但病证未除，病情反而加重，此乃少阳之邪并入阳明而成少阳阳明并病。治用大柴胡汤两解二阳。

临床中，少阳阳明并病并不少见，大抵有两种情况，一是因少阳病失治或误治，少阳邪热入于阳明，使阳明津伤化燥。另一种情况是患者平素就有阳明燥结证，又患少阳病，治疗都可用大柴胡汤。

【按语】大柴胡汤，是柴胡剂群的主要方剂之一，由小柴胡汤去人参、甘草，加大黄、枳实和芍药而成。方中以小柴胡汤和解少阳，因兼阳明之里实，故去人参、甘草之温补。加大黄、枳实，以泻阳明之里实。加芍药以缓心下拘急疼痛。重用生姜至五两，一则配半夏散饮止呕，再则制大黄峻下之力。方中大黄有争议，有人认为无大黄，根据文中"下之则愈"的提法，以及《金匮要略》《金匮玉函经》等书记载，大柴胡汤方中均有大黄，我们认为本方应该有大黄。本方临床应用比较广，特别对胃肠及肝胆疾患，如辨证准确，效如桴鼓。

【医案】

1. 邢某，女，11岁。2020年3月23日初诊。患者转移性右下腹疼痛1日。2020年3月22日转移性右下腹疼痛伴发热，次日于大同市某医院检查显示急性阑尾炎，建议马上手术治疗，患者及家属不愿意接受手术，遂至我处就诊。

患者右下腹压痛，高热不退，恶心呕吐，纳差，舌质红苔黄腻，脉滑数。诊断为肠痈，治宜通腑泄热、利湿排毒。遂处方：柴胡20g，黄芩10g，生大黄10g（后下），生白芍20g，枳实10g，炙甘草10g，牡丹皮10g，芒硝4g（冲服），败酱草20g，红藤10g，蒲公英20g，郁李仁20g，薄荷10g（后下）。3剂，水煎服。晚上11时服一次，患者呕吐，2小时后又服第二次，诸症减轻，热退。次日，腹泻两次而瘥。

2. 孙某，男，4岁。2018年4月初诊。反复发热3个月。3个月前，患者因发热就诊于某医院，诊断病毒性感染伴肠系膜淋巴结炎，住院治疗，经用抗感染治疗，体温恢复正常出院。出院几日后又复发热，遂再次住院治疗，热退后出院。两个月内反复住院四次。遂至余处治疗，刻诊：查体温39℃左右，伴腹痛，腹胀，恶心，呕吐，大便不通，四五日一行。辨为少阳阳明合病，治以和解少阳、内泄阳明热结，处大柴胡汤：柴胡10g，黄芩6g，生白芍20g，制半夏10g，枳实6g，生大黄5g（后下），生姜10g，大枣3枚。3剂，水煎服。

服上药1剂，患儿大便通，便出许多秽臭之物，随之腹痛、腹胀顿减，体温降至 38℃左右。3 剂药尽，腹痛、腹胀除，体温降至正常，大便正常。其后连服 6 剂告愈，随访至今未犯。

【原文】伤寒十三日不解，胸胁满而呕，日晡所发潮热，已而微利，此本柴胡证，下之而不得利，今反利者，知医以丸药下之，非其治也。潮热者实也，先宜小柴胡汤以解外，后以柴胡加芒硝汤主之。（110）

柴胡二两十六铢，黄芩一两，人参一两，甘草一两，炙，生姜一两，切，半夏二十四铢，本云五枚，洗，大枣，四枚，擘，芒硝二两。

上八味，以水四升，煮取二升，去滓，内芒硝，更煮微沸，分温再服，不解更作。

【通释】本条论误治大柴胡汤证后的证治。伤寒经过了十多天而病仍不愈，并且出现了胸胁满而呕的少阳证和日晡潮热的阳明证，说明邪气已离开太阳而传入少阳和阳明。日晡所发潮热，日晡所是指午后申时（下午 3～5 点），潮热是指发热如海水涨潮，发有定时。阳明主燥，阳明之气旺于申时，阳明为病，在此时抗邪最为有力，故见发热，因其发热如同海水涨潮一般有规律，故称为潮热。既为少阳阳明同病，治当用大柴胡汤两解二阳。大柴胡汤证因有阳明燥热内实，必见大便不通，今反见大便稀溏，是由于医者见不大便而误用了攻下。用后大便虽通，但是少阳之邪不解，燥热不除，故曰非其治也。因已经用了攻下之剂，正气有所不足，不可复用大柴胡汤，当先以小柴胡汤和解少阳，再以柴胡加芒硝汤除其燥热。如此病有轻重，治分缓急，为变通之用药也。

柴胡加芒硝汤，用小柴胡汤剂量的三分之一另加芒硝而成。以芒硝之咸寒，泄阳明燥热。本方虽有泻下之力，但远不如大柴胡汤之猛峻，方中用人参、甘草之甘补，对误下后正虚里实不甚者，最为适宜。

【原文】伤寒十三日不解，过经，谵语者，以有热也，当以汤药下之。若小便利者，大便当硬，而反下利，脉调和者，知医以丸药下之，非其治也。若自下利者，脉当微厥，今反和者，此为内实也，调胃承气汤主之。（111）

【通释】本条论误下阳明后的证治。可分为三部分。

第一部分，从开始到"当以汤药下之"，是言太阳伤寒传入阳明的治法。伤寒十余日不解，出现了谵语等症，是太阳之邪过经阳明，过经者，传经也。足阳明胃之络通于心，邪传于阳明，胃有燥热，燥热扰心，故见谵语，如第230条："汗出谵语者，以有燥屎在胃中。"治用承气汤类方泻下。

第二部分，说明本证已经过误治。阳明躁热，逼迫津液偏渗，当见小便利而大便硬，脉当沉紧或沉滑。今大便反见下利，而脉见调和，即脉仍见沉紧或沉滑阳明之主脉，以此推断，前医未用调胃承气汤治疗，而已用丸药攻下，如此其大便虽利，但阳明之躁热未除，是一种错误的治疗，故曰"非其治也"。

第三部分，从"若自下利者"到最后，是作者自注之句。前述之大便反见下利，如果属阳虚寒盛的自发性下利，因阳虚寒盛，当见脉沉微、四肢逆冷等，现在脉象仍然见沉紧或沉滑，说明仍属阳明燥热内实，治用调胃承气汤泄热和胃。

【按语】第110条和第111条都属误下，第110条是误下少阳阳明并病之后病仍未解，治用小柴胡汤和柴胡加芒硝汤；本条是误下阳明腑实证后，虽经误下，其病仍未解，治疗但用泄热和胃的调胃承气汤。

【原文】太阳病不解，热结膀胱，其人如狂，血自下，下者愈。其外不解者，尚未可攻，当先解外。外解已，但少腹急结者，乃可攻之，宜桃核承气汤方。（112）

桃核承气汤方：桃仁五十个，去皮尖（味甘平），桂枝二两，去皮（味辛热），大黄四两，芒硝二两，甘草二两，炙。

上五味，以水七升，煮取二升半，去滓，内芒硝，更上火微沸。下火，先食温服五合，日三服，当微利。

【通释】本条论太阳蓄血轻证的证治。太阳病不解，是指太阳之邪尚未得解。病在太阳，邪热随经入于太阳之腑，故曰热结膀胱。若邪热与血相结，则而成太阳之蓄血证。手太阳小肠与手少阴心相表里，经脉相互络属，在下之瘀热上扰，心神失守故见其人如狂。如狂者，似狂而非狂也，不同于打人毁物之发狂。瘀热互结于下焦，气血凝滞不通，故见"少腹急结"。"少腹急结"指少腹疼痛、胀满痞硬而急迫难耐。本证尚属邪热与血初结，热重瘀轻，病势较为轻浅，故有"血自下，下者愈"的机转。因病在下焦血分，瘀血多从大便而下。若病情较重，瘀热不能自下者，必须用药物攻逐。如果外有表证者当先解表，这是六经病的治疗原则。表解后乃可攻里，方用桃核承气汤。

桃核承气汤，由调胃承气汤减芒硝之量加桃仁、桂枝而成。方中用大黄之苦寒、芒硝之咸寒，泄热破结。大黄祛瘀生新，加桃仁活血化瘀以破蓄血。桂枝辛温通阳、行气散结。在寒凉药中加温药，在血分药中配气分药，以提高温通之效。服药的时间，若病在胸膈以上，先进食后服药；病在心胸以下，先服药后进食。太阳蓄血证是病在下焦，故须"先食温服"。后世对本方有更多的发挥，如用以治疗妇女闭经、子宫平滑肌瘤、产后恶露不尽或恶露不下等，用之得当，皆能获效。

【按语】太阳腑证，分蓄水与蓄血两种证候，皆由太阳经表之邪不解而随经入里所致。蓄水证，是病在膀胱气分，因膀胱气化不利，故见小便不利；蓄血证，是病在下焦血分，热与血结，无碍于气化，故小便自利，邪热扰心，故其人神志如狂或发狂。二者之鉴别，主要在于小便之利与不利和神志的正常与否。

本条提示三个问题。一是蓄血轻症，因病情较轻，有自愈的机转，故曰血自下，下者愈，这是人体的一种康复能力。如果不能自愈者，治用桃核承气汤泄热逐瘀。二是下焦蓄血而兼表证者，当先解表，表解之后再攻里。三是根据病变的部位不同，服药的时间不同。病在胸膈以上者，当先进食后服药；病在胸膈以下者，当先服药后进食。

【原文】伤寒八九日，下之，胸满烦惊，小便不利，谵语，一身尽重，不可转侧者，柴胡加龙骨牡蛎汤主之。（113）

柴胡加龙骨牡蛎汤方：半夏二合，洗，大枣六枚，柴胡四两，生姜一两半，人参一两半，龙骨一两半，铅丹一两半，桂枝一两半，去皮，茯苓一两半，大黄二两，牡蛎一两半，煅。

上十二味，以水八升，煮取四升，内大黄，切如棋子，更煮一二沸，去滓，温服一升。

【通释】 本条论误治太阳引起变证的治疗。伤寒八九日表证不解，本当解表，误用了下法，使正虚邪陷。邪气内陷少阳，少阳枢机不利，故见胸满。少阳主胆，胆病多惊，火郁少阳，故见烦惊。邪在太阳，气化不利，水道不通，故见小便不利。邪在阳明，燥热扰心，则见谵语。邪在三阳，经气不利，故一身尽重，不可转侧。本证三阳证皆备，以少阳证为重，治疗以和解少阳为主，方用柴胡加龙骨牡蛎汤。

柴胡加龙骨牡蛎汤，亦为柴胡剂之一，由小柴胡汤去甘草，加桂枝、茯苓、大黄、龙骨、牡蛎、铅丹组成。方中以小柴胡汤和解少阳，加桂枝、茯苓，助太阳之气化，而行津液利小便；加大黄以泄阳明之热、和胃气而止谵语；加龙骨、牡蛎、铅丹，以重镇安神而止烦惊；因邪热弥漫于三焦，故去甘温之甘草。诸药相合，使少阳枢机得利，里热得清，三焦通达，神明得安，诸症悉除。

铅丹为化学有毒之矿物质药，勿多用久用，最大用量为 3～5g，必须用白布包好扎紧，以免漏出发生铅中毒，多数医者用生铁落代替。

【按语】 本条置于桃核承气汤之后，两条都有神志方面的症状，但是桃核承气汤是言病在血分的蓄血证，故见其人如狂。本条是少阳枢机不利而影响到了太阳和阳明，病在气分，故见其人烦惊。上条是蓄血在下焦，症见少腹急结，病位在下。本条是邪郁少阳，症见胸满烦惊。本条因病机病证复杂，受到不少医家质疑，但是用本方治疗一些精神神志方面的疾病，确有其疗效，故有临床价值。

【医案】 罗某，男，23 岁。患者学习优秀，高中时成绩一直名列前茅。5 年前，高考连续两次落榜，而致心情郁闷，情绪低落，甚则因神志错乱而被迫退学。曾多方求治无效。于 1987 年夏季，邀余为之诊治。自述经常多疑善虑，情绪失控，有时狂躁大作，欲毁物打人，有时少言寡语，独坐面壁。自觉腹中有气上冲，头面部阵阵潮热，心烦失眠，且伴肠鸣，心下痞满，痰多色黄，舌淡苔白腻，脉弦滑。处方：柴胡 10g，黄芩 10g，龙齿 30g，牡蛎 30g，桂枝 10g，半夏 12g，党参 16g，茯苓 18g，大黄 4g，铅丹 2g（包煎），大枣 7 枚。6 剂，水煎服。

服上药 6 剂，自觉腹中之逆气下行，心中平静已不烦乱，睡眠转佳，情绪已能控制，唯痰多未净。上方加瓜蒌 30g，杏仁 10g。连服十余剂，痰已减少，一切如常而病愈。一年后随访未见复发。

【原文】伤寒腹满谵语，寸口脉浮而紧，此肝乘脾也，名曰纵，刺期门。（114）

【通释】本条论肝乘脾的证治。伤寒出现腹满谵语者，多为邪热传于阳明。邪至阳明，脉当沉滑或沉实，今反见浮紧，成无己注曰："浮而紧者，肝脉也。"脾胃之病见到肝脉，是木旺乘土。《平脉法》载："问曰：脉有相乘、有纵、有横、有逆、有顺，何也？师曰：水行乘火，金行乘木，名曰纵。"（成无己）纵者，放纵而不收，即从其势力，纵伤其气，而无所顾忌也。逆者，反逆，即以下犯上也。由于肝胆气盛而乘伐脾胃，治疗当刺泻肝经之期门，以泻肝胆横逆之邪。

【原文】伤寒发热，啬啬恶寒，大渴欲饮水，其腹必满，自汗出，小便利，其病欲解，此肝乘肺也，名曰横，刺期门。（115）

【通释】本条论肝木侮金的证治。《平脉法》曰："火行乘水，木行乘金，名曰横。横者，横逆而不顺也，即乘势妄行，为横逆也。"（成无己）肺主皮毛而统营卫，肺金受侮，营卫不和，故见发热而啬啬恶寒。肺失治节，宣降失常，水道不利，故口渴欲饮而小便不利。水停腹中，其腹必满。究其原因，证属肝木上侮肺金。金克木为常，木侮金为逆，实为反克，故曰横。治疗当刺期门，以泻肝之实邪。

【按语】第 114 条和第 115 条两条，都是根据五行生、克、乘、侮的理论，说明人体五脏六腑之间的病理联系。第 114 条是言木旺乘土，病在脾，名曰纵，症见腹满谵语、脉浮而紧。第115条是言木旺侮肺金，病在肺，名曰横，症见发热恶寒、腹满自汗、渴欲饮水。两条文皆为肝木横逆，乘脾者为纵，侮金者为横，肝木侵犯的脏腑不同，临床表现各异。但是都由于肝木之横逆，治疗都为针刺肝之募穴期门，以疏泄肝胆之实邪。

【原文】太阳病二日，反躁，反熨其背，而大汗出，大热入胃，胃中水竭，躁烦，必发谵语，十余日，振栗、自下利者，此为欲解也。故其汗，从腰以下不得汗，欲小便不得，反呕，欲失溲，足下恶风，大便硬，小便当数而反不数及不多，大便已，头卓然而痛，其人足心必热，谷气下流故也。（116）

【通释】本条论太阳病误火后的变证及自愈机制。可分两部分。

第一部分，从开始到"此为欲解也"，论误治后战利作解之机。太阳病两天，反见烦躁不安，说明表邪未解而化热入里，而成表寒里热之证，治疗当用大青龙汤。医者反熨其背。古代之熨法有瓦熨、砖熨等，均为发汗祛寒而设，用之不当，必致大汗出而伤津亡阳。本条是熨后大汗伤津，津伤化燥而成阳明燥热证。燥热扰心，故见谵语烦躁。阳明燥热既成，时过十余日，得胃气津液自行恢复，正气拒邪外出，则见战栗下利，热随利解，燥热乃除，病渐痊愈。此亦"脾家实，腐秽当去"之意，如同战汗作解之机。

第二部分，从"故其汗，从腰以下不得汗"到最后，是言误治以后的另一种转机。燥热入胃，热气郁结，阳热蒸腾于上，其人上半身汗出，下半身无汗。阳郁于上而不得下达，故见足下恶风。津液不能下达，而见小便不得，大便不通。阳热之气上逆，而见呕恶。如此，则成上下阻隔之势。一旦大便已通，郁结之阳气骤然下达，在上之阳气一时不足而见头部骤然疼痛。卓然者，骤然也。阳气下降，故使足心发热。

【原文】太阳病中风，以火劫发汗，邪风被火热，血气流溢，失其常度。两阳相熏灼，其身发黄。阳盛则欲衄，阴虚则小便难。阴阳俱虚竭，身体则枯燥。但头汗出，齐颈而还，腹满微喘，口干咽烂，或不大便，久则谵语，甚者至哕，手足躁扰，捻衣摸床。小便利者，其人可治。（117）

【通释】本条论太阳中风误以火劫发汗的变证及预后。太阳中风，当用桂枝汤解肌散风，若误用火劫发汗，因火疗本是祛寒通痹之法，故为治疗之逆。风为阳邪，火亦属阳，太阳中风复加火劫，两阳相并，必致阳热更盛，热邪迫血妄行，使血气流溢，失其常度。风火相合，使肝失疏泄，胆汁外溢而身黄，所谓"两阳相熏灼，其身必发黄"。热伤阳络，则见鼻衄；热伤津液，阴虚小便难；火热劫汗，耗气伤阴，故致阴阳俱虚竭，身体肌肤，失其温煦濡润，故见身体消瘦枯燥。热不得越，不能周身作汗，而见但头汗出，齐颈而还。邪热不得外越，聚集于中焦，使中焦脾胃气机滞塞，则见腹满；邪热逆于肺，肺气不利，则见微喘；火盛炎上，则见口干咽烂，下结于肠，津伤燥结，则见不大便；热扰心神，故作谵语。若病情加重，胃气衰败，甚者至哕。哕即呃逆，此胃津大伤，胃气将败之候。四肢为诸阳之本，阳热炽盛，内乱心神，外盛四肢，故手足躁扰、捻衣摸床，病延至此，恶候迭见，热盛伤阴已到严重的地步。此时若见小便利者，可知阴津未尽，尚有一线生机，其人可治。若小便全无，化源已绝，则为难治。

【原文】伤寒脉浮，医以火迫劫之，亡阳，必惊狂，起卧不安者，桂枝去芍药加蜀漆牡蛎龙骨救逆汤主之。（118）

桂枝去芍药加蜀漆牡蛎龙骨救逆汤方：桂枝三两，去皮，甘草二两，炙，生姜三两，切，大枣十二枚，擘，牡蛎五两，熬，蜀漆三两，洗去腥，龙骨四两。

上七味，以水一斗二升，先煮蜀漆，减二升，内诸药，煮取三升，去滓，温服一升。本云桂枝汤，今去芍药，加蜀漆牡蛎龙骨。

【通释】本条论心阳虚而致惊狂的证治。伤寒脉浮，治当以汗，反以火迫劫之，即用火法（烧针、火熨）迫使出汗，使汗出过多而亡阳。以前所说的亡阳，多指肾阳，而此条之亡阳，是指心阳。因汗为心之液，汗出过多，气随津脱，心阳随之亡失。心主任物，心为君火，心火以照耀为宜，故曰"火能烛物""以照万物"。"水能见物"，以见物形。水外能浊而内能见，外阳内阴。火内能浊而外能见。故火为内明，水为外明，如此水火既济、心肾相交。心阳亡失，心神浮越不敛，故见惊狂而卧起不安，治用桂枝去芍药加蜀漆牡蛎龙骨救逆汤。

桂枝去芍药加蜀漆牡蛎龙骨救逆汤，简称救逆汤。方中去芍药变桂枝汤解肌之剂为温补心阳之用。加牡蛎龙骨，以镇潜浮越之神气。蜀漆乃常山之苗，味苦性寒，功效与常山相近，有较强的催吐、祛痰、截疟作用。一般用量应小于5g，用时当水炒后先煎，以减少对胃的刺激，如无此药可用常山代之。

方中用蜀漆的作用，尚有争议。有人认为用蜀漆以散火邪，也有人认为用蜀漆以祛痰水。因本证缘于心阳虚，阳虚不能布化津液，则易生痰水，从而形成"亡阳夹痰"的虚中夹实证。陈修园认为方中龙骨、牡蛎，不仅镇惊安神，而且有化痰行水之用，供参考。

刘渡舟用蜀漆 3 ～ 4.5g，水炒后配入大黄、黄连、石菖蒲、远志，治疗精神分裂症属痰热上扰者，效果较好。药后或吐或泻，吐则多为痰涎，泻则多为黏涎，吐泻之后，精神爽快而病情转好。

【按语】一般来说，用麻黄、桂枝辛温过汗，多亡肾阳；用火法迫汗，多亡心阳。肾阳亡者，治用四逆汤以急温；心阳亡者，治当温通心阳、镇静安神兼祛痰饮，方用桂枝去芍药加蜀漆牡蛎龙骨救逆汤。救逆者，救起火之逆是也。

【原文】形作伤寒，其脉不弦紧而弱。弱者必渴，被火者必谵语。弱者发热脉浮，解之，当汗出愈。(119)

【通释】本条论温病禁用火疗劫汗。温病与伤寒，虽属两种不同性质的外感疾病，但是温病初起也会出现发热、头痛、微恶风寒类似伤寒的症状。所谓脉不弦紧而弱，是与伤寒脉紧相对而言的，非为微弱之脉，故"形作伤寒"而实非伤寒。温病为感受风热邪气，热为阳邪，易伤津液而见口渴，故曰"弱者必渴"。温病初起，最突出的症状是发热，故曰"弱者发热"。温病初起，邪在卫分，"在卫汗之可也"，当用辛凉解表发汗，故谓"弱者发热脉浮，解之，当汗出愈"。火疗是治疗寒痹的方法，若误用于温病，不但伤阴竭液，且可助热。热甚扰心，则见神昏谵语。

【按语】第118和第119两条，前条是言伤寒误用火疗，本条是言温病误用火疗，病虽不同，但是皆因火疗而误治，故同为火逆证。而伤寒火逆，以亡阳为主，治当回阳。温病或逆，以伤津为主，治当救阴。

【原文】太阳病，以火熏之，不得汗，其人必躁，到经不解，必清血，名为火邪。（120）

【通释】本条论太阳病误用火疗导致的变证。"火熏"，是利用药物燃烧或煮沸后产生的热气、熏蒸人体而取汗的方法。太阳病伤寒，治当辛温解表。若以火熏之法取汗，熏后使阳热郁遏不宣而不得汗出，火邪不能外越，扰于心神，故其人烦躁不安。到经，是指病至七日，为六经行尽之期，此时若正复邪却，其病当愈。如果"到经不解"，说明阳郁热太甚，热甚下伤阴络，故见"清血"，即大便出血。是因火热下伤阴络而成火逆，故名"火邪"。

【原文】脉浮热甚，而反灸之，此为实。实以虚治，因火而动，必咽燥吐血。（121）

【通释】本条论误灸表实热证后的变证。脉浮热甚，是指邪气在表，阳气郁闭，阳郁热甚，故为表实证，治当发汗解表，反用艾灸温补之法，犯实实之戒，故谓"实以虚治"。灸后邪闭阳郁，火热更甚。火邪攻上，阳络受伤，故咽燥唾血。火邪劫阴动血，故曰"因火而动"。

【按语】《灵枢·百病始生》曰："阳络伤则血外溢，血外溢则衄血。阴络伤则血内溢，血内溢则后血。"以上两条都因火逆而致出血，皆为火逆证。第120条是太阳表证误以火熏，熏后阴络受伤而血下溢，故见便血；第121条是太阳表证误以艾灸，灸后使阳络受伤而血上溢，故见唾血。便血唾血均为出血，但是有火逆伤阴和伤阳之差异。

【原文】微数之脉，慎不可灸，因火为邪，则为烦逆，追虚逐实，血散脉中，火气虽微，内攻有力，焦骨伤筋，血难复也。（122）

【通释】本条论误灸后的变证。有的注家称为四字真言或四字诀。"微数之脉"，是指脉数而无力，微为阴不足，数为阳有余，脉见微数，为阴虚火旺，治当养阴清热，所谓壮水之主，以制阳光。灸法，为温补之法，用于虚寒证，阴虚火旺者禁用，故曰"慎不可灸"。倘若误施艾灸，不仅不能治病，反使灸火成为致病的邪气，故曰"因火为邪"。火为阳邪，火邪内迫，则为烦逆。烦者，热也，逆者，火也。烦逆即成火热逆证之意。追虚逐实，"追逐"为增加之意，即一面追其虚，使虚者更虚，一面逐其实，使实者更实。病本阴虚，反用火灸更伤其阴，谓之追虚；病本有热，反用艾灸助其热，谓之逐实。其结果，使热邪更伤阴液，导致血散脉中。散，散乱消散之谓，指阴血受到损伤。故曰火气虽微，内攻有力，可导致阴血难复，使肌肤筋骨失其濡养，形成肌肤枯燥，焦骨伤筋，是言误治以后的严重后果。

【按语】以上第120、121和122三条，都是论述火逆后变证。但是，第120条是误用火熏，使汗不得出，热不得泄，以致热邪伤阴动血而见清血。第121条是误用艾灸，实以虚治，邪闭阳郁，火邪内攻，上灼阳络，故见唾血。第122条是论因火逆而血散脉中，成焦骨伤筋之势。清血、唾血、血散脉中，三者比较，以血散脉中之耗血伤阴最为严重。

【原文】脉浮，宜以汗解，用火灸之，邪无从出，因火而盛，病从腰以下必重而痹，名火逆也。（123）

【通释】本条论述表证误灸形成的变证。灸法，本为寒痹而设，今反用于脉浮之表证，使阳热益甚，火气郁闭。阳气郁闭，不能下达，故见肢体困重；气血受伤，不能温煦濡养，故见腰以下麻痹不仁。

【原文】欲自解者，必当先烦，乃有汗而解。何以知之？脉浮，故知

汗出解也。（124）

【通释】承上条论表证误治后仍有自解之机。凡病自愈者，必是正胜邪却。今表证误治，倘若正气尚存，其脉仍浮，正气来复，正邪交争，故见烦躁，继而汗出，是正胜邪却，邪随汗解，故为病愈。

【原文】烧针令其汗，针处被寒，核起而赤者，必发奔豚。气从少腹上冲心者，灸其核上各一壮，与桂枝加桂汤，更加桂二两。（125）

桂枝加桂汤方：桂枝五两，去皮，芍药三两，甘草二两，炙，生姜三两，切，大枣十二枚，擘。

上五味，以水七升，煮取三升，去滓，温服一升。本云，桂枝汤今加桂满五两。所以加桂者，以能泄奔豚气也。

【通释】本条论烧针引发奔豚的证治。烧针俗称火针，是古代用以治疗寒湿痹证的一种针刺方法，即把针置于火中烧红后直接刺入穴位，今人鲜用。用烧针令人迫竭汗出，因汗出而腠理开泄，风寒从针孔侵入，不得疏散而局部产生红肿硬核。汗为心之液，劫汗既损其心液，又耗其心阳，心阳虚不能坐镇于上、制水于下，则下焦寒水从少腹上冲于心而发为奔豚。治疗先艾灸针孔之处，温散寒邪，内服桂枝加桂汤，以温通心阳、平冲降逆。

桂枝加桂汤，由桂枝汤更加桂枝二两而成，方中重用桂枝配甘草，为桂枝甘草汤，温通心阳、平冲降逆；又以芍药之酸寒，以缓冲逆之势；以生姜、大枣和胃气。临床报道显示，本方加黑锡丹二钱，其效更佳。有的医家认为，本方加桂应是加肉桂，但从其病机来看当加桂枝，《神农本草经》记载桂枝有平冲降逆的作用。

【按语】结合其他书籍记载，奔豚的发病原因，其一是因惊恐而得之，惊恐使气血逆乱，气郁化火，郁火上冲，发为奔豚，证见热气上逆，或腹痛，或往来寒热，如《金匮要略·奔豚气病脉证治》说："病有奔豚，有吐脓，有惊怖，有火邪，此四部病，皆从惊发得之。"治用奔豚汤，疏肝泄热、平冲降逆。其二是因过汗而耗其心阴、损其心阳，心阳虚不能坐镇于上，心火失其镇摄主宰之能，加之"针处被寒"，寒邪侵入，外寒引动内寒，使下焦寒水之气逆而上冲，发为奔豚，治用桂枝加桂汤，以温经散寒、平冲降逆。

欲作奔豚与已作奔豚之别：从病因病机而言，欲作奔豚者，欲作而未作也，下焦寒水之气蠢蠢欲动，多为心阳虚所致；已作奔豚是心脾肾阳虚，下焦寒气向上冲逆。或者是肝气不疏，气郁化火，而见气冲上逆，发为奔豚。从临床症状来看，欲作本豚，是将作而未作，但见脐下悸动不安；已作奔豚，可见气从少腹上冲于心胸，甚则头面。治疗原则，未作奔豚用苓桂枣甘汤，方中重用茯苓温阳化气利水；已作奔豚用桂枝加桂汤，重用桂枝温阳平冲降逆，或用奔豚汤，疏肝解郁化火、平冲降逆。

【医案】王某，女，16 岁。1988 年 8 月 31 日初诊。1988 年 5 月，患者务农时，在荒地如厕更衣，因偶遇一大蛇窜出而受到惊吓，次日饮食顿减，每日进食二至三两，但终日饮水不止，夜间亦饮五至六次，全天饮十八至二十个暖水瓶的水量，身体日渐消瘦。当地医院化验血糖、尿糖均为正常，怀疑为丘脑癫痫，查脑电图正常。其后服用大量中西药治疗而罔效。1988 年 8 月 31 日邀余诊治，望其舌淡苔白厚腻，索视其前服之药，尽为甘寒生津止渴之品。余思之良久，经过详细询问，得知患者自发病发来，每当病情加重时，自觉总有一物从小腹上冲，于是口干口渴，气短胸闷，甚或两目睛及双手振颤不已，痛苦不堪。据其受惊吓之病史，余恍然大悟，此奔豚病也。遂处：当归 10g，川芎 10g，生白芍 10g，半夏 10g，生姜 10g，黄芩 10g，葛根 10g，生龙骨、生牡蛎各 20g，炙甘草 10g，大枣 7 枚，李根皮 12g。3 剂，水煎服。

1988 年 9 月 3 日二诊。服上药 3 剂后，饮水量明显减少，已无少腹气冲之感，但仍不欲进食。上方加建神曲 10g，远志 10g。共进 18 剂，其病告愈。

关于奔豚证，近代医学大家刘渡舟，在临床有所发明。其曾治一患者，发病时憨笑不止，笑后心里难受不堪，用桂枝加桂汤，4 剂而愈。其还发现有的患者发病时，其气从下肢内踝上冲。

【原文】火逆，下之，因烧针烦躁者，桂枝甘草龙骨牡蛎汤主之。（126）

桂枝甘草龙骨牡蛎汤方：桂枝一两，去皮，甘草二两，炙，牡蛎二两，熬，龙骨二两。

上四味，以水五升，煮取二升半，去滓，服八合，日三服。

【通释】本条论心阳虚烦躁的证治。火逆下之，火逆是指误用火疗发汗而产生的变证。由于烧针火逆，损伤心阳，复用下法，一误再误，使心阳大虚而神气浮越，于是出现了烦躁不安等症。本条虽是惊狂之轻症，但和桂枝甘草汤证相比，则本证为重，其治疗在桂枝甘草汤温通心阳的同时，加龙骨、牡蛎，潜敛神气而止烦躁。临床凡因心阳虚而烦躁不安者，均可使用本方。

桂枝甘草龙骨牡蛎汤，由桂枝、甘草、牡蛎、龙骨四味药组成，以桂枝、甘草相配，辛甘化阳，以补心阳。龙骨、牡蛎，潜敛神气之外浮而止烦躁。全方有温通心阳、镇静安神的作用。

【原文】太阳伤寒者，加温针必惊也。（127）

【通释】本条论太阳伤寒误用温针的变证。太阳伤寒，治当辛温发汗，今用温针治疗，助热伤阴。热扰神明，则见惊恐不安、烦躁谵语，甚则发为奔豚等症，有的注家认为本条可作为火逆证的提纲。

【按语】以上从第116条到第127条，集中论述火逆证的病因病机及其证治。火疗是古代常用的一种治疗方法，它包括火针、艾灸、熏蒸、瓦熨等，具有发汗散寒、通阳蠲痹的作用，因此，对因寒致痹等疾病用之有效。但是必须辨证准确，掌握好分寸，否则就会引起火逆诸证。

【原文】太阳病，当恶寒发热，今自汗出，不恶寒发热，关上脉细数者，以医吐之过也。一二日吐之者，腹中饥，口不能食；三四日吐之者，不喜糜粥，欲食冷食，朝食暮吐，以医吐之所致也，此为小逆。（128）

【通释】本条论误治太阳病后的胃气虚寒证。太阳中风，当见发热、恶风、汗出等症，今虽见汗出，但是不见恶寒、发热，是由于误吐以后，邪气已经离开了太阳。其脉见关上细数者，关脉以候胃，细数似乎是胃中虚热之象，但是根据后文朝食暮吐，当属误吐之后胃中虚寒、虚火上浮之证。后边一二日和三四日，是言病程之长短和病情之轻重。一二日吐之者，是言病程比较短，胃气受伤也比较轻，患者表现仅仅是饥而不能食。三四日吐之者，是言病程比较长，胃气受伤也比较重，所以患者"不喜糜粥"。由于胃气虚寒，虚阳上浮，故见欲进冷食的假象。但是因胃中虚冷，不能腐熟消化食物，所以出现"朝食暮吐"的现象，这些都是由于误用吐法所致。太阳病当以汗解，今误用了吐法，因吐法有向上向外的特点，随着涌吐，表邪得到了解除，而且仅仅是伤害了胃气而已，故称为小逆。

【原文】太阳病吐之，但太阳病当恶寒，今反不恶寒，不欲近衣，此为吐之内烦也。（129）

【通释】本条论太阳病误吐后胃气虚热的证候。太阳病本当治用汗法，反用了吐法，故属误治。误治之后，有伤胃之阳气而致胃中虚寒者，亦有伤胃之津液而致胃中燥热者。本条就是误治太阳，胃中津液受伤，而致胃中燥热内生，因此见不欲近衣的症状。有的注家认为，本方证病机特点与第71条相似，故主张用调胃承气汤治疗。

【按语】第128条和第129条相比较，皆论太阳病误治后而致胃气受伤的病证。第128条是言误治太阳后，胃之阳气受伤而致胃中虚寒，故见朝食暮吐。第129条是言误治太阳后，胃中之津液受伤而致胃中燥热，因此出现不欲近衣，两条当对比学习，互相发明。

【原文】病人脉数，数为热，当消谷引食，而反吐者，此以发汗，令阳气微，膈气虚，脉乃数也。数为客热，不能消谷，以胃中虚冷，故吐也。（130）

【通释】本条论汗后胃寒吐逆之假热证。"病人脉数"，数脉主热，热能杀谷，故当消谷引食，今反呕吐，此为发汗后，因汗之不当，而致胃中阳气受伤，故曰令阳气微。脉数若为实热，当数而有力。若为客热，当数而无力。客热者，假热之意，这种假热是源于胃中虚冷，是真寒假热。虚冷则不能消谷，故见不食或食后谷不化，甚则因寒气上逆而呕吐。治疗用吴茱萸温中补虚、降逆止呕。

【按语】联系"伤寒本自寒下，医复吐下之，寒格，更逆吐下；若食入口即吐，干姜黄连黄芩人参汤主之"，说明本证属"寒格"之证。《医宗金鉴》指出："朝食暮吐者，寒也；食已即吐者，火也。"本证因胃中虚冷，当是朝食暮吐。

【原文】太阳病，过经十余日，心下温温欲吐，而胸中痛，大便反溏，腹微满，郁郁微烦。先此时，自极吐下者，与调胃承气汤。若不尔者，不可与。但欲呕，胸中痛，微溏者，此非柴胡证，以呕故知极吐下也（131）。

【通释】本条论误治太阳病后的变证及与柴胡剂的鉴别，分两部分。

第一部分，从开始到"不可与"，是言太阳病渐次向里传变而产生的症状及治法。太阳病，经过了十余日，邪气已经离开太阳而进入阳明。邪扰于胃脘，见胃中温温欲吐。温犹愠也，音云，形容胃中嘈杂不适。邪热入于少阳，郁于胸膈，扰于心神，则见胸中闷痛、郁郁微烦。邪热结于肠胃，则见腹部胀满。根据六经病的特点，邪在阳明，当见腹胀便秘，治用大柴胡汤，今大便反溏，阳明燥实不甚，说明之前曾误用过极吐极下之法，自极者，极尽之意。自极吐下者，是言用过大吐大下之法，故使大便反溏，治用调胃承气汤，泄热和胃。如果不是误用大吐大下而出现上述症状者，就不能用调胃承气汤。

第二部分，从"但欲呕"到最后，是自注句。根据但欲呕、胸中痛等症状，似乎为大柴胡汤证，但大便溏是由于误用极吐极下所出现的症状，所以，已不是大柴胡汤证。根据病情分析，与调胃承气汤治疗。

【原文】太阳病六七日，表证仍在，脉微而沉，反不结胸，其人发狂者，以热在下焦，少腹当硬满，小便自利者，下血乃愈。所以然者，以

太阳随经，瘀热在里故也，抵当汤主之。（132）

抵当汤方：水蛭三十个，熬（味咸，苦寒），虻虫三十个，去翅足，熬（味苦，微寒），桃仁二十个，去皮尖（味苦，甘，平），大黄三两，酒浸（味苦寒）。

上四味，以水五升，煮取三升，去滓，温服一升，不下再服。

【通释】本条论蓄血重症的治则，可分两部分。

第一部分，从开始到"下血乃愈"，论蓄血证形成的原因及治疗。有人认为本段有脱简，当在"表证仍在"之后有"而反下之"。太阳病六七日表证仍在，治当发汗解表，反误用下法，使正虚邪陷，脉由浮紧或浮缓变为微而沉，即脉由浮变为沉，由紧变为微，为太阳之邪已化热入里。胸为半表半里之位，邪气入里必先胸，如果邪热入于胸中与痰水相结，成为结胸。今反不结胸而见打人毁物的发狂症状，说明邪气随经入腑，而成太阳蓄血证。因热与血结于下焦，故见"少腹硬满"。邪热与血相结，无碍于膀胱之气化，故"小便自利"。治用抵当汤，破瘀逐血，故曰"下血乃愈"。

第二部分，从"所以然者"到最后，为自注句，以说明蓄血证形成的机制。所以成为蓄血证，是由于太阳表邪不解，邪气随经化热入里，与血相结，瘀热结于太阳之里故也。

抵当汤，为破血逐瘀之峻剂。方中以水蛭、虻虫之动物药相配，破血逐瘀之力尤峻。用大黄、桃仁之植物药相伍，又增活血化瘀之用。四味药集化瘀活血药之大成，非一般活血剂所能比拟，用之可使瘀血下行，诸症尽愈。在药物炮制时，水蛭不可生用，原文云"熬"，即炒后入煎。虻虫去翅足，亦当炒后使用。服药后，"得下则止后服"，中病即止。年老体弱者，亦当慎用本方。

【按语】太阳之邪随经入腑，可形成蓄水和蓄血两类证候。蓄水证，是邪热与水相结，膀胱气化不利，故见小便不利；蓄血证，是邪热与血相结，无碍于膀胱之气化，故小便自利。

【原文】太阳病，身黄脉沉结，少腹硬，小便不利者，为无血也；小便自利，其人如狂者，血证谛也，抵当汤主之。（133）

【通释】本条论蓄血发黄与湿热发黄之鉴别。太阳病，脉当浮紧，今反见脉沉结，沉为在里，脉结是气血凝滞。身黄一症，有湿热发黄和瘀血发黄，二者都可见到少腹硬满、脉沉结等症。但是湿热发黄，是热与湿结，多见小便不利，湿无出路；而瘀血发黄，是热与血结，无碍于气化，所以小便自利。另外，湿热发黄，其色多鲜明如橘色，为阳黄；瘀血发黄，其色晦暗不鲜，为阴黄。湿热发黄，多见身重、头沉、胸闷不舒、身热不扬等症；而瘀血发黄，因瘀热上扰心神，可见其人如狂或发狂等神志方面的症状。因此，发狂、小便自利，是诊断瘀血发黄的眼目，故曰血证谛也。谛，音读帝，《说文解字》曰："谛，审也。"即证据确凿之意，治以抵当汤逐之。

【按语】柯韵伯《伤寒来苏集》认为，所谓"如狂"，是如果发狂的意思，即如果发狂血证谛也，非桃核承气汤证之"如狂"症状。

【原文】伤寒有热，少腹满，应小便不利；今反利者，为有血也，当下之，不可余药，宜抵当丸。（134）

宜抵当丸方：水蛭二十个（味苦寒），虻虫二十五个（味苦，微寒），桃仁二十个，去皮尖，大黄三两。

上四味，杵分为四丸，以水一升，煮一丸，取七合服之，晬时，当下血；若不下者，更服。

【通释】本条论蓄血证的缓治法，再次从小便利与不利，分辨有无蓄血。伤寒有热，是邪在太阳之表，同时又见少腹满，为太阳表邪随经入里，而成太阳之腑证。少腹满，若为太阳蓄水证，因气化不利，水停膀胱，当见小便不利。今反小便自利者，非为太阳蓄水证，而是太阳蓄血证。治当下之，宜抵当丸。

本条和上条相比较，均属下焦瘀血证，但是本条仅见少腹满，未见桃核承气汤证之少腹急结、抵挡汤证之少腹硬满，更无其人如狂或发狂之症，说明热势不若桃核承气汤证之甚，瘀势又不如抵挡汤证之重，介于两者之间，故用丸剂，以图缓攻。

抵挡丸，即抵挡汤原方改丸而成。丸者缓也，药虽猛峻，但一剂分四丸，每次仅服一丸，且将汤剂改为丸剂，而成峻药缓用之法。而且采取"煮丸服药之法"，即连药汤带渣一并服下，故云"不可余药"。本论大陷胸丸的煎服法也是如此。因丸药性缓，下瘀血之力比汤药和缓而作用持久，故服药后"晬时当下血"。晬时者，周时也，即一昼夜。若不下者，可再服。

【按语】通过以上数条，可见太阳蓄血证，病情有轻有重，治疗有缓有急。若热与血初结，热重于瘀，病势尚轻浅者，有"血自下，下者愈"的机转。血不得自下者，治用桃核承气汤攻之。若热与血结，瘀重于热，病势较重者，当用破瘀下血之峻剂抵当汤。热与血结，瘀热兼轻，病势较缓者，治用抵挡丸，丸者缓也，取峻药缓治之意。

《金匮要略》中的下瘀血汤，即是本方去水蛭，改虻虫为蟅虫而成，主治产后瘀血腹痛，服药后下血如猪肝状，用之其病则愈。

【原文】太阳病，小便利者，以饮水多，必心下悸，小便少者，必苦里急也。（135）

【通释】本条以小便利与不利辨水停中焦与下焦证。第72条是言太阳病由于大汗而津伤口渴，可饮水自救，但必须是"少少与饮之"，以防暴饮而水停。若因暴饮水停者，根据小便利与不利，辨别水停中焦还是下焦。小便利是水饮停于中焦，无碍于膀胱的气化。因水饮上凌于心，故心下悸动，亦称为水悸，治用茯苓甘草汤。如果小便短少不利，是水停下焦，影响了膀胱之气化，还可见少胀满，故曰"必苦里急也"，治用五苓散。可见，形成下焦蓄水证的病因有二：一是太阳之邪不解，随经入于膀胱；二是在患太阳表证期间，膀胱气化功能低下，再加上暴饮而致下焦蓄水。

【按语】本条和第74条相比，都是论述水停中焦和水停下焦的鉴别，本条是鉴别于小便之利与不利，第74条是鉴别于口之渴与不渴。鉴别的症状虽有不同，但其意义是一致的。水饮停于中焦的心下悸叫水悸，必然口渴不甚；而水饮停下焦之小便不利，是气化不行，必兼见口渴或消渴，故当联系起来加以分析。

辨太阳病脉证并治法下第七（136—187 条）

【原文】问曰：病有结胸，有脏结，其状何如？答曰：按之痛，寸脉浮，关脉沉，名曰结胸也。何谓脏结？答曰：如结胸状，饮食如故，时时下利，寸脉浮，关脉小细沉紧，名曰脏结。舌上白苔滑者，难治。（136）

【通释】本条论结胸与脏结的区别。结胸与脏结，虽然都有心下硬满疼痛的症状，但其病机有阴阳寒热虚实的不同。

第一，究其病因病机病位，结胸多是阳热之邪与痰水凝结于胸中，病位以胸中为主，亦可涉及于腹部。病性属阳证、热证、实证。而脏结多为脏虚阳衰，复被阴寒所凝，病位在脏，病性属阴证、虚证、寒证。

第二，切其脉，结胸是寸脉浮，是言其病之来路，关脉沉，为里有痰水。寸脉浮、关脉沉，是因误下太阳之后，邪气由表入于胸中，与痰水相凝结。所谓"病发于阳而反下之，热入因作结胸"。而脏结是寸脉浮，关脉小细、沉、紧，病之来路亦为误下太阳，故寸脉见浮。证属脏气虚衰，所以关脉小细。沉紧之脉，则为寒邪凝滞。因脏气虚衰、寒气凝结，故曰脏结。

第三，观其症状，结胸为热实壅滞胸腹，阻滞气机，故多不能食，且大便秘结。脏结是脏虚寒结，脘腹无实邪壅滞，故饮食如故。因脏为寒结，水谷不化，脾阳不运，所以有时时下利。

第四，察其舌苔，结胸虽未明言，据证推理，因属热证、实证，舌苔多为黄燥。脏结舌苔白滑，为阳气虚衰，寒凝不化，属正虚邪实。

第五，论其治疗，实热结胸，根据病情轻重和病势的缓急，选用大、小陷胸汤或大陷胸丸药治疗；脏结因属寒结之实，非攻不去，脏气之虚，又不能猛攻，攻补两难，故曰难治。

【原文】脏结无阳证，不往来寒热，其人反静，舌上苔滑者，不可攻也。（137）

【通释】本条补充了脏结的症状及治禁。脏结与结胸不同，脏结多为脏虚阳衰，复被阴寒所凝，既无发热恶寒的太阳表证，又无往来寒热的半表半里证，其人反静是指无阳明烦躁里证，属纯阴无阳之证，故曰脏结无阳证。因阳虚津液不化，舌上白苔水滑。虽有如同结胸之腹部硬满疼痛等症状，因其正气虚故不可攻下，此为脏结的治疗禁忌。

【原文】病发于阳，而反下之，热入因作结胸；病发于阴，而反下之，因作痞也。所以成结胸者，以下之太早故也。（138）

结胸者，项亦强，如柔痉状，下之则和，宜大陷胸丸。（139）

大陷胸丸方：大黄半斤（味苦寒），葶苈子半升，熬（味苦寒），芒硝半升（味咸寒），杏仁半升，去皮尖，熬黑（味苦，甘温）。

上四味，捣筛二味，内杏仁、芒硝，合研如脂，和散，取如弹丸一枚；别捣甘遂末一钱匕，白蜜二合，水二升，煮取一升，温顿服之，一宿乃下，如不下更服，取下为效，禁如药法。

【通释】以上是论结胸与痞证的成因及热实结胸的证治。病发于阳，是指患者素体阳气偏盛，患太阳病之后，本当治以汗解，反误用了下法，使正虚邪陷，邪气化热入里，与胸中痰水互结而成热实结胸。病发于阴，是指患者素体阳气偏虚，误用了下法，更伤中焦脾胃，脾胃升降失常，气机闭塞而成心下痞。文中论结胸，言"热入"是因误下后表邪内陷。论痞证则不言"热入"，因其本来就是里证，无外邪入里可言。"所以成结胸者，以下之太早故也"。言成为结胸的原因，是由于过早误用了下法，因此后人补注曰："伤寒下不厌迟，温病下不厌早。"

第 139 条论结胸病位偏上的证治。凡结胸证，必心下硬满而疼痛，本条所言之结胸证，因邪结高位，颈项部之经脉受阻，津液不滋，加之水热蒸腾，阳气内陷，不能固密而汗出，项强如柔痉之状。治用大陷胸丸攻下水热之凝结，故曰"下之则和"。

大陷胸丸，由大陷胸汤（大黄、芒硝、甘遂）加葶苈子、杏仁、白蜜等药组成，变汤剂为丸剂，使峻药缓行。方中以大黄、芒硝、甘遂为主药，三药合用，既可泄其邪热，又能涤其痰水。本证之邪结，不仅在胸膈，甚至上及项背，故出现胸胁硬满疼痛、短气、喘促等肺气不利之症，加葶苈子以泻肺、杏仁以利肺，使肺气豁开而疏利，水之上源宣达畅通，凝结于高位水热之邪，随之而荡涤无余。

【按语】本药虽峻，但采用煮丸之法，且仅取如弹丸一枚。方中又加白蜜之甘缓，以缓缓发挥其作用，为峻药缓行之法，同时又使泻下之力作用于上，以和为攻。故方后注云："一宿乃下。"与大陷胸汤之"得快利"相比较，显然丸缓而汤峻也。

【原文】结胸证，其脉浮大者，不可下，下之则死。（140）

【通释】本条论结胸证之禁忌。结胸为热与痰实结于胸中，其脉当见沉实有力，今脉反见浮大者，脉浮主表，为邪气尚未完全入里，脉大是里实未成，虽有心下硬满疼痛，未见结胸沉紧之主脉，脉症不符，故不可用大陷胸汤攻下。否则必伤正气，正虚邪陷而使病情加重。正气先衰，邪气复结，正虚邪实，攻补两难，预后不佳。脉见浮大无力者，属正虚邪实之候，若妄用攻下，使正气亡脱。故曰下之则死。

【原文】结胸证悉具，烦躁者，亦死。（141）

【通释】本条辨结胸证的预后。结胸证悉具，是指已具备结胸之脉症，治当用大陷胸汤泄热逐水。如果未及时泻下，使病程迁延日久，邪气更深，正气益虚，又见烦躁之症，则属正气散乱，正不胜邪。与阳明燥实之烦躁不同，本证为正虚邪实，补虚而邪实不去，泻实而正气不支，补泻两难，故预后多凶险。

【按语】第 140 和第 141 两条皆论结胸证之预后，但是，前者是不应下而下之为误治；后者是应下而未下为失治。误治和失治不同，但是皆可导致病情加重。因此临床必须把握好时机，方可使邪去而病愈。

【原文】太阳病，脉浮而动数，浮则为风，数则为热，动则为痛，数则为虚，头痛发热，微盗汗出，而反恶寒者，表未解也。医反下之，动数变迟，膈内拒痛，胃中空虚，客气动膈，短气躁烦，心中懊憹，阳气内陷，心下因硬，则为结胸，大陷胸汤主之。若不结胸，但头汗出，余处无汗，齐颈而还，小便不利，身必发黄。（142）

大陷胸汤方：大黄六两，去皮（苦寒），芒硝一升（咸寒），甘遂一钱匕（苦寒）。

上三味，以水六升，先煮大黄取二升，去滓，内芒硝，煮一两沸，内甘遂末，温服一升。得快利，止后服。

【通释】本条论误下太阳而成结胸与发黄的证治，共分三部分。

第一部分，从开始至"表未解也"，指出表邪未解的脉症。太阳病，脉浮而动数，浮脉主风，为邪在表。动脉是指脉象躁动不安，动数是指表邪热盛，故曰浮则为风，数则为热。风热在表，气机不通，不通则痛，故曰动则为痛。数脉主热，热邪未与体内有形之邪实相结，故曰数则为虚。虚，并非正气之虚，乃是里无实邪之意。头痛发热，是属表证，微盗汗出，是邪热较盛，有入里的趋势。邪气行于里，里热外蒸，则见微盗汗出。若表邪完全入里，恶寒必罢，今反恶寒者，有一分恶寒，便有一分表证，复见头痛发热，故曰表未解也。

第二部分，从"医反下之"，到"大陷胸汤主之"，是论结胸之成因及证治。通过前面的脉症分析，说明病仍属表证，治当解表，医反误用下法，使正虚邪陷，邪气入里，结于胸膈，脉由动数变为迟缓。故曰医反下之，动数变迟，迟脉是邪气凝结。邪陷于里，与正气相争，故见膈内拒痛。因误下而胃虚，邪气乘正虚而入，动犯胸膈，是谓胃中空虚，客气动膈，客气者，外来之邪气也。胸为气海，胸中受邪，则气机被阻，故见短气。胸为阳位，心居其中，邪热扰心，故躁烦、心中懊憹。阳气者，在表之邪气也。以上诸症，都是由于在表之邪气内陷，与痰水相结，心下因硬而成热实结胸，治以大陷胸汤泄热逐水。

第三部分，从"若不结胸"到最后，是论述误下后而成湿热发黄的变证。误下之后，正虚邪陷，邪热入于中焦，与脾湿相结而成湿热发黄证。湿热为患，热为阳邪，湿为阴邪，湿热交结，如油入面，难解难分，湿阻热伏，热欲外越而汗出，因湿之黏腻，使热不得宣泄，故见但头汗出、齐颈而还。湿为阴邪，欲从小便排出，又被热邪牵制而不能下行，故见小便不利。热不得越，湿不得泄，湿热蕴结，肝胆疏泄不利，则身必发黄，治当清热利湿，方用茵陈蒿汤。

大陷胸汤是泄热逐水之方，由大黄、芒硝、甘遂三药组成。甘遂性味苦寒，为泻火逐饮之峻药，最善泄胸腹之积水，故以甘遂为君；芒硝性味咸寒，咸能软坚，寒能泻火，有软坚破结泻火之用，故为臣药。大黄性味苦寒，有泄热荡实、推陈致新之用，为本方之使药。三药共为泄热逐水破结之峻剂，服后可使大量水液从大便泻下。唯甘遂有毒，泻下峻猛，故应中病即止，不可过服，一般用量为"一钱匕"，约今之1g。另外，甘遂的泻下成分难溶于水，当为末冲服为宜。

【原文】伤寒六七日，结胸热实，脉沉而紧，心下痛，按之石硬者，大陷胸汤主之。（143）

【通释】本条论大结胸证的证治。伤寒六七日，未经误治而表邪化热入里，与胸中痰水凝结而成热实结胸证。因是热与水结，病性属热证、实证。脉见沉紧，沉脉主里主水，紧脉主实主痛，为热实结胸之主脉。因邪热与水凝结不通，故见心下（包括脘腹）疼痛。因热与胸中痰水凝结于心下，故脘腹部按之石硬，治用大陷胸汤，泄热逐水。

【按语】通过本条学习，提醒我们注意以下几点。

1.文中提出的"脉沉紧，心下痛，按之石硬"，被后世称为结胸三症，为结胸证的主症，如同麻黄八症、桂枝四症，对临床辨证用药有指导意义。

2.腹诊是中医学诊病方法之一，对于腹部疾患，必须结合腹诊以鉴别病证之阴阳寒热虚实。《伤寒论》很重视腹诊，如其中所云"心下痞硬""痛不可近"等，皆是切按腹部而得知。

3.结胸证因误下有之（第138条），未经误下亦有之（第143条），所以结胸的形成既可见于继发，又可见于原发，不必拘于一端。

【原文】伤寒十余日，热结在里，复往来寒热者，与大柴胡汤。但结胸，无大热者，此为水结在胸胁也，但头微汗出者，大陷胸汤主之。（144）

【通释】本条论大柴胡汤证与大陷胸汤证的鉴别。伤寒十余日，热结在里，是言表邪化热入阳明，因燥热内结，必见不大便、腹胀痛等症。若属阳明之热证，但热而不恶寒，今见往来寒热，为少阳之主症，故病属少阳与阳明并病，治用大柴胡汤泻阳明之实、和少阳之枢。

太阳邪气化热入里，既可传于少阳阳明而成少阳阳明并病，又可传于胸中而成热实结胸证，二者病机病位不同，都可以出现胸胁苦满、心下痞满硬痛等症，故当鉴别。其一，少阳阳明同病，不仅见阳明之大热大实，亦可见少阳之往来寒热；而结胸证是热与水互结，热在水中，水阻热伏，虽亦可见到发热，但绝不会出现大柴胡汤证之往来寒热，更无阳明证之蒸蒸发热。故曰但结胸，无大热者。其二，少阳阳明并病，虽有心下痞满疼痛，但是疼痛范围仅在肚脐周围，且按之不甚硬；结胸证是水热结于胸腹，疼痛范围较广，而且有按之石硬等症。其三，少阳阳明并病，因热结在里或半表半里，故见汗出周身。结胸证因热与水结，热在水中，水阻热伏，热性上蒸而但头微汗出，周身无汗，此是水热互结的特征。其四，在治疗方面，少阳阳明并病，治用大柴胡汤和解攻里并用。而热实结胸证是热与水互结，治疗用大陷汤泄热开结逐水。总之，大结胸证与大柴胡汤证有类似的表现，故又称为结胸类少阳证。

【按语】凡胸中病，若因太阳之邪化热入里，郁于胸中，扰于胸膈而见心烦卧起不安者，则为栀子豉汤证；若是太阳之邪化热入里，与胸中水热互结者，则为热实结胸。若是水停胸中，脉沉而弦为悬饮，为十枣汤证。若是痰食停于胸中，而见头痛、心下痞硬满、引胁下痛，干呕短气、漐漐汗出者，则为瓜蒂散证。

【原文】太阳病，重发汗而复下之，不大便五六日，舌上燥而渴，日晡所小有潮热，从心下至少腹硬满而痛不可近者，大陷胸汤主之。（145）

【通释】本条论热实结胸兼阳明胃家实的证治。太阳病，重发汗而复下之，使津液受伤，邪热内陷。津伤化燥，内结阳明，故见不大便五六日，舌上燥而渴，为阳明胃家实证。从心下至少腹硬满而痛不可近，是言腹痛范围波及整个腹部，其范围之广，远远超过了阳明腑实证之绕脐痛；而且腹部疼痛按之石硬而不可近，复见日晡所小有潮热，是因误治之后，邪热入胸与痰水凝结而成大结胸证，因此本证属热实结胸兼阳明之腑实证。但是，腹痛范围，是从心下至少腹，故比阳明之绕脐痛为广；其热的类型，是日晡所小有潮热，又不及阳明腑实证之日晡潮热谵语为重，此乃热与痰水凝结之故。可见本证结胸重而急，阳明腑实轻而缓，因此有的学者将此证称为类阳明证。

【原文】小结胸病，正在心下，按之则痛，脉浮滑者，小陷胸汤主之。（146）

小陷胸汤方：黄连一两（苦寒），半夏半升，洗（辛温），瓜蒌实大者一个（味苦寒）。

上三味，以水六升，先煮瓜蒌，取三升，去滓，内诸药，煮取二升，去滓，分温三服。

【通释】本条论小结胸的证治。小结胸与大结胸相比较而言，虽然都为邪热与痰水相结于胸中，但是，就其病位病因病情而言，小结胸病是邪热与痰凝结于心下，故曰正在心下，按之则痛，病位局限，病情较轻。大结胸是热与水凝结于胸腹，故曰从心下至少腹，硬满而痛不可近，病位较广，病情较重；再从其脉象而言，小结胸脉见浮滑，浮者言病位浅，滑者言热与痰结。大结胸脉见沉紧，沉脉主里主水，紧脉主实主痛，水热互结；用药方面，小陷胸汤用黄连清心下之热结，轻于大陷胸汤用大黄泄热破结；小陷胸汤用半夏化痰去饮，缓于大陷胸汤甘遂之涤痰逐水；小陷胸汤用瓜蒌实甘寒滑利、清热涤痰、开结润便，逊于大陷胸汤芒硝之咸寒软坚、泻实破结。因此，大、小陷胸汤，虽然都由三味药组成，但是，小陷胸汤之三味药性缓而剂轻，远不如大陷胸汤三味药之峻猛。

小陷胸汤由黄连、半夏、瓜蒌实三药组成。瓜蒌实当剪成条先煮，然后纳诸药入煎。本方用黄连清之，半夏以散之，瓜蒌实利之，服汤后热除痰去，其病随之而愈。

【按语】以上数条都是论结胸的证治。所谓大结胸，是对小结胸而言，临床辨大结胸，当抓住以下几个特征：一是其脉沉紧有力；二是心下硬满疼痛；三是按之石硬，且病变范围从胸至腹，比较广泛，程度严重。同时由于病位不同，大结胸证又有病位偏上、偏下、偏中、偏于两侧的不同。如第139条之大陷胸丸证，是邪结在上之高位，称为"类太阳证"，治以峻药缓行之法，改汤药为丸。第143条是邪结于中，为结胸证的典型症状，称为"结胸三症"，部位偏于中。第144条是水热结于胸胁，称为"类少阳证"（相当于胸胁膜炎）。第145条是水热结于整个胸腹，结胸兼阳明证，故"从心下至少腹硬满而痛不可近"，病变范围之广，已下及少腹，故称为"类阳明证"。第146条是痰热结于心下，因病位在心下，故又称为"类心下痞证"。

刘渡舟以本方加减，拟神效瓜蒌汤，治疗乳痈红肿热痛、寒热阵作者，疗效颇佳。处方是大瓜蒌一枚，酒当归15g，萱草、甘草各10g，白芷6g，乳香、没药各3g，黄酒与水各半煎服。

【医案】高某，女，54岁。1984年仲春初诊。腹胀腹痛一年余，因病情渐次加重，当地医院诊断为结核性腹膜炎，用链霉素等西药治疗，其效不佳。半个月前做腹部B超提示有腹水，服氢氯噻嗪1个月余腹胀未减，腹水未消，求治于中医。查腹部膨隆，胸胁胀痛，叩之有移动性浊音，全身倦怠乏力，形体消瘦，面色萎黄，小便短少。舌淡苔厚腻，脉沉弦，辨为气滞湿阻证，治以疏肝理气、利水消满。处柴陷汤加减：柴胡 10g，黄芩 10g，党参 6g，炙甘草 6g，半夏 12g，瓜蒌 60g，黄连 6g，生姜 10g。6 剂，水煎服。患者因视余年轻而半信半疑离去。

一周后复诊，患者自述，服药当天夜间，小便量大增，连服 6 剂，腹部及两胁胀痛顿减，诸症明显好转，又处上方，连服十余剂，复查 B 超提示腹水全部消失。后又以此方调治四十余剂而病愈。

本案病例属中医学臌胀范畴。臌胀的病位主要在于肝脾，日久及肾。其病因为气滞血瘀，水湿内停。病性为本虚标实，所谓"至虚有盛候"。患者腹部及胸胁胀痛，脉见沉弦，乃肝气郁滞之象；木郁则横逆犯脾，脾主运化，脾病则运化失司，水湿内停而成臌胀。治以疏肝理气、行水消满，处柴陷汤，使上焦得通，津液得下，小便通利，腹水自消而病愈。其后余临证每用此方，确有利尿消肿之功。

【原文】太阳病二三日，不能卧，但欲起，心下必结，脉微弱者，此本有寒分也。反下之，若利止，必作结胸；未止者，四日复下之，此作协热利也。（147）

【通释】本条论误治太阳引起结胸或协热利的变证，可分两部分。

第一部分，从开始到"此本有寒分也"，是言误治前的病情。太阳病二三日，只是想起身活动而不能睡卧，此胸脘必有痞结。因痞结胸脘，卧则痞满益甚，起则得以缓解。如果邪热入于阳明，燥热相结，其脉必见洪大或沉实，今脉反微弱者，非为阳明燥结，是患者平素内有水饮，故曰"此本有寒分也"，寒分者，水饮也。心下痞满而夹有水饮，名为饮气痞，治用茯苓甘草汤，温散心下之水饮。

第二部分，从"反下之"到最后，论误治后的各种变证。心下有水饮，治当温散，反用了泻下之法，而至正虚邪陷，下利不止，此时可出现两种转归；一是因误下后，邪热与痰水结于胸中，其利自行停止而成为结胸；二是误下后，发热而夹下利不止者，则成协热下利。

【原文】太阳病，下之，其脉促，不结胸者，此为欲解也。脉浮者，必结胸。脉紧者，必咽痛。脉弦者，必两胁拘急。脉细数者，头痛未止。脉沉紧者，必欲呕。脉沉滑者，协热利。脉浮滑者，必下血。（148）

【通释】本条论误下太阳病后的各种脉象及主症。因其个别语句文义不易理解，故颇有争议。若据原文解释，实有牵强附会。《医宗金鉴》认为，本条文有错简脱落，故作了如下更改。即把"脉促"和"脉浮"换位，把"脉紧"和"脉细数"换位，把"脉浮滑者"改为"脉滑数者"。

太阳病若误用下法，使正虚邪陷，变证接踵。若误下后脉仍见浮，表邪尚未入里而成为结胸者，反因表邪已微，有欲解之机，故曰"此为欲解也"。若误下后脉促者，是因误下正气受伤，表邪欲化热入里，正气欲抗邪无力，邪热与胸中痰水相结而成结胸之证。若误下后脉见细数者，是因误下伤阴，阴虚火旺，咽喉为肺胃之门户，诸阴经之地，虚火上扰于咽，必见咽喉疼痛。若误下后脉弦者，是误下太阳，正虚邪陷，邪气传入少阳，少阳经脉不利，故见两胁拘急。若误下后而见脉紧者，是太阳之表邪未解，故原有之头痛诸症仍在。若误下后脉沉紧者，沉脉主里，紧脉主寒，为误下中焦阳气受伤，阳虚生寒，寒邪影响胃气，使胃气上逆而见欲呕。若误下后脉沉滑者，是误下太阳，使部分表邪化热入里，热迫大肠而成协热下利。若误下后脉滑数者，为邪热乘虚入里，里热内盛，下伤阴络，而见大便下血。

【原文】病在阳，应以汗解之，反以冷水潠之，若灌之，其热被劫不得去，弥更益烦，肉上粟起，意欲饮水，反不渴者，服文蛤散。若不瘥者，与五苓散。寒实结胸，无热证者，与三物小陷胸汤，白散亦可服。（149）

文蛤散方：文蛤五两（味咸寒）。

上一味，为散，以沸汤和一钱匕服，汤用五合。

白散方：桔梗三分（味辛苦，微温）。巴豆一分，去皮心，熬黑，研如脂（平温）。贝母三分（味辛苦平）。

与三物小陷胸汤，《医宗金鉴》改为三物白散，可从。

【通释】本条论寒实结胸的证治，可分两部分解释。

第一部分，从开始到"与五苓散"，言误治太阳后所见的变证。病在阳，当以汗解，反用冷水潠（喷洒之意）之、灌之，使皮毛腠理郁闭，阳热之邪闭郁肌表而不得宣散，使身热、头痛等症更加严重，故曰"弥更益烦"。由于阳热被寒水郁闭而不得宣泄，肌肤起粟粒状的小疹。其病机特点，是寒郁热闭于肌表。因热邪尚未入里，津液未伤，故虽口渴而不欲饮，治用文蛤散，既可解在表之郁热，又能行皮下之水结。服药后，其病未解，反见烦渴、小便不利等症，是太阳之邪已随经入腑，而成太阳蓄水证，治用五苓散温阳化气。

关于文蛤散，颇有争议，有人认为是仅由一味文蛤组成，但也有人认为一味文蛤，难以清散湿热之重邪，当是《金匮要略》之文蛤汤（麻杏石甘汤加文蛤、大枣、生姜），可参考。

第二部分，从"寒实结胸"到最后，论寒实结胸的证治。所谓寒实结胸，是因水寒痰饮凝结胸中而成。水寒痰饮凝结于胸中，胸中阳气受阻，故见胸满疼痛，甚或气喘咳逆。因其无发热、烦渴、苔黄燥等症，故与热实结胸证不同。寒实结胸，亦属于实证，故可见脉沉紧有力、大便不通等。治用三物白散，除痰开结、温下寒实。

三物白散由桔梗、巴豆、贝母三味药组成，因三味药其色皆白，故称三物白散。方中巴豆辛热有毒，能攻逐寒性水饮痰湿之凝结，其药力峻猛，必须经过炮制方可入药。贝母消痰开结，桔梗开提肺气，既可开肺散结祛痰，又可引药上行。三药并用，可将寒饮痰水一举排出。因本方药性峻猛，服药后可见或吐或下或吐下交作的反应。故须用白饮和服，白饮者，米粥也，既能和养胃气，又可消制巴豆之毒性。

【按语】本方属温下寒实之剂，可进热粥以助泻下之力；如腹泻太甚又可进冷粥，以抑制其泻下作用，用粥亦有保胃气的作用。所用剂量"强人半钱匕"，约今 1g。体弱者，当减其量。

【原文】太阳与少阳并病，头项强痛，或眩冒，时如结胸。心下痞

硬者，当刺大椎第一间，肺俞、肝俞，慎不可发汗，发汗则谵语。脉弦，五六日，谵语不止，当刺期门。（150）

【通释】本条论太少并病的证治。头项强痛，是太阳病之主症，眩晕又为少阳病之主症。太阳之邪并入少阳，少阳枢机不利，使胃气不和，故见胸脘痞塞如结胸状。治当两解太少，刺大椎、肺俞，解太阳之邪，刺肝俞解少阳之郁。因病在太阳和少阳，切不可但以发汗，若误用汗法，太阳之邪虽去，因汗后津伤化燥而成阳明燥实证，出现谵语等症，使病情加重。五六天后，谵语不止、脉弦者，是少阳郁热太甚，当刺期门以泄少阳肝胆郁热，俾少阳郁热得除，胃热得泄，谵语诸症自止。

【按语】第150和第144两条，皆论少阳阳明并病。第150条是误治太阳，太阳之邪虽解，复因汗后伤津化燥，使少阳之邪并入阳明，又成少阳阳明并病。因邪气重在少阳，治疗刺泄期门，以泄少阳之郁热。第144条是伤寒十余日不愈，表邪化热入于阳明，因燥热内结，必有大便不通等症。复见往来寒热之少阳证，病属少阳与阳明俱病，治以大柴胡汤泻阳明之实，清泄少阳之郁热，为少阳阳明并重。

【原文】妇人中风，发热恶寒，经水适来，得之七八日，热除而脉迟身凉，胸胁下满，如结胸状，谵语者，此为热入血室也，当刺期门，随其实而泻之。（151）

【通释】此条论妇人中风经水适来热入血室的证治。妇人中风，而见发热恶寒，邪在太阳之表，恰逢月经来潮，八九天之后，如果热退身凉脉静者，为邪热随经水而去，其病痊愈。热退身凉之后，脉亦当复其常，今脉反见迟涩，是因行经血室空虚，至虚之地，便是留邪之处，因而邪热乘虚入于血室。血室者，为妇人之胞宫。肝主冲任，冲任为血海，血室与冲任关系最为密切，故有"一源三歧"之说。热入血室，肝经疏泄不利，故见胸胁胀满，状如结胸，甚则热扰心神，出现神昏谵语等症。治当针刺肝经之募穴，以泄血室之邪热。

【按语】关于血室，前人颇有争议。如成无己等认为，血室是指冲任之脉。柯韵伯认为血室是指肝脏。而张介宾则认为血室就是指胞宫即子宫。并谓："子户者即子宫也，俗名子肠，医家以冲任之脉盛于此，则月事以时下，故名曰血室。"此解可从。

【原文】妇人中风，七八日，续得寒热，发作有时，经水适断者，此为热入血室，其血必结，故使如疟状，发作有时，小柴胡汤主之。（152）

【通释】本条论妇人中风，经水适断之热入血室证。妇人中风，是说妇人感受了风寒之邪，时过七八天，出现了如疟的阵阵恶寒、阵阵发热，同时经水不当断而断，是因邪热乘虚入于血室，与血相结而成热入血室证。治用小柴胡汤，和解少阳、疏利肝胆。因有血结，后世有人主张在小柴胡汤的基础上，加茜草、红花等活血之药。

【原文】妇人伤寒发热，经水适来，昼日明了，暮则谵语，如见鬼状，此为热入血室。无犯胃气及上二焦，必自愈。（153）

【通释】本条论述妇人伤寒后热入血室自愈之证。妇人患太阳伤寒，适逢月经来潮，邪热乘虚入于血室。人之卫气昼行于阳，夜行于阴。暮则卫气入阴，更使血热加重，热扰心神，则见谵语如见鬼状。白天卫气出于阴，故昼日明了。如果邪热入于阳明，亦可见不分昼夜的神昏谵语，而本条为邪热入于血室，谵语只发生在夜间，故当区别。不可因谵语而认为是阳明腑实证，所以仲景提出无犯胃气及上二焦，待邪热随经水外泄，谵语自止。

【按语】第151条、第152条和第153条，均论热入血室证。第151条和第153条言妇人中风或伤寒，经水适来，血室空虚，热入血室，第151条言热与血结，使肝之经脉不利，而见胸胁胀满。热扰心神，则见谵语，治疗针刺期门，泄其邪热。第153条仅因热扰心神而见昼日明了、暮则谵语，相比第151条病情较轻，无须治疗，血室之邪热，可随经血而排泄，其病不治而愈。第152条是妇人感受风寒，七八天之后，经水不该断而断者，为邪热乘虚入于血室，与血凝结，使肝胆气机不利，少阳经脉不和，故见如同疟疾而寒热往来，治疗以小柴胡汤疏解少阳、清泄郁热。三条病证相比，以本条病情最为严重，故需用药物治疗。

从条文的排序上看，热入血室证置于结胸和太阳少阳并病之后，太阳少阳并病重点是言少阳之气郁，结胸证是言热与水结，热入血室证是言热与血结，三者对比，互为发明。

【原文】伤寒六七日，发热微恶寒，支节烦疼，微呕，心下支结，外证未去者，柴胡加（赵本无加字）桂枝汤主之。（154）

柴胡桂枝汤方：柴胡四两，黄芩、人参各一两半，甘草一两，炙，半夏二合半，洗，桂枝三两，去皮，芍药一两半，大枣六枚，擘，生姜一两半，切。

上九味，以水七升，煮取三升，去滓，温服一升。

【通释】本条论太阳少阳并病的证治。伤寒经过六七天，见发热微恶寒，说明太阳在表之邪轻微。复见全身支节烦疼，烦者，甚也，即肢体关节疼痛得很厉害，这是风寒入里，寒邪凝滞，气血不通所致。并见微呕，为少阳病的主症。心下支结，支者，撑也，《说文解字》谓："去竹之枝也，从手持半竹。"结者，结聚凝结之意。心下支结，是指心下支撑痞满不适，亦属少阳枢机不利之症。综合分析，本证为太阳之邪未解而入少阳，为太阳少阳并病，治用柴胡桂枝汤两解太少。

柴胡桂枝汤，是小柴胡汤和桂枝汤的合方，但是，因邪微病轻，故使用时将两方剂量各减其半，而成两解太、少之轻剂。

柴胡桂枝汤，有调和营卫、和解少阳、疏肝解郁之用，临床除应用于太少并病之外，对于因肝气不疏而引起的咽喉憋堵、两胁胀痛等各种病证用之有效，特别是对肝气窜的患者，更为适用。

【医案】李某，女，49岁。因家事不和而经常生闷气。平时咽喉部憋胀，总感觉有物堵塞，在医院检查，诊断为慢性咽炎。多次做雾化治疗，并服疏肝理气之中药无效。邀余为之诊治，开始用四七汤加减，服数剂不效，复用会厌逐瘀汤仍不效。详问其病情，患者除咽喉憋胀，常有叹息郁闷，且上半身常有走窜的感觉，尤其以上肢为甚，而且以手搓压拍打，嗝声连连不止。余恍然大悟，此乃吾师刘渡舟所谓的气窜痛也！遂处柴胡桂枝汤加紫苏梗等药，服十余剂而愈。

【按语】第154条和第150条前部分皆为太阳少阳并病，都是以太阳表邪为主的七表三里之证，治以两解太少。但是第150条是用针刺之法，而第154条是用柴胡桂枝汤，说明仲景重药而不废针，针药并行而不悖。

【原文】伤寒五六日，已发汗而复下之，胸胁满，微结，小便不利，渴而不呕，但头汗出，往来寒热，心烦者，此为未解也，柴胡桂枝干姜汤主之。（155）

柴胡桂枝干姜汤方：柴胡半斤（苦平），桂枝三两，去皮（味辛热），干姜三两（辛热），瓜蒌根四两（苦寒），黄芩三两（苦寒），牡蛎三两，熬（咸寒），甘草二两，炙（甘平）。

上七味，以水一斗二升，煮取六升，去滓，再煎，取三升，温服一升，日三服。初服微烦，复服汗出，便愈。

【通释】本条论伤寒误治邪传少阳的证治。太阳病，一汗不解可以再汗，如桂枝汤方后注曰："服一剂尽，病证犹在者，更作服。"今汗后复下，实属误治。误治之后正虚邪陷，邪传少阳，使少阳枢机不利，故见胸胁胀满微结。微结，是指少阳气机郁结，而致三焦水道不畅，故见小便不利。水道不通，津液不能上承，故见口渴。邪郁少阳，未及中焦，故不呕吐。阳热郁阻，上蒸于头面，故但见头汗出，周身则无。邪热进退于表里之间，而见往来寒热。郁热扰于心，故见心烦，治用柴胡桂枝干姜汤，一则和解少阳，二则温阳化气。

柴胡桂枝干姜汤属柴胡剂类方，由小柴胡汤加减而成。方中用柴胡、黄芩，解少阳经腑之邪，以除往来寒热。因阳郁气滞，枢机不利，故去人参、大枣。因其不呕而去半夏之温燥，加天花粉以止渴生津。加牡蛎以散少阳之微结。用桂枝不但能解少阳之郁，同时配干姜有通阳化阴之用。

【按语】少阳主枢，不但为表里之枢，亦是阴阳之枢，本方和大柴胡汤对偶而设，以示少阳之邪，既可从阳化热而成少阳阳明合病的大柴胡汤证，又可从阴化寒而成少阳太阴合病的柴胡桂枝干姜汤证。临床可治疗少阳病兼太阴虚寒证，即在见少阳病的同时，又见太阴之腹满下利。

另外本方可治疗肝炎及早期肝硬化患者，在见肝区不适的同时，兼见腹胀便溏等脾阳虚者。糖尿病患者，在见口渴的同时，又见中焦阳虚之腹中怕冷、腹痛便溏者，亦可用本方。

【医案】李某，男，48岁。20世纪80年代末初诊。患肝硬化十余年，平素除两胁疼痛之外，经常大便稀溏，腹部胀满怕冷，形体消瘦，四肢厥逆，面色萎黄，舌淡苔白水滑，脉沉细弱不任重按。辨为少阳郁阻，脾阳虚衰，治用柴胡桂枝干姜汤，温脾解郁。本方连服十余剂，腹胀便溏减轻，四肢转温，又连服十余剂，大便已转正常，四肢及腹部已不怕冷。后又以柴胡鳖甲汤治疗，病情一直平稳。

【原文】伤寒五六日，头汗出，微恶寒，手足冷，心下满，口不欲食，大便硬，脉细者，此为阳微结，必有表复有里也。脉沉亦在里也。汗出为阳微，假令纯阴结，不得复有外证，悉入在里，此为半在里半在外也。脉虽沉紧，不得为少阴病，所以然者，阴不得有汗，今头汗出，故知非少阴也，可与小柴胡汤。设不了了者，得屎而解。（156）

【通释】本条论阳微结与纯阴结的鉴别，可分三部分。

第一部分，从开始到"必有表复有里也"，论阳微结的脉症。伤寒经过五六日，仍见微恶风寒，有一分恶寒便有一分表证，说明表邪未全入里。又见心下满，口不欲食，大便硬，为阳明里热内结。由于阳明燥热内郁，热不得外越而熏蒸于上，故但见头汗出，周身无汗。脉细即脉见细弦，弦为少阳之主脉，说明少阳枢机不利，是少阳热郁之象。手足厥冷，亦为少阳郁阻，阳气不达。这种既有太阳之表证，又有阳明燥热之里证，还有少阳之枢机不利之半表半里证，所谓必有表复有里者，称为阳微结。

第二部分，从"脉沉亦在里也"，到"可与小柴胡汤"。是对阳微结和纯阴结的鉴别及对阳微结的治疗。无论阳微结或纯阴结，皆可见到脉沉，如果是纯阴结，因属里虚寒证，一般不应当出现头汗出，更不可见到发热恶寒的外症。今既见微恶寒的太阳表证，又见心下满、大便硬的阳明里证，同时还可见到手足冷、脉弦细的少阳半表半里证，故知非少阴阳虚寒盛的纯阴结，属以少阳枢机不利为主，兼见太阳和阳明诸症的阳微结。所谓阳微结证，虽然三阳证俱见，但是权衡其轻重，是以少阳枢机不利为主，故其治疗用小柴胡汤和解少阳、宣通内外，使上焦得通、津液得下，燥热以除。

第三部分，从"设不了了者"到最后。如果服完小柴胡汤后，大便仍然不下，身体仍觉不爽而不了了者，可服用小剂量的调胃承气汤调和胃气，使大便得下而病自愈。

【原文】伤寒五六日，呕而发热者，柴胡汤证具，而以他药下之，柴胡证仍在者，复与柴胡汤。此虽已下之，不为逆，必蒸蒸而振，却发热汗出而解。若心下满而硬痛者，此为结胸也，大陷胸汤主之。但满而不痛者，此为痞，柴胡不中与之，宜半夏泻心汤。（157）

半夏泻心汤方：半夏半升，洗（新平），黄芩苦寒，干姜（辛热），人参以上各三两（甘温），黄连一两（苦寒），大枣十二枚，擘（温甘），甘草三两，炙（甘平）。

上七味，以水一斗，煮取六升，去滓，再煎取三升，温服一升，日三服。

【通释】本条论误治少阳出现的不同证治。伤寒五六日，见呕而发热的少阳主症，当以小柴胡汤和解。如第106条所云："伤寒中风，有柴胡证，但见一证便是，不必悉具。"反以他药下之，犯了少阳病之禁忌。《医宗金鉴》云："少阳三禁当分清，汗谵吐下悸而惊，甚则吐下利不止，水浆不入命难生。"可见下法是少阳的禁忌。

少阳误下之后，若其人正气旺盛，邪气未因误下而传变，仍在少阳之半表半里者，可复与小柴胡汤治疗。此虽经误下但病未传变，故曰

"此虽已下之，不为逆"。但是，毕竟因误下而正气受挫，难以胜邪，故服小柴胡汤之后，正气得到药力之相助，一举祛邪外出而出现发热战栗汗出作解，故曰："必蒸蒸而振，却发热汗出而解。"蒸蒸者，兴盛之貌也，是形容发热的状况。振，即振战，寒栗战抖。在发热、寒栗、战抖期间的汗出，称为"战汗"，这是第一种情况。

少阳误下之后，其人出现了心下硬满疼痛、按之石硬者，此因误下而正虚邪陷，邪热入于胸腹，与痰水互结而成热实结胸证，如同第138条曰："病发于阳而反下之，热入因作结胸。"治用大陷胸汤泄热逐水破结，这是第二种情况。

少阳误下之后，脾胃之气受伤，脾胃升降失常，气机受阻，痞塞于心下而成心下痞证。因误下少阳，脾胃受伤，运化失常，湿聚为痰，痰湿闭阻，故见痞满气逆，且心下痞多夹痰饮，故又称为痰气痞。痞证之表现，既非胸闷，又非腹胀，是自觉胃脘有痞满堵塞之感，其特点是按之濡软，这是因为内无有形邪结，只是气机闭塞之故。由于脾气不升，而见下利肠鸣；胃气不降，又见恶心、呕吐、噫气。气机闭塞不通，则见心下痞满。与少阳证之胸胁苦满、心烦喜呕等症比较，其病证、病位、病机皆不相同，治疗当用半夏泻心汤，和中降逆消痞，不可与小柴胡汤，故曰"柴胡不中与之"。这是第三种情况。

半夏泻心汤与后面的生姜泻心汤、甘草泻心汤，都是小柴胡汤的变方，均为和解之剂，三方之中，以半夏泻心汤为代表方。《神农本草经》言半夏"主伤寒寒热，心下坚下气……胸胀，咳逆肠鸣"。心下痞证，是以呕吐、心下痞塞、大便不调为特点，用半夏既能消痰降逆，又可消痞散结，故以半夏为君，取名为"半夏泻心汤"。

半夏泻心汤由半夏、黄芩、干姜、人参、炙甘草、黄连、大枣七味药组成，是小柴胡汤去柴胡，加黄连降胃气而坚阴止利，以干姜易生姜，加强开闭之力。方中以人参、炙甘草、大枣之甘温调补脾胃、补中气以复中焦升降之功。以半夏、干姜之辛，开气机之闭塞。黄连、黄芩苦寒，降胃气之上逆，且坚阴止利。此即所谓"辛开、苦降、甘调"之法。总之本方寒热并用，辛苦相投，攻补皆施，具有和阴阳、顺升降、调虚实之功，故为和解治痞之良方。

半夏泻心汤与后面的生姜泻心汤、甘草泻心汤，因都是小柴胡汤的加减变方，均为和解之剂，都要求去滓重煎，取诸药合和之性，以治寒热错杂之证。

【按语】在《伤寒论》中战汗的产生，有以下三种情况。一是第98条太阳表邪不解，阳气闭郁，正邪斗争，正气欲祛邪外出而先屈后伸，故见脉阴阳俱停。邪正斗争之际，全身战栗汗出乃愈。二是第157条误下少阳之后，柴胡证仍在，但因正气受挫，服小柴胡汤后，正气因得药力之助，欲祛邪外出，故见战汗作解。三是第107条"凡柴胡汤病证而下之，若柴胡证不罢者，复与柴胡汤，必蒸蒸而振，却发热汗出而解"。其意与第157条相同。

【原文】太阳少阳并病，而反下之，成结胸，心下硬，下利不止，水浆不下，其人心烦。（158）

【通释】本条论述误治太阳少阳并病而成结胸的危症。太阳少阳并病，治当两解太少，若误用了下法，必致正虚邪陷。邪热内陷胸中，与痰水相结，则成热实结胸，故见心下硬满。热实结胸，属实证热证，本当大便秘结不通，今反见下利不止，水浆不下，是由于误下太重，损伤了中焦的阳气。热实结胸为邪实，中焦阳虚为正虚，正邪相争，正不胜邪，其人心烦。有人提出，本证用理中汤治疗，仅供参考。

【按语】第158条参照前之第145条、第157条等，说明热实结胸的形成，不但可因误治太阳，亦可因误治少阳，或误治太阳少阳并病，总归为误治阳经而成。故曰"病发于阳而反下之，热入因作结胸"。

【原文】脉浮而紧，而复下之，紧反入里，则作痞。按之自濡，但气痞耳。（159）

【通释】本条论心下痞证的形成及其症状特点。脉浮而紧，浮脉主表，紧脉主寒，故为太阳伤寒，治用麻黄汤解表发汗。若误用了下法，使正虚邪气内陷，故曰"紧反入里"，紧代表寒邪。邪气入里结于心下，使脾胃升降失常，气机痞塞而成心下痞证。结胸证是邪热与痰水相结，症见心下硬满而痛，按之石硬。心下痞是脾胃升降失常，无形邪热痞塞于中焦，故心下痞满不痛，按之自濡，所谓但气痞耳。

【按语】在临床中经常见到有的患者在心下部位鼓起状如拳头大小之包块，以手按之濡软移动而不痛，时有时无，这是痞证的特征，故曰"但满而不痛"。验之临床，痞证亦有疼痛者，不过与结胸相比较为轻为缓，且多不拒按。

【原文】太阳中风，下利，呕逆，表解者，乃可攻之。其人漐漐汗出，发作有时，头痛，心下痞硬满，引胁下痛，干呕，短气，汗出，不恶寒者，此表解里未和也，十枣汤主之。（160）

十枣汤方：芫花熬（辛苦），甘遂（苦寒），大戟（苦寒），大枣十枚，擘（甘温）。

上三味，等份，各别捣为散。以水一升半，先煮大枣肥者十枚，取八合，去滓，内药末。强人服一钱匕，羸人服半钱，温服之，平旦服。若下少，病不除者，明日更服，加半钱。得快下利后，糜粥自养。

【通释】本条论悬饮的证治。太阳中风，必见发热、汗出、恶风诸症，今反见下利、呕逆，必是外邪引动内饮，水饮凝结于胸中而成悬饮证。水邪逆于上，而见呕逆。水邪下趋于肠，则见下利。根据六经病的治疗原则，表里同病，当先解表后治里。今太阳中风兼悬饮者，治当先解太阳之表，然后再治其悬饮，以免损伤正气，而致表邪内陷，故曰"表解者，乃可攻之"。

水饮为阴寒有形之邪，水饮为患，变动不居，其影响表里内外、上中下三焦。如水邪外走肌腠皮肤，使卫营失和而见漐漐汗出，发作有时。水气上逆，冒蔽清阳，阴乘阳位而见头痛。水饮注于下，则见下利。水饮逆于上，则见呕逆。水饮射肺，使肺失宣降，故见气短气喘。水饮结于胸胁，中焦气机不利，则见"心下痞硬满""引胁下痛"，不仅因心下痞硬满牵引胁下疼痛，而且转侧身动，甚或咳嗽、呼吸、说话等，都可引起胁下作痛。这些症状的出现，都为水饮内停所致，若见汗出不恶寒者，为表邪已解，仅里有水饮，故云"此表解里未和也"，可与十枣汤攻之。

十枣汤为峻下逐水之剂，方中芫花、甘遂、大戟，皆是苦寒泻水之品，三者合用，其性峻烈迅猛，可直达胁下水穴，使水饮之邪荡然无存。然因本方峻猛有毒，故用大枣十枚，煮成浓汤，再纳三药之末 1 ～ 2g，清晨空腹服下。因药末对口腔黏膜有较强的刺激，今人将其装入胶囊中，用枣汤送服，得快利停后服，以糜粥自养，调理善后。

【按语】悬饮为四饮之一，在《金匮要略》中有详细的论述，综合诸论，心下坚满，咳逆短气而呕，颜面黧黑或发青为本病之主症，临床当抓主症，用主方，无须一一对症施治。

【原文】太阳病，医发汗，遂发热恶寒，因复下之，心下痞，表里俱虚，阴阳气并竭，无阳则阴独，复加烧针，因胸烦，面色青黄，肤瞤者，难治；今色微黄，手足温者，易愈。（161）

【通释】本条论误治太阳病后的变证及预后。太阳病发汗后，仍见发热恶寒者，是为汗之不当，表证未解也。本当一汗不解，可以再汗，医者反用了下法，使正虚邪陷。若邪热因误下而入于中焦，使脾胃受伤，气机痞塞而成心下痞。因汗之不当伤其表，误用下法又虚其里，一误再误，表里俱虚，故曰阴阳气并竭，竭者，正气虚竭也。无阳者，无表证也。无阳则阴独，是经反复误治，太阳表证已不存在，但见心下痞之里证，当用泻心汤治疗，而医者却误用烧针发汗，又犯火逆。火热上扰，故见心胸烦闷。

本病经反复误治，邪气未去，正气大伤，使病情变得较为复杂，临床可通过望诊来推断其预后。《素问·阴阳应象大论》指出："凡阴阳之要，阳秘乃固。"古人在望诊中，特别注重阳气的存亡。在五色中，青为肝之色，黄为脾之色，若面色青黄者，是肝邪乘脾也。肌肤瞤动者，为阳气大虚，肌肤经脉失其温煦，故为难治。若面色微黄，是胃气尚存，手足温者，为阳气始复，犹能与邪气抗争，故为易愈。

【原文】心下痞，按之濡，其脉关上浮者，大黄黄连泻心汤主之。（162）

大黄黄连泻心汤方：大黄二两（味苦寒），黄连一两（味苦寒）。

上二味，以麻沸汤二升渍之，须臾绞去滓，分温再服。

【通释】本条论火痞的证治。痞者，闭也，是言其病机特点。痞者，满也，是言其病之症状。"心下痞"，是言胃脘部有堵塞胀满不通之感。因气机闭塞，胃脘部胀满不适。心下痞，作为一个症状，原因种种，诸如水热互结，气机壅遏的结胸证，邪热与燥屎宿食相结的阳明腑实证等，当加以鉴别。其中腹诊，便是重要的诊断方法。如上述两种心下痞，因存在有形痰水、燥屎之实邪，故按之腹部石硬，或拒按等。本条则是"按之濡"。濡者，软也，说明是由于脾胃升降失常、气机痞塞于心下，故曰"按之自濡，但气痞耳"。"关脉浮"，关脉居于寸尺之间，以候中焦脾胃。浮，泛指浮、大、数、动、滑阳脉。阳脉见于关上，是中焦有火热之邪。火热邪气结于心下，使脾胃失其升降，因而心下作痞。把脉症联系起来分析，可知，本证因火热邪气痞塞于心下，使脾胃之气不和而作痞，故谓之"火痞"或"火气痞"，治用大黄黄连泻心汤，泄热消痞。

大黄黄连泻心汤，由大黄、黄连组成，其作用是泄热消痞。方中以大黄之苦寒，清热通便、推陈致新，荡涤肠胃之腐秽；以黄连之苦寒，清心胃之火热。本证为无形之火邪痞塞于心下，其煎服法与众不同。如方后注云："上二味，以麻沸汤二升渍之，须臾绞去滓。"二药并不煎煮，是用滚开了的热水（麻沸汤）浸泡（渍）片刻，然后去滓饮服。如此用法，则取二药苦寒之气，以清中焦无形之邪热；薄其苦泻之味，以防其直下肠胃，故谓取其气而薄其味。在《金匮要略·惊悸吐衄下血胸满瘀血病脉证治》篇中，本方加黄芩名泻心汤，以治吐血衄血。是用煎煮之法而顿服，取其味厚力大，清泄血分之热，故曰取其味而薄其气。用药虽类似，煎服方法有别，效应各异，此亦同曲而异功，为法中之法也。

本条言简意赅，仅用二十余字就把火痞的病位、病机、病性、症状及病脉，概括无遗。临床当参考其他症状，如火热邪气上扰，多见口渴心烦；火热邪气下移，则见小便短赤；火热邪气伤津化燥，可见大便不通及舌红苔黄等症。

【医案】

1.王某，男，53岁。平素嗜好烟酒，于半年前行甲状腺癌根治术。二十多天来，心下痞满不适，伴口干口渴，大便燥结不下，舌红苔黄厚欠津，脉见滑数。处大黄黄连泻心汤3剂，以麻沸汤渍之，绞去滓分服，日2～3次，其后痊愈。

2.1989年仲夏的一个傍晚，一位学生慌促叩门，告曰：近1周来鼻腔间断出血不止，并在附近医院行电烙术和服药治疗，其效不佳。自述近3年来，每至夏日就发此病，入秋后缓解。余望其颜面潮红，身体强壮，两目赤丝缕缕，大便数日未行，舌红苔黄厚而欠津，脉象洪大滑数。辨为血热火盛证，治以凉血泻火。遂处生大黄10g，黄芩10g，黄连10g，白茅根10g，怀牛膝10g。3剂，水煎服。

第4天患者来告，服上药一剂，大便通，鼻腔出血明显减少，3剂尽，出血止，诸症悉除，舌转淡红，苔薄白，脉亦平缓。随后又处凉血泻火之剂，调服数剂而愈，随访至今未犯。

3.李某，女，26岁。1989年8月初诊。患者从19岁开始，每次来经期，惊恐不止，躁动不安，甚则言语失控，举止失常，经尽后复如常人，全家人为此痛苦，四处求医，尚无效果。于1989年8月下旬，来我院诊治。自述平素心烦失眠，面部阵阵发热，且伴口苦干，大便干燥。每次来经前，心中烦乱不可忍耐。其面红如醉酒之色，呼吸气粗，言谈声高，舌尖有瘀斑瘀点，苔厚白，脉弦大，乃血热之证。处方：大黄6g，黄连10g，黄芩10g，生地黄10g。6剂，水煎服。

服上药后，大便已通，目干、口苦明显好转，其余脉症如前，于上方加煅龙骨、煅牡蛎20g，继服6剂，正值来经，诸症见轻，仅感轻微烦躁。上方共服 30 余剂，行经惊恐等症消失，随访至今未见复发。

【原文】心下痞，而复恶寒汗出者，附子泻心汤主之。（163）

附子泻心汤方：大黄二两，黄连一两，黄芩一两，附子一枚，炮，去皮，破，别煮取汁。

上四味，切三味，以麻沸汤二升渍之，须臾，绞去滓，内附子汁。分温再服。

【通释】本条论热痞兼表阳虚的证治。文中开始即言心下痞，是指上条的火气痞。火气痞，复见恶寒汗出，说明不仅心下有热，而且阳虚有寒，故又称为寒热痞。阳虚而见恶寒，阳虚不固，故见汗出。在寒热错杂证中，突出恶寒汗出，说明本证的重点，是阳气虚衰，治以附子泻心汤扶阳固表、泄热消痞。

附子泻心汤，由附子、大黄、黄连、黄芩四味药组成。专煎附子，取其味厚，意在温阳固表。另渍三黄，取其气薄，意在清热消痞。一温阳，一清热，寒热并用，使阴阳调和，诸症自愈。可谓是寒热异其气、生熟异其性，药虽同行而功效各异。

【按语】形成寒热痞的原因大抵有三种情况：其一，凡是上有热，最易导致下寒，因在上之阳热，闭郁不能下达，必然导致下焦的阳气不足。其二，有的患者素体阳虚，又患了热痞证，由于中焦气机闭塞，阴阳上下不调，而致寒热错杂。其三，"壮火食气""壮火散气"，因中焦火盛，使阳气受伤，故形成了寒热互相格拒之局势。

【原文】本以下之，故心下痞，与泻心汤。痞不解，其人渴而口燥烦，小便不利者，五苓散主之。（赵本有"一方云：忍之，一日乃愈"九字）（164）

【通释】本条论水痞的证治。"本以下之，故心下痞"，是讲痞证的成因是误下。如第 138 条："病发于阴而反下之，因作痞。"既为心下痞，当治以泻心汤，但是服泻心汤后，其痞不解，反见"渴而口燥烦，小便不利"，是由于水饮停于下焦，津液不能上承，故口渴燥烦，言其口渴咽燥特甚。水阻气滞，水饮逆于心下，故见心下痞满，因水停而作痞，故称为"水痞"。治用五苓散，温阳化气、利水消痞。关于"一方云：忍之，一日乃愈"，成无己注释："不饮水，外水不入，所停之水得行，而痞亦愈也。"

【按语】第162条大黄黄连泻心汤证是"火痞"，本条是水停下焦，逆于中焦之水痞。水痞与火痞、心下痞塞症状虽相似，但病因及证治各异。水痞因水邪内蓄，阻遏气机，逆心下所致；火痞由于火热郁于中焦，脾胃升降失常，气机闭塞所致。水痞有口渴小便不利，火痞多见心烦、小便短赤。治疗水痞用五苓散，助化气行水，以利小便。而治疗火痞则用泻心汤泻火消痞。

另外，本方证和茯苓甘草汤证都属水痞，但是茯苓甘草汤证是水停中焦，口不渴，小便自利，且胃中如囊裹水。而本方证是水停下焦，少腹胀满，口渴而小便不利。

【原文】伤寒汗出，解之后，胃中不和，心下痞硬，干噫，食臭，胁下有水气，腹中雷鸣下利者，生姜泻心汤主之。（165）

生姜泻心汤方：生姜四两，切，甘草三两，炙，人参三两，干姜一两，黄芩三两，半夏半升，洗，黄连一两，大枣十二枚，擘。

上八味，以水一斗，煮取六升，去滓，再煎，取三升，温服一升，日三服。附子泻心汤，本云加附子。半夏泻心汤，甘草泻心汤，同体别名耳。生姜泻心汤，本云理中人参黄芩汤，去桂枝、术，加黄连并泻肝法。

【通释】本条论中焦饮气不化致痞的证治。伤寒发汗，本为正治之法，法当汗出邪去而病愈，今发汗之后，却见胃中不和、心下痞硬等症，是由于汗不得法，而致表证虽去，脾胃之气受伤，邪气内陷，使里气不和，脾胃升降失常，气机痞塞，而见"心下痞硬"。因胃主受纳腐熟，脾主运化吸收，脾胃受伤，不能腐熟运化水谷，胃气不降而上逆，故见"干噫食臭"。干噫者，无物嗳气也。臭，音同嗅，《尚书·盘庚》疏："古者，香气、秽气皆为臭。"故臭是气味的总称。在乌梅丸证中，"蛔闻食臭出"之臭，当解释为食物之谷香味。本条之食臭，是指饮食未消化的气味。脾胃运化腐熟功能失常，则生水湿痰饮，水饮走于肠间，故见腹中雷鸣下利。雷鸣，形容腹中辘辘作响。胁下有水气，是指胁下亦有水饮。可见本证是脾胃不和，兼夹水饮，故称为"饮气痞"，治用生姜泻心汤和胃降逆、消散水饮。

【按语】生姜泻心汤为半夏泻心汤减干姜之量为一两，加生姜四两而成。其组方原则，亦为辛开苦降甘调之法。但是生姜泻心汤的治疗重点在于胃中不和，胁下有水气，重用生姜之辛，以消水散饮。

本条列于五苓散证之后，因在水饮方面类似于五苓散证，但较五苓散水证为轻。《医宗金鉴》认为使用本方应加茯苓，加强利水之用。

【医案】王某，男，50岁。1983年8月15日初诊。患浅表性胃炎多年，经中西药治疗不效，邀余为之诊治，自述长期以来，胃中总感嘈杂不适，嗳气吞酸，胃脘部胀痛，尤以饭后为甚，且常自闻胃脘部咕咕作响，活动或自行收腹时尤为明显。余视其舌淡嫩，边有齿痕，苔薄白且水滑，六脉沉弦，辨为脾虚饮停之心下痞，遂处生姜30g（捣烂取汁兑服），半夏12g，黄连6g，黄芩10g，干姜10g，党参6g，炙甘草6g，大枣7枚，茯苓30g。6剂，水煎服。

1983年8月22日二诊。患者欣然告曰：药后效果非常明显，服两剂后，胃脘胀痛减轻，嗳气吞酸亦止，胃中感觉非常舒适。望其舌已不水滑，脉见略弦，处上方加减，共服二十余剂，诸症消失而病愈。

【原文】伤寒中风，医反下之，其人下利，日数十行，谷不化，腹中雷鸣，心下痞硬而满，干呕，心烦不得安。医见心下痞，谓病不尽，复下之，其痞益甚，此非结热，但以胃中虚，客气上逆，故使硬也，甘草泻心汤主之。（166）

甘草泻心汤方：甘草四两，炙，黄芩三两，干姜三两，半夏半升，洗，大枣十二枚，擘，黄连一两。

上六味，以水一斗，煮取六升，去滓，再煎取三升，温服一升，日三服。

【通释】本条论误下后痞利俱甚的证治。太阳病，本当汗解，若用苦寒泻下之法，必伤脾胃而致邪气内陷。中焦脾胃受伤，腐熟运化失职，见下利不止，故曰"其人下利日数十行"。水谷不化，而见腹中雷鸣。此证因误下后脾虚较重，故下利比较严重。脾胃不和，升降失常，气机闭塞而见心下痞满、干呕心烦等症。医者见心下痞硬，误认为心下之实邪未尽而复下之，更伤其脾胃，其痞益甚。"此非结热，但以胃中虚，客气上逆，故使硬也"是自注之句。是谓心下痞硬，并非胃肠热结所致，是由于胃中虚，升降失常，所谓"客气上逆"所致。故不能用泻下之法，治当和胃补中、消痞止利，方用甘草泻心汤。

甘草泻心汤，为半夏泻心汤去人参、重用炙甘草而成。据《备急千金要方》和《外台秘要》所载，本方中均有人参。据其证，既属下后胃虚，亦当有人参。这样与半夏泻心汤药味大致相同，亦为辛开苦降甘调之法。因屡经误下，脾胃之气甚虚，当重在补虚，故重用甘草取其补中益气，使脾胃之气得复，升降调和，阴阳通达，痞利自除。

【按语】心下痞，多由于误治后，使脾胃升降失常所致。故曰："病发于阴而反下之，因作痞。"半夏泻心汤证，是由少阳病误下后而致脾胃虚弱，痰饮内停，气机闭塞而成，以胃气上逆之呕吐为主症，故方以半夏为君，降逆止呕。同时因夹有痰饮，故称为"痰气痞"；生姜泻心汤证，是因汗后脾胃受伤，胃气不和，因致心下痞硬，脾不运输，水停胁下，以干噫食臭、下利肠鸣为主症，方中以生姜为君，温胃散饮，因夹水饮之邪，故称为"饮气痞"，当区别于茯苓甘草汤之水停中脘之"水气痞"；甘草泻心汤证，是因屡经误下，脾胃气极虚，故以下利日数十行为主症。方中重用炙甘草以补中气。因以客气上逆心烦为特征，故称为"客气痞"；大黄黄连泻心汤证，是因火热郁结于心下而作痞，故称为"火痞"，临床以心烦、脉数、舌红、小便短赤为验；附子泻心汤证，是在大黄黄连泻心汤证的基础上，复有恶寒汗出等阳虚者，故又称为"寒热痞"。五个泻心汤，以半夏泻心汤、甘草泻心汤和生姜泻心汤最为常用。

【原文】伤寒服汤药，下利不止，心下痞硬。服泻心汤已，复以他药下之，利不止。医以理中与之，利益甚。理中者，理中焦，此利在下焦，赤石脂禹余粮汤主之。复利不止者，当利其小便。（167）

赤石脂禹余粮汤方：赤石脂一斤，碎（味甘温），太一禹余粮一斤，碎（味甘平）。

上二味，以水六升，煮取二升，去滓，分温三服。

【通释】本条论误治伤寒下利不止的不同证治，可分为三部分。

第一部分，从开始到"心下痞硬"，是言误下伤寒出现的变证。病属伤寒，治当解表发汗，医者误以汤药下之，致脾胃受伤，升降失常，而成心下痞硬、下利不止的心下痞，治用泻心汤类和胃消痞。

第二部分，从"服泻心汤已"，到"赤石脂禹余粮汤主之"，是误治心下痞出现的各种变证。既为心下痞，服泻心汤后其病当愈，但是，由于病重药轻，用药之后心下痞硬仍不得除，因见心下痞硬胀满，若误以为阳明之胃家实证而复以他药下之，一而再，再而三的误治，更伤正气，使下焦阳虚，阳不缩阴，下利不止。又与理中汤但治其脾胃，使下利益甚。理中者，理中焦脾胃也，此利在下焦，是自注之句，说明用理中汤治不对证，故使下利不止，当用赤石脂禹余粮汤涩肠止利。

第三部分，从"复利不止者"到最后，是言服用赤石脂禹余粮汤后，利仍不止的治法。本例患者因反复误治，已使下焦不固，滑脱不禁，治当以赤石脂禹余粮汤固脱止利。如果用赤石脂禹余粮汤后，其下利仍不止，并兼见小便不利者，此属水液偏渗于大肠，治当以五苓散利小便分清浊、止下利，此乃"利小便所以实大便"也。

赤石脂禹余粮汤，二药皆入胃与大肠二经。其中赤石脂甘酸性温，有温肠补益、固脱止利之功；禹余粮性味甘涩，收涩固脱之效尤为显著。临床常用本方与其他方剂配合使用。

【按语】本条总论治利四法：其一，心下痞满，下利不止者，治以泻心汤类；其二，中焦虚寒下利不止者，治以理中汤类；其三，下焦滑脱不禁下利不止者，治以赤石脂禹余粮汤；其四，水液偏渗，下利不止者，治用五苓散。

【医案】张某，女，81岁。开始大便秘结，5～7天如厕一次，久服西药方可维持2～3天大便一次。一日因服西药过量，大便稀水，日行十余次，几日后大便难以自控，蜷卧在床，稀水不时从肛门流出。全家人焦急万分，邀余为之诊治。患者已卧床数日不起，身体消瘦不支，呈痛苦病容，儿女束手无策。余望其舌淡苔白滑，切其脉沉伏不起，握其两手冰冷。辨为脾肾阳虚，关门不利，滑脱不禁之证，治疗先用真人养脏汤合赤石脂禹余粮汤，以涩肠止利。党参20g，苍术10g，炙甘草10g，肉豆蔻10g，赤石脂20g，禹余粮20g，罂粟壳6g，诃子10g。3剂，水煎服。患者服1剂，大便明显减少，3剂尽，大便已能控制到一日两次。后以附子理中汤调理十数剂而瘥。

【原文】伤寒吐下后发汗，虚烦，脉甚微。八九日，心下痞硬，胁下痛，气上冲咽喉，眩冒。经脉动惕者，久而成痿。（168）

【通释】本条论误治伤寒后阳虚水逆的证治。伤寒经吐下后复发其汗而致心烦者，似属第79条栀子豉汤之虚烦证，但是栀子豉汤证是热郁胸中之实证当见实脉，今见特别微弱之阴脉。《濒湖脉学》曰："微脉轻微瀌瀌乎，按之欲绝有如无。微为阳弱细阴弱，细比于微略较粗。"由于误治之后，阳气大衰，故脉见甚微，阳虚则阴来搏阳而见烦躁不安。时过八九日，阳气更虚，阳虚不能制水而致水停为患。若水停心下，则见心下痞满之水痞，治用茯苓甘草汤；若水停胁下，则见胁下疼痛、干噫食臭、腹中雷鸣下利之饮气痞，治用生姜泻心汤；若水气上逆，则见气上冲咽、头目眩晕，治用茯苓桂枝白术甘草汤；《素问·生气通天论》曰："阳气者，精则养神，柔则养筋。"今阳虚，阴寒之邪逆于经脉，故见经脉肌肉眴动、动惕不安，治用真武汤；阳虚不能化阴，经脉肌肉失其温煦濡养，久之则见肢体痿废。根据"痿证独取阳明"的治疗原则，当温中健脾、益气养血，可用小建中汤。

【原文】伤寒发汗，若吐若下，解后，心下痞硬，噫气不除者，旋覆代赭石汤主之。(169)

旋覆代赭石汤方：旋覆花三两(味咸温)，人参二两(味甘温)，生姜五两，切(味辛温)，半夏半升，洗(味辛温)，代赭石一两(味苦寒)，大枣十二枚，擘(甘温)，甘草三两，炙(味甘平)。

上七味，以水一斗，煮取六升，去滓，再煎取三升，温服一升，日三服。

【通释】本条辨胃虚痰阻，噫气不除的证治。伤寒历经发汗、吐、下之后，表邪虽解，中焦脾胃受伤。脾虚失其健运，水湿内停，痰饮内生；脾虚升降失常，气机痞塞，而见心下痞硬。胃气上逆，故见噫气不除。"噫气不除"，是指噫气频作而持续不断，是言噫气之严重，是本病之主症。其病机不仅是脾胃不和，气机闭塞，而且痰饮夹肝气上逆，所谓"土虚木乘"。治疗用旋覆代赭汤，消散痰饮、降逆和胃。

旋覆代赭汤，由旋覆花、代赭石、半夏、生姜、人参、炙甘草、大枣组成。方中以旋覆花为君，旋覆花味辛而咸，入肝、肺、胃经。凡花者，皆质轻而上行，唯独旋覆花性味辛咸，有疏肝和胃降逆的作用，故曰："诸花皆升，唯旋覆花独降。"升降出入，乃是气机运行之常道，升降利，则气机畅。代赭石是一种矿物药，入肝经，有镇肝降逆的作用，配旋覆花之疏利，使肝气条达而下行。半夏、生姜辛温之品，有消痰涤饮、降逆和胃的作用。人参、甘草、大枣，甘温补虚、补中益气，以补吐下后之中气不足。诸药相配，既治痰，又疏肝，同时还补脾胃之虚，使脾胃调和，气机疏畅，痰气得消，痞噫自除。使用本方时应注意以下几点。

1. 本方仍属和解之剂，在煎服时要去滓重煎，取其药性之合和。

2. 在剂量上，要把握生姜和代赭石之比例，病变重在胃，要重用生姜，以健胃祛痰消痞。代赭石剂量宜小不宜大，以免因重镇而直走下焦影响疗效。如果是食管疾患，因噎嗝反胃之呕吐，当重用代赭石。

3. 妇女妊娠呕吐者，不可用本方。

4. 本方临床应用范围很广，不但可用于噫气不除，对反复呕吐、呃逆连连不止者也可用之。特别对因情绪波动而引起的呃逆嗳气者，疗效甚佳。

【医案】杨某，男，56 岁。2010 年春季初诊。患者于 1 个月前，因被犬咬与人发生口角，其后出现胸胁憋闷胀痛，纳呆眠差，嗳气频作，严重影响正常生活，故到大同某医院中医科住院治疗。经治疗一周，胸胁憋闷胀痛等症好转，但是嗳气始终不除，且有愈作愈甚之势，经人引荐来我处诊治。患者呈痛苦病容，望其舌淡苔薄白，脉见弦缓。余索其前服之方，为旋覆代赭汤原方，而且旋覆花、代赭石之量用至 30g。余思之良久，忽然想起，已故的任应秋老师授课时强调，本方旋覆花、代赭石之用量不可太大，否则药性下沉，作用不在中焦而影响疗效。故将原方旋覆花和代赭石之用量，改成 15g，并嘱其先服 3 剂，以观察疗效。

服完 3 剂后，患者欣然来告，服一剂后，呃逆嗳气明显减轻，3 剂尽，呃逆嗳气诸症悉除，并告诉今日已办手续出院。又为其处小柴胡汤 6 剂，带回家中服用，以善其后。

【医案】霍某，男，68 岁。近半年来经常头晕，目眩，且伴恶心呕吐，几乎每隔 2～3 天大发作一次，发作严重时，自觉天旋地转，呕吐不止，西医诊断为梅尼埃病，曾服用中西药罔效，发作日渐严重，来我院中医门诊就诊。余望其面部虚浮不华，舌淡嫩，苔黏腻，对视时两眼珠不停震颤，其脉见弦滑。询其病情，自述心下胀满，心中温温欲吐，心烦失眠。某医院做胃镜检查，诊断为浅表性胃炎，按压腹部柔软。据其脉症，辨为中焦气虚，痰浊上乘证。处旋覆花 12g，代赭石 12g，党参 6g，炙甘草 6g，半夏 12g，生姜 12g，大枣 5 枚，白术 10g，泽泻 20g，煅龙骨、煅牡蛎各 20g。

服上药 6 剂，患者恶心止，头晕明显减轻，唯心烦睡眠仍差。舌淡苔白而不腻，脉弦。于上方去白术、泽泻，加秫米 12g，炒酸枣仁 20g。继服 12 剂，头晕，目眩已止，心烦除，每日能睡眠 5～6 个小时，近半个月来，头晕，呕吐未发作。后又以健脾和胃之品，调理数月而愈，随访至今未见复发。

【原文】下后，不可更行桂枝汤。若汗出而喘，无大热者，可与麻黄杏子甘草石膏汤。（170）

【通释】见前第64条，一是汗后，一是下后，余皆相同，此不赘述。

【原文】太阳病，外证未除而数下之，遂协热而利。利下不止，心下痞硬，表里不解者，桂枝人参汤主之。（171）

桂枝人参汤方：桂枝四两，去皮（味辛热），甘草四两，炙（味甘平），白术三两（味甘平），人参三两（味甘温），干姜三两（味辛热）。

上五味，以水九升，先煮四味，取五升，内桂更煮，取三升，温服一升，日再夜一服。

【通释】本条论太阳病误治后夹表邪而下利的证治。太阳病外证未除而反复攻下，不但表证之发热不解，因数下而脾胃之阳气大伤而下利不止，脾胃升降失常，气机闭塞，又见心下痞硬。既有虚寒下利，又有风寒表热的证候，称为协热利，治用桂枝人参汤温中解表。

桂枝人参汤，由人参汤即理中汤加桂枝而成，理中汤温中止利，加桂枝解表。煎药时要后下桂枝，以防减弱发汗解表之用。

【按语】协热下利，是指协同表热而下利，在六经病中共有两条条文。第35条之葛根黄芩黄连汤证，是热利夹有表证发热，即表里俱热的协热下利，故在下利热臭黏秽的同时，兼见邪热在表的发热。本条是表里皆寒的协热下利，在见下利清稀的同时，兼见风寒在表的发热。同为协热利，二者有寒热虚实之异同。

另外，本条和第169条都可见"心下痞硬"，均为脾胃升降失常所致。第169条是以噫气不除为主，病机是胃气不降。本条则是以下利为主，病机是脾气不升，前者重在胃，后者重在脾，此同中之异也。

【原文】伤寒大下后，复发汗，心下痞，恶寒者，表未解也，不可攻

痞，当先解表，表解乃可攻痞。解表宜桂枝汤，攻痞宜大黄黄连泻心汤。（172）

【通释】本条辨火痞兼表证未解的证治。根据六经病的治疗原则，表证而夹有里实者，治当先解表，表解然后攻里。今却"大下之后复发汗"，汗下失序为误治。大下则伤正，正虚邪热内陷，热滞中焦，阻遏气机，脾胃升降失常而致火痞。虽经发汗，但表证未解，仍见恶寒发热。既有太阳表证之发热恶寒，又有热滞中焦的心下痞满，治疗不可先用大黄黄连泻心汤治痞，否则可因苦寒泻下而引表邪入里。治当先以桂枝汤解表，表解后方可用大黄黄连泻心汤攻痞。

【按语】本条提示两个问题。一是表里同病，里虚者应先扶正；里实者应先解表，亦即"虚人伤寒建其中，实人伤寒发其汗"的原则。表里同病，里虽虚而势不急者，亦可表里同治，如第171条之桂枝人参汤证。二是本条之"恶寒者"当包括发热，因太阳表证大多数是发热恶寒同时存在，如单恶寒不发热则为附子泻心汤证。

【原文】伤寒，发热，汗出不解，心下痞硬，呕吐而下利者，大柴胡汤主之。（173）

【通释】本条论少阳兼阳里实的证治。伤寒发热，本当汗出而解，今发汗后不但发热不解，且增呕吐，虽见发热，非为表证之发热，呕而发热者，小柴胡汤主之。说明邪已传入少阳。同时又见心下痞硬、下利等症，为邪热并于阳明，躁热内结，气机闭塞，故见心下痞硬。燥屎内结，故见下利，而成少阳阳明并病之热结旁流证，治当两解二阳，方用大柴胡汤。

【按语】本证见发热、心下痞硬而下利，和桂枝人参汤相似，但是桂枝人参汤证，是表里俱寒、中焦阳虚。本证则是少阳之邪并于阳明，因阳明热结而下利。二者一则为虚证寒证，一则为实证热证。

【原文】病如桂枝证，头不痛，项不强，寸脉微浮，胸中痞硬，气上冲咽喉，不得息者，此为胸有寒也，当吐之，宜瓜蒂散。（174）

瓜蒂散方：瓜蒂一分，熬黄（味苦寒），赤小豆一分（味酸温）。

上二味，各别捣筛，为散已，合治之，取一钱匕，以香豉一合，用热汤七合，煮作稀糜，去滓，取汁和散，温顿服之。不吐者，少少加，得快吐乃止。诸亡血虚家，不可与瓜蒂散。

【通释】本条论述痰阻胸膈的证治。开始就提出"病如桂枝证"，但是并无桂枝汤证之头项强痛、发热恶寒等症，仅见寸脉微浮，说明此证似桂枝汤证而非桂枝汤证。"此为胸有寒也"，是画龙点睛之笔，指出了本证的病因病机特点。胸有寒，是指胸中有痰邪，据考证在汉代还没有发明"痰"字，故以"寒"字代替"痰"字。因此《金匮要略》中之"痰饮"原写作"淡饮"，陶弘景《神农本草经别录》才首见痰字。痰饮为阴邪，痰湿聚于胸中，碍于卫阳之气的宣发，因而出现类似桂枝汤证的发热恶风、汗出等营卫不和的症状。但是"头不痛，项不强"，只是寸脉微浮，说明并非真正的桂枝证。《濒湖脉学》云："寸浮头痛眩生风，或有风痰聚在胸。"脉见微浮，是因痰饮停于胸中，正气抗邪于外，故脉见微浮。因痰饮阻于上焦，故浮脉见于寸部。痰阻胸膈，气机不利，故见"胸中痞硬"，正气拒邪于外，胸中痰气上逆，所以气上冲咽喉不得息。据《素问·阴阳应象大论》"其高者，因而越之"的治疗原则，当因势利导，用瓜蒂散吐之。

瓜蒂散，用瓜蒂、赤小豆各一分，"一分"不是剂量单位，是等量的意思。瓜蒂又名苦丁香，味极苦，为催吐之要药。赤小豆味酸苦，能行水消肿，与瓜蒂相伍，取其"酸苦涌泻为阴"之意。酸主收敛，但"东方生风，风生木，木生酸，酸生肝"，酸为木之味，木盛于春，有生发之机，因此酸可以升散。淡豆豉清轻宣泄、载药上行，以其煮汤和散，有助涌吐之力。本方涌吐之力强，使用时要注意以下几点。

1.服涌吐药之后，可鼓动全身阳气上冲，故可见头目眩晕、汗出等反应，令患者勿动，或闭目以待。

2.吐之前可用宽带子勒紧腹部，借增腹压以增涌吐之力。

3.若确有痰实而用本方后不吐者，可用羽毛探喉催吐，或少进白糖以促其吐。得快吐乃止，不可多服。若药力不足，可稍加其量。

4.药后若痰实吐出而吐势不止，可以葱白煎汤服之以抑制其吐。

5.吐法势猛，易伤正，特别易伤脾胃之气与津液，故久病或年老体弱者不可与之。所以仲景告诫"诸亡血虚家，不可与"。

【按语】先师刘渡舟，自拟瓜蒂散加减方，瓜蒂10g，赤小豆10g，淡豆豉10g，急性子10g，参芦6g，枯矾6g。其方共六味药，用以治疗癫、狂、痫证，其效甚佳。

【医案】杨某，男，28岁。1988年9月中旬初诊。5年前随其几位哥哥来山西大同打工，因失恋而情志不遂，患严重失眠，病情愈来愈重，开始心烦失眠，随后发展为神志错乱，言语不羁，甚则毁物打人。当地某精神病医院诊断为狂躁型精神分裂症。服用多种西药镇静剂，其效不显。全家人困守其旁而束手无策。

其后经人介绍，邀余为之诊治。见面时，患者怒目直视，躁扰不宁，不时捶胸跺脚，言语无羁，乱喊乱叫。家属谓有十数日未行大便，而且口中秽浊难闻。余诊后处瓜蒂散加减。瓜蒂9g，赤小豆9g，淡豆豉9g，参芦6g，急性子3g，枯矾3g。一剂，水煎顿服。并嘱其家属，服药后用布带勒紧患者腹部，令其涌吐。次日下午，家人欣然来告，服药一剂后，当天晚上吐出甚多顽痰涎沫，随后泄下许多黑色秽臭之物，吐泄之后酣然入睡，次日醒后，意识渐清。余谓："中病即止，不可再服！"又以三黄温胆汤加减，调理数剂而愈。

【原文】病胁下素有痞，连在脐旁，痛引少腹，入阴筋者，此名脏结，死。(175)

【通释】本条论三阴脏结的危候。病胁下素有痞，连在脐旁，说明病已日久，以致气血郁滞，脉络闭阻。痛引少腹入阴筋者，引，牵引、收引之意，即发作时，从脐旁到少腹牵掣疼痛，甚至牵引阴筋内抽，阴筋指男性生殖器。从上述症状看，病变部位已涉及脏阴。因胁下为厥阴肝之位，脐旁乃太阴脾所居，少腹为肝肾所藏。肝之经脉络于阴器，肾开窍于二阴，阴筋也关系于肝肾两脏。肝脾肾三脏无阳以温，阴寒凝结，病情危重。故云"此名脏结，死"。

【原文】伤寒病，若吐、若下后，七八日不解，热结在里，表里俱热，时时恶风，大渴，舌上干燥而烦，欲饮水数升者，白虎加人参汤主之。（176）

白虎加人参汤方：知母六两，石膏一斤，碎、绵裹，甘草二两，炙，粳米六合，人参三两。

上五味，以水一斗，煮米熟汤成，去滓。温服一升，日三服。

【通释】本条论阳明热盛津伤气耗之证治。伤寒误用吐下之后，正虚邪陷。时至七八天，其病仍然不愈，邪热已传阳明。热盛阳明，里热蒸腾，全身表里俱热，故曰"热结在里，表里俱热"。热盛津伤，故见"舌上干燥而烦，欲饮水数升"。里热炽盛，津伤气脱，故时时恶风，此亦壮火食气之意，治用白虎加人参汤，清热益气生津。

白虎加人参汤，由白虎汤加人参而成。白虎汤，清阳明气分之热，加人参益气生津，故本方可治疗阳明热盛，津伤气耗之证。

【原文】伤寒无大热，口燥渴，心烦，背微恶寒者，白虎加人参汤主之。（177）

【释通】本条继论阳明热盛伤津耗气之证治。伤寒无大热，是邪热入里而表无大热。里热炽盛，灼伤津液，故口燥渴。热扰心神而见烦躁不安。热盛气伤，故见背微恶寒。微恶寒，是言其不若阳虚恶寒之甚，和上条时时恶风之意相近，治用白虎加人参汤，清热益气生津。

【原文】伤寒，脉浮，发热无汗，其表不解，不可与白虎汤。渴欲饮水，无表证者，白虎加人参汤主之。（178）

【通释】本条指出白虎汤的使用原则。脉浮、发热、无汗，是太阳伤寒的主症，说明邪气在表，即使伴有口渴欲饮等热盛津伤者，亦不可与白虎汤，因白虎汤属甘寒清热重剂，表邪不解而误用之，必然会因寒凉而使表邪冰伏，待表证解后，方可使用白虎汤加人参汤。

【原文】太阳少阳并病，心下硬，头项强而眩者，当刺大椎、肺俞、肝俞，慎勿下之。(179)

【通释】本条论太少并病的证治及禁忌。太阳之邪不解而并入少阳者，称为太阳少阳并病。邪在太阳，经脉不利，故见头项强痛。邪气并入少阳，少阳枢机不利，故见心下痞硬、头目眩晕。当刺大椎、肺俞，以解太阳之邪，刺肝俞以解少阳之邪。

【按语】第150条、第158条和第179条，三条都论太阳少阳并病。第150条指出禁汗，若发汗则谵语。第158条提出禁下，下之则成结胸。因此太少并病，虽然有太阳表证，但是不可发汗，虽然见心下痞硬，亦不可攻下，因汗下皆为少阳之禁忌，否则变证接踵。

【原文】太阳与少阳合病，自下利者，与黄芩汤；若呕者，黄芩加半夏生姜汤主之。(180)

黄芩汤方：黄芩三两（味苦寒），甘草二两，炙（味甘平），芍药二两（味酸平），大枣十二枚，擘（味甘温）。

上四味，以水一斗，煮取三升，去滓，温服一升，日再夜一服。若呕者，加半夏半升，生姜三两。

【通释】本条论太阳少阳合病的证治。上条言太阳少阳并病，本条言太阳少阳合病。合病与并病不同，合病是两经以上的症状同时出现，没有先后次第之分。所以患者出现头痛、发热、恶寒太阳症状的同时，兼见下利等少阳的症状。因邪热偏重少阳，少阳胆火横逆迫于大肠而见热利下重，治用黄芩汤清热止利，俾里热清，表邪自解矣。

若少阳邪热逆于胃，所谓邪高痛下，使胃气不降而呕吐者，于黄芩汤方中加半夏、生姜，和胃止呕。

黄芩汤由黄芩、甘草、芍药、大枣四味药组成，方中重用黄芩之苦寒，清少阳之腑热。用芍药养阴柔肝，制少阳之横逆。甘草、大枣，顾护中焦脾胃。加半夏、生姜为小半夏汤，以和胃降逆止呕。

黄芩汤是治疗热利之专方，后世治热痢之方多由此方化裁而来。比如金元朱丹溪，将此方更名为黄芩芍药汤，用治热利腹痛；元代张元素，以此方加减化裁而成的芍药汤，用治热利腹痛大便脓血等症，所以后世将此方称为治利之主。

【原文】伤寒，胸中有热，胃中有邪气，腹中痛，欲呕吐者，黄连汤主之。（181）

黄连汤方：黄连（味苦寒），甘草，炙（味甘平），干姜（味辛热），桂枝，去皮（味辛热），各三两，人参二两（味甘温），半夏半升，洗（味辛温），大枣十二枚，擘（味甘温）。

上七味，以水一斗，煮取六升，去滓，温服，昼三夜二。

【通释】本条论上热下寒的证治。伤寒言病由外感发展而来。胸中有热指胃脘以上有热。胃中有邪气指胃脘以下有寒。也有人认为胸中有热，胃中有邪气，是指胃热肠寒。因上有热，使胃失和降而恶心欲呕；下有寒，使气血凝滞而腹中疼痛。阳热在上，阴寒在下，则上热者自热，下寒者自寒，不能互相交融而形成寒热上下格拒之局势，治用黄连汤清上温下、平调寒热。

黄连汤由黄连、甘草、干姜、桂枝、人参、半夏、大枣组成。方中以黄连清在上之热，干姜温在下之寒，桂枝通达上下阴阳之气，参、草、枣益胃安中，复中焦之升降。半夏降逆止呕、和中焦之阴阳。

本方实为半夏泻心汤去黄芩加桂枝而成，故同为辛开、苦降、甘调之剂。本方用桂枝易黄芩，功偏温通，以治腹痛为主；半夏泻心汤有黄芩无桂枝，功偏清调，以治心下痞为主。本方治寒热格拒于上下，而泻心汤主治寒热痞塞于中焦。

【按语】《伤寒论》论述合病下利者共有三条；一是第33条太阳与阳明合病，邪气偏重阳明之经表，治用葛根汤解表止利，此亦逆流挽舟之法。二是第269条阳明与少阳合病，邪热偏重阳明之里，治用大承气汤。三是第180条太阳与少阳合病，邪热偏重少阳，治用黄芩汤，清解少阳之邪热以止下利。三者同为治利，但是病变重点不同，治法各异。

【原文】伤寒八九日，风湿相搏，身体疼烦，不能自转侧，不呕，不渴，脉浮虚而涩者，桂枝附子汤主之。（182）

桂枝附子汤方：桂枝四两，去皮（味辛热），附子三枚，炮去皮，破（辛热），生姜三两，切（辛温），甘草二两，炙（味甘温），大枣十二枚，擘（味甘温）。

上五味，以水六升，煮取二升，去滓，分温三服。

【通释】本条论风寒湿痹着肌表的证治。风寒湿三气杂至合而为痹。伤寒八九日，初起风寒湿痹着于肌表，使营卫气血不利，故身体肌表疼痛特别严重，甚则难以转侧。既无少阳半表半里证之呕，又无阳明里证之渴。浮脉为邪气在表，脉虚为卫气不足，脉涩为营卫气血不畅。脉见浮虚而涩，是风寒湿邪气闭着肌表，卫阳之气不足，营卫气血凝滞不通，治以桂枝附子汤，温阳化湿、散风止痛。

桂枝附子汤，由桂枝、附子、生姜、大枣、甘草五味药组成，即由桂枝汤去芍药加附子而成，有祛风散寒、除湿止痛之用。其药物组成，和桂枝去芍药加附子汤相同，但是，桂枝附子汤重用桂枝四两，通阳散风。重用附子三枚，温经散寒止痛。生姜助桂枝、附子，散寒止痛。甘草、大枣，甘缓止痛、健脾和中。

【原文】若其人大便硬，小便自利者，去桂枝加白术汤主之。（183）

桂枝加白术汤方：附子三枚，炮去皮，破，白术四两，生姜三两，切，大枣十二枚，擘，甘草二两，炙。

上五味，以水六升，煮取二升，去滓，分温三服。初一服，其人身如痹，半日许复服之，三服都尽，其人如冒状，勿怪，此以附子、术，并走皮内，逐水气未得除，故使之耳。法当加桂四两。此本一方二法，以大便硬，小便自利，去桂也；以大便不硬，小便不利，当加桂。附子三枚，恐多也，虚弱家及产妇，宜减服之。

【通释】本条论寒湿痹着肌肉的证治。上述之风寒湿痹证，服用了桂枝附子汤后，若其人大便硬，小便自利者，是风邪虽去，寒湿之邪未除。

因寒湿困脾，脾失健运而不能为胃行津液，津液不能还于肠中而偏渗于膀胱，故见大便硬、小便自利。治疗用桂枝附子汤去桂枝加白术汤，以燥湿健脾。

去桂加白术汤，由桂枝附子汤去桂枝加白术重用生姜而成，其药物组成和《金匮要略》的白术附子汤相同，故又称白术附子汤。但是《金匮要略》的白术附子汤，其用量是本方用量的一半。本方加白术配附子，温阳散湿，白术、附子并走皮内，以祛皮下寒湿之邪。姜枣调和营卫。服用本方后，或可见周身麻木不仁，或可出现头目眩冒，这是由于术附并走于皮内，正邪分争，正气欲祛邪于外的反应，故曰"勿怪之"，古人曰"药不瞑眩，厥疾勿瘳"，此之谓也。本方附子用量较大，当慎用，或减量而用之。

【原文】风湿相搏，骨节疼烦，掣痛不得屈伸，近之则痛剧，汗出短气，小便不利，恶风不欲去衣，或身微肿者，甘草附子汤主之。（184）

甘草附子汤方：甘草二两，炙（味甘平），附子二枚，炮，去皮，破（味辛热），白术二两（味甘温），桂枝四两，去皮（味辛热）。

上四味，以水六升，煮取三升，去滓，温一升，日三服。初服得微汗则解，能食，汗止复烦者，将服五合。恐一升多者，宜服六七合为妙。

【通释】本条论风寒湿痹着筋骨关节的证治。上条为寒湿痹阻肌表，本条言风寒湿痹着筋骨关节。风寒湿相搏，气血痹阻不通，故见周身骨节疼痛剧烈。寒性收引，湿性黏滞，故骨节牵引拘急疼痛而不得屈伸，近之疼痛加剧。风为阳邪，其性开泄，故见汗出。汗出肌疏而见恶风不欲去衣。寒湿痹阻于上则气短，寒湿痹阻于下，则小便不利。寒湿之气溢于肌肤而见周身微肿。治用甘草附子汤温阳散寒、祛风除湿止痛。

甘草附子汤，由附子、白术、桂枝、炙甘草等四味药组成，方中重用附子温阳、散寒、止痛，与桂枝相配，以增温通之力。白术健脾燥湿，桂枝辛温通阳，附子白术与桂枝相配，以增温阳化湿止痛之功。甘草调和诸药。如此，则寒湿去而诸症自消。

【按语】上述三方，均为治疗风寒湿痹证之方，后世称为"风湿三方"。其中桂枝附子汤，治疗风湿偏重于表。去桂枝加白术汤，又称白术附子汤，治疗寒湿偏重于肌肉。甘草附子汤方，治疗风寒湿偏重于筋骨关节。三方治风湿虽同，但其病位各异，临证当甄别选用。

【医案】彭某，女，36岁。关节疼痛两年余，近半个月来，因感受风寒而疼痛加重，尤以双手指间关节疼痛为甚，关节局部肿胀，屈伸不利，周身恶风，动辄汗出，舌淡苔白而水滑，脉象沉弦，化验血沉 7mm/h，类风湿因子（＋），诊断为类风湿关节炎。中医辨证：素体阳虚，又受风寒湿邪而成痹证。治当温经散寒、祛风胜湿。制附子 12g，炒白术 12g，桂枝 10g，炙甘草 10g，木防己 12g，炒薏苡仁 12g。服上药 4 剂，关节肿痛明显减轻，肢体渐温，舌淡苔白，脉沉而不弦，于上方去炒薏苡仁，连服 9 剂，关节已不肿痛，诸症亦消。

【原文】伤寒脉浮滑，此表有热，里有寒，白虎汤主之。（185）

白虎汤方：知母六两（味苦寒），石膏一斤，碎（味甘寒），甘草二两（味甘平），粳米六合（味甘平）。

上四味，以水一斗，煮米熟，汤成，去滓，温服一升，日三服。

【通释】本条论阳明热证及治法。本条文争议颇大，对文中"表有热，里有寒"的解释众说纷纭，皆难自圆其说。综合书中白虎汤方证诸条，白虎汤证为阳明热证，其病机是邪热弥散于阳明，热势充斥内外，故其临床以四大症即身大热、口大渴、汗大出、脉洪大为特点，对"里有寒"一症，难以解释，应该是表里俱热，治用白虎汤。

《素问·至真要大论》曰："热淫于内，治以咸寒，佐以甘苦。"本方用知母，清热而不伤津。石膏辛甘大寒，入肺胃之经，专清阳明气分之热。以甘草、粳米之甘平益气，以资汗源，又制知母、石膏之大寒以防伤胃。诸药相配共成辛凉清热之重剂，为阳明热证之主方。

【按语】本条对白虎汤证的描述极为简略，重点提出白虎汤的脉象，意在突出六经病之"平脉辨证"。《辨脉法》曰："凡脉，大、浮、数、动、滑，此名阳也；脉沉、涩、弱、弦、微，此名阴也。"今脉见浮滑，故属热证阳证，治以白虎汤清泄阳明之邪热。

【原文】伤寒脉结代，心动悸，炙甘草汤主之。（186）

炙甘草汤方：甘草四两，炙（味甘平），生姜三两，切（味辛温），桂枝三两，去皮（味辛热），人参二两（味甘温），生地黄一斤（味甘寒），阿胶二两（味温甘），麦门冬半升，去心（味甘平），麻子仁半升（味甘平），大枣十二枚，擘（味甘温）。

上九味，以清酒七升，水八升，先煮八味，取三升，去滓，内胶，烊消尽，温服一升，日三服。一名复脉汤。

227

【通释】本条论少阴阴阳两虚的证治。病本属太阳伤寒，因未及时治疗而邪气内传。太阳与少阴相表里，经脉互相络属，太阳之邪不解，极易传入少阴。证见心中悸动，动者，甚也。悸动者，心中慌慌然不安也，形容心跳动得非常厉害，有其动应衣、欲得手按之状，是因心之气血虚损，邪气传入手少阴心经。脉结代是指脉律不整，时有歇止的脉象。因心之气血阴阳虚衰，阴血不足，无以充盈。阳气不足，不能推动，故使脉搏不续而结代。《素问·灵兰秘典论》曰："心者，君主之官也，神明出焉……主明则下安，以此养生则寿……主不明则十二官危，使道闭塞而不通，形乃大伤。"心脏气血虚衰，虽有伤寒表证，亦不可先解其表，当急以炙甘草汤养血通阳复脉。

炙甘草汤，由炙甘草、生姜、人参、生地黄、桂枝、阿胶、麦冬、火麻仁、大枣组成。方中重用炙甘草，配人参、大枣补中益气，以化生气血。用生地黄、麦冬、阿胶、火麻仁，养心阴、补心血，以充脉之体。阴不得阳不生，阳不得阴不长，故加桂枝、生姜、清酒（米酒），滋阴通阳以复脉宁心，故本方又名复脉汤。

根据临床观察，本方加入五味子，取生脉散之意，其疗效更佳。但是本方滋补之品较多，服药后最易出现胸闷胸憋的症状，故当加入石菖蒲、郁金等行气之品。

【按语】本条文列于太阳篇之末，说明伤寒始于太阳，终于少阴，是由表及里，由阳入阴的过程。同时也反映了太阳与少阴的表里关系。

【医案】王某，年逾古稀。1987年5月中旬初诊。生气后感觉胸前憋闷，自按其脉见结代，遂到某医院诊治。心电图诊断：Ⅱ度房室传导阻滞。经住院治疗四十余天，并用西药及中药治疗罔效，无奈出院回家休养。七月下旬，邀余为之诊治。切其脉见弦大而结代，面色少华，形体消瘦，并索其前服之方而视之，为炙甘草汤之原方原量。自诉服此方二十余剂，毫无效果。余思之良久，乃曰：吾师刘渡舟谓此方温补滋腻，若不加理气行散之品，难以取效。遂在原方加石菖蒲12g，郁金10g，秦艽6g。3剂，水煎服。

复诊时，自述服上方3剂，胸闷减，脉跳间歇亦减少，续进6剂，结代之脉尽除，胸闷亦消，其病告愈。逾两年之后其病复发，胸部闷痛，脉见结代，继服此方则无效，又因患牙痛而服玉女煎，药后不但牙痛治愈，且结代之脉亦瘥。

本案患者为房室传导阻滞，主要症状见胸部憋闷、脉结代，属中医学胸痹之范畴。然用炙甘草汤原方二十余剂而罔效，实因其温补滋腻，有碍气行，故先师曾嘱咐，使用本方时，务必于方中入石菖蒲、郁金、秦艽等药，以理气而防其滞腻，实乃经验之谈。诸药阴阳气血兼顾，以养心阴、通心阳、益心气、补心血。临床凡因气血阴阳不足而致心动悸、脉结代者，皆可用之，特别对脉结代一症，本方为临床首选之方。患者两年后，因病机转为胃热阴虚，故用原方无功，而以玉女煎治之取效。由此悟到，为医治病，不可囿于一方一药，当因人因时因地制宜，此亦圆机活法焉。

【原文】脉按之来缓，时一止复来者，名曰结。又脉来动而中止，更来小数，中有还者反动，名曰结阴也。脉来动而中止，不能自还，因而复动，名曰代阴也。得此脉者，必难治。（187）

【通释】本条论述结、代脉的特征和预后。结脉，是脉来迟缓，时而一止，止无定数，止而复来。结脉之结，是阻滞不通的意思。因气血凝滞，脉道不利，脉搏动间有歇止。《濒湖脉学》云："结脉缓而时一止，独阴偏盛欲亡阳。"结脉的出现，是因脏气虚衰，阳虚阴盛，气血凝滞所致，其脉症属阴，故曰结阴也。

代脉，是脉来迟缓，时而一止，止有定数，良久复来。代脉之代，是代替的意思。《濒湖脉学》云："代脉无因脏气衰，腹痛泄痢下元亏。"代脉的出现，是由于脏气虚衰，元气不足，病情较结脉更为严重，因其脉症属阴，故曰代阴也。总之，无论结脉或代脉，均属脏气虚衰，正气亏损，其病多为难治，故曰"得此脉者，必难治"。

辨阳明病脉证并治法第八（188—275 条）

　　阳明，包括手阳明大肠经和足阳明胃经。手阳明大肠经，起于食指端，循臂外上肩，下入缺盆，络肺下膈，属大肠，络于肺，而成肺与大肠相表里；足阳明胃经，起于鼻翼两侧，下循鼻根部，与足太阳经交会，沿鼻外侧，进入上齿龈内，还出夹口，下交承浆处，向后沿口腮下方，出于下颌大迎处。面部支者，从大迎前下走人迎，沿着喉咙，进入缺盆部，向下通过横膈，属于胃络于脾，故脾与胃相表里。

　　《素问·至真要大论》云："阳明何谓也？岐伯曰：两阳合明也。"两阳合明，是阳气多盛之意。故阳明者，阳气极盛也，又称为盛阳。

　　足阳明胃为水谷之海，司纳主降，腐熟水谷。手阳明大肠主传导糟粕。人体所摄之水谷，通过胃肠腐熟消化，传导排泄，以维系人的生命。可见收纳、腐熟、传导、排泄，是阳明胃肠的基本功能。

　　阳明与太阴相表里。阳明主燥、主降、主受纳腐熟水谷；太阴主湿、主升、主运化转输精微。阳明与太阴相济为用，共同完成水谷之受纳、腐熟、运化及传导作用。

　　病邪侵袭阳明，致使胃肠功能失常，邪从燥化，形成里热实证。阳明病的成因，一是本经受邪为自发，多为阳盛体质，外邪直中阳明，化热成燥；二是他经转属，主要由太阳病不愈，或误治伤津，邪气入里化燥而成。阳明病以大便硬结和排便困难为临床特征，故曰"胃家实"。燥、热、结、实，是阳明病的基本病机。

　　阳明病主要分为三大类型：一是阳明经表证，即疾病初起，邪气侵犯于阳明经表，表现为面赤鼻干、额头痛等，其内容在篇中叙述不太明显，往往被后世所忽略。二是阳明热证，为无形邪热充盛内外，以壮热烦渴、脉象洪大为特点。三是阳明腑实证，即燥热与宿食糟粕结滞于胃肠，以腹满便硬、脉象沉实为特点。

阳明病热证宜清，用白虎汤，实证宜下，用承气汤或麻子仁丸。

《阳明病》篇除主要论述阳明热证、实证外，还论述了兼证、变证。兼证有兼表虚证、表实证；变证分发黄证、蓄水证、蓄血证等。

【原文】问曰：病有太阳阳明，有正阳阳明，有少阳阳明，何谓也？答曰：太阳阳明者，脾约是也。（188）

正阳阳明者，胃家实是也。（189）

少阳阳明者，发汗，利小便已，胃中燥烦实，大便难是也。（190）

【通释】以上三条论形成阳明病的三种类型。阳明病的分类以三阳命名，其命名的含义亦与三阳经同，即以阳气之多少分类。第188条，因脾不能为胃运行津液而形成胃热、津亏、肠燥之便秘，故称为脾约。因邪热从太阳传入阳明，故称为太阳阳明。第189条燥热内结、腑气不通的便秘，此型阳热最盛、最多，故称为正阳阳明，是最为典型的阳明腑实证，故第191条以"胃家实"作为阳明提纲证。第190条误用发汗或利小便之后，津伤成燥而致大便困难。此型纯属津燥便秘，阳热最少，故称为少阳阳明。

【原文】阳明之为病，胃家实是也。（191）

【通释】本条为阳明病的提纲。六经病或以脉症为提纲，或以病机为提纲。阳明病是以病机为提纲。胃家，是言阳明病的病位，它包括足阳明胃和手阳明大肠，泛指胃肠道。《素问·通评虚实论》曰："邪气盛则实，正气夺则虚。"实，是指有形之宿食粪便留滞，燥热阻滞肠道而成胃肠实热证，表述了阳明病的性质。在《素问·五脏别论》又指出："所谓五脏者，藏精气而不泻也，故满而不能实；六腑者，传化物而不藏，故实而不能满也。"阳明为多气多血，阳气最盛，故曰两阳合明，谓之阳明。邪气入于阳明，最易化热伤津，燥热与糟粕相结使腑气不通，因而出现了以痞、满、燥、实、坚为特点的胃家实。胃家实，既指出了阳明病的病位，又反映了阳明病的病性和病证特点，故为阳明病的提纲。

【原文】问曰：何缘得阳明病？答曰：太阳病发汗、若下、若利小便，此亡津液，胃中干燥，因转属阳明。不更衣，内实，大便难者，此名阳明也。（192）

【通释】本条论太阳阳明病的形成，是由于太阳病，误用了发汗、泻下和利小便之法，不但太阳邪气没有解除，并使邪气转属阳明，从而形成太阳阳明病。太阴主湿，喜燥而恶湿。阳明主燥，喜润而恶燥。胃为水谷之海，气血津液化生之源，所以亡津液者，首先亡肠胃之津液，津伤肠燥，燥热内结，腑气不通，故而转属阳明。转属亦称转系，它和转入不同，转入是指病邪由一经完全传入另一经。而转属之属，《说文解字》谓："属，连也。从尾蜀音。"所以转属是言太阳之邪气，虽然传到了阳明，但是还未完全离开太阳，故称为太阳阳明，实际是指太阳阳明并病。不更衣，即不大便，是古代不大便的雅称。不更衣、大便难，是太阳阳明病的主症。内实，是指阳明腑气不通，是对阳明病病机的概括。根据上述症状和病机特点，可称作阳明病。

【原文】问曰：阳明病，外证云何？答曰：身热，汗自出，不恶寒，反恶热也。（193）

【通释】本条论阳明病的外症。阳明病属里、热、实证，反映于外的表现即为外证。外症与表证不同，表证是指邪气侵犯肌表所表现出的症状，如桂枝汤四症、麻黄汤八症等。而外症是指里证表现于外面的症状。阳明病，由于燥热内结，邪热蒸腾，则见身热。然三阳经病都有发热，如太阳病之发热恶寒，少阳病之寒热往来，阳明为多气多血，阳明病又是热性病的极期阶段，所以阳明病的发热是身大热，或蒸蒸发热，或日晡潮热。因里热逼迫津液外出，故见濈濈然汗出，有异于太阳中风的漐漐汗出和少阳病的合目汗出。因表无邪，因里热盛，故不恶寒、反恶热。

不恶寒反恶热是阳明病的特点。

【原文】问曰：病有得之一日，不发热而恶寒者，何也？答曰：虽得之一日，恶寒将自罢，即自汗出而恶热也。（194）

【通释】本条论阳明初感外邪的见症及转归。上条言阳明病外症为不恶寒反恶热，本条却言阳明病得之一日，不发热而恶寒，是言阳明病初始经表受邪，邪伤经表而失其温煦，故见恶寒。但是，阳明为多气多血之经，阳气隆盛，邪伤阳明极易化热化燥而形成里热实证，所以阳明病之恶寒极其短暂，恶寒程度亦很轻微，虽得之一日，恶寒将自罢，马上会出现不恶寒但恶热的症状。

【原文】问曰：恶寒何故自罢？答曰：阳明居中，土也，万物所归，无所复传。始虽恶寒，二日自止，此为阳明病也。（195）

【通释】本条论阳明经表证恶寒自罢的原因。阳明位居中焦，在五行属土，土生万物，既是气血津液化生之源，又是万物之归宿。故曰万物所归，无所复传。从病理而言，邪热传入阳明，最易伤津化燥，形成燥实内结之证，根据"中满者，泻之于内"的治则，治用泻下通便之法。无所复传，意即燥屎结于阳明，只有泻下别无出路，但是并非说阳明病没有传经。

六经病皆有经证腑证，阳明病初起，邪在经表，阳郁不伸，温煦失职，故阳明病初起时，如同温病亦可见到非常短暂轻微的恶寒，但是有别于太阳伤寒，故曰始虽恶寒，二日自止，此为阳明病也。

【按语】第193条、第194条和第195条，总体是论述阳明病的外症。外证与表证不同，表证是指邪气侵犯肌表所表现出的症状。而外症是指里证表现于外面的症状。阳明病，因燥热内结，热邪蒸腾于外，故其外症见身热、汗出、不恶寒、反恶热。

【原文】本太阳初得病时，发其汗，汗先出不彻，因转属阳明也。（196）

伤寒发热无汗，呕不能食，而反汗出濈濈然者，是转属阳明也。（197）

【通释】以上两条是论转属阳明的两种不同原因。第196条是言开始得太阳病时，由于发汗不彻，使邪去不尽，邪气化热入里，燥热内结，因而转属阳明，而成太阳阳明病。本条和第190条相比较，第190条是言发汗或利小便，使津液受伤，燥热内结而成阳明病。本条是言由于发汗不彻，邪去不尽，燥热内结而成阳明病。前者言正气受伤，后者言邪去不尽，揭示了形成太阳阳明病的两种不同原因。

第197条是论伤寒转属阳明。发热无汗，本是太阳伤寒的主症，今见呕不能食，有两种可能。一是邪气转属少阳，而成为太阳少阳并病，如前第154条之柴胡桂枝汤证。二是反汗出濈濈然者，濈濈者，指汗出连绵不断，是因燥热盛于阳明，逼迫津液外渗。濈濈汗出是阳明腑实证的特点，说明邪气已经转属阳明，而成太阳阳明病。

【原文】伤寒三日，阳明脉大。（198）

【通释】本条论阳明病之主脉。伤寒三日，其脉不浮缓或浮紧反见脉大。大脉者，阳脉也，脉形宽阔洪大，来势波涛汹涌者也，说明邪气已离开太阳而传入阳明。阳明多气多血，三阳之中阳气最盛。邪热入于阳明，正邪分争，抗邪有力，故脉见洪大，此为阳明病之纲脉。

【原文】伤寒脉浮而缓，手足自温者，是为系在太阴。太阴者，身当发黄；若小便自利者，不能发黄。至七八日大便硬者，为阳明病也。（199）

【通释】本条论表寒化热入里的不同转归。太阳伤寒脉当浮紧，今见脉浮而缓，根据第40条大青龙汤证之脉由浮紧变为浮缓，为寒邪有化热入里之趋势。又见其手足自温者，脾主四肢，这一现象表明邪热已侵入太阴脾经。脾主湿，热与湿合，湿热胶着，而见小便不利。湿热熏蒸，而周身发黄。如果小便自利而湿有出路，湿去热留者，就不会发生黄疸。至七八天以后，脏邪还腑，热邪与燥屎相结而成燥热内结之阳明腑实证。

【原文】伤寒转系阳明者，其人濈然微汗出也。（200）

【通释】本条提出邪传阳明的见症。上条是言太阴之邪热外出于阳明，而见大便硬。本条言太阳之寒邪化热内入于阳明，其人濈然微汗出。发病途径不同，但是最终都属于阳明病，故两条文当互相补充。

另外，少阳病多呕，阳明病多汗。其人濈然微汗出，为阳明病的特点，是因阳明内热向外熏蒸，故见濈然汗出不止。

【原文】阳明中风，口苦咽干，腹满微喘，发热恶寒，脉浮而紧，若下之，则腹满，小便难也。（201）

【通释】本条论三阳合病禁用下法。阳明中风，是指邪气初犯阳明之经表，尚未化燥入腑，还未出现燥实内结之证，仅见腹部胀满而微喘。口苦咽干，是少阳之主症。发热恶寒、脉浮紧，是太阳之主症。三阳合病，当视其病势孰轻孰重，如果以太阳少阳为重者，治当用柴胡桂枝汤。若以少阳阳明邪气为重者，治用大柴胡汤等。不可贸然攻下，否则使正虚邪陷，热邪内陷于里，燥热结于阳明之腑而见腹满胀痛。津液受伤，而见小便困难，这样使病情加重。

【原文】阳明病，若能食，名中风；不能食，名中寒。（202）

【通释】本条提出阳明中风与中寒证之鉴别。《素问·灵兰秘典论》曰："脾胃者，仓廪之官，五味出焉。"脾主运化，胃主受纳。邪至阳明，必然要影响胃的受纳腐熟功能。阳明中风，风为阳热之邪，热则消谷，故见多食善饥；阳明中寒，寒为阴邪，易伤人之阳气，胃阳受伤，则受纳腐熟无权，故见不能饮食。

【原文】阳明病，若中寒，不能食，小便不利，手足濈然汗出，此欲作固瘕，必大便初硬后溏。所以然者，以胃中冷，水谷不别故也。（203）

【通释】本条论阳明中寒欲作固瘕之证。阳明中寒，多因胃阳不足，寒邪直中。中焦虚寒，受纳腐熟无权，故不能食。中焦虚寒，水谷不别而小便不利。四肢为诸阳之本，阳虚故见四肢厥冷。阳不缩阴而手足濈然汗出。寒气凝结，故见大便初头硬后必溏，文中将此称作固瘕。从"所以然者"之后是自注句，是言上述症状的病因病机。

【按语】固瘕为古代病名，是指因中焦虚寒而见大便初硬后溏的假象，原因为阳明虚寒不能化谷，它和阳明燥热内实证的病因病机不同。一般来说，阳明病不能食，手足濈然汗出，小便数大便硬，为腑实燥结，治用大承气汤攻下；阳明病，不能食，手足濈然汗出，小便不利，大便初硬后溏，为胃中虚寒，治当温中散寒。

【原文】阳明病，欲食，小便反不利，大便自调，其人骨节疼，翕翕如有热状，奄然发狂，濈然汗出而解者，此水不胜谷气，与汗共并，脉紧则愈。（204）

【通释】本条论阳明中寒病欲作解的证候。如上条所述，阳明中寒当不能食，今反能食者，为中焦寒去而阳复也。中焦阳气虽复，但是湿邪尚在，故大便调而小便不利。水湿之邪流注关节，其人骨节疼。湿邪郁于肌表，阻遏阳气，卫阳失其温煦，故翕翕然如有热状，翕翕然，热在肌表也。如果阳复旺盛，正气祛邪外出，患者会出现奄然发狂。奄然者，突然也。濈然汗出而病愈，此亦有战汗作解之意。这是由于胃气恢复，水湿邪气不胜胃气的缘故。阳明中寒，其脉当迟缓无力，今反见紧而有力，是胃气强盛、正复邪却的反应，故曰脉紧则愈。

【原文】阳明病欲解时，从申至戌上。（205）

【通释】本条论阳明病欲解的时间。阳明病欲解时，是从申时至戌时（13时至21时），亦即日晡所。

【按语】阳明经气旺于申、酉、戌，阳明受邪，在此时适值经气旺盛，正气借助自然之阳气祛邪外出。若邪气盛而正气不衰，正邪相争有力，此时亦可使发热诸症加重，所以阳明病常常见到日晡潮热。

【原文】阳明病，不能食，攻其热必哕。所以然者，胃中虚冷故也。以其人本虚，故攻其热必哕。（206）

【通释】本条论胃中虚冷误治后的变证。阳明病不能食，如果属燥屎内结而大便秘结者，治用承气汤攻下之。如果属胃中虚寒，受纳腐熟无权者，治当温中健脾，若误用苦寒攻下之法，必然因苦寒败胃，使胃中更加虚寒，容易出现气虚寒逆之呃逆。以其人本虚，故攻其热必哕，是自注之句，以说明出现呃逆的原因。

【原文】阳明病脉迟，食难用饱，饱则微烦，头眩，必小便难，此欲作谷疸，虽下之，腹满如故。所以然者，脉迟故也。（207）

【通释】本条论阳明中寒欲作谷疸的脉症。第198条曰："伤寒三日，阳明脉大。"阳明病本以脉大为其主脉，今反见脉迟，迟脉主寒，为阳明中寒之象，阳明中寒，因受纳腐熟无权，当不能食，即使食亦不可过饱，若强求过饱，因胃气虚弱，难以腐熟而致寒湿停滞郁阻，湿食扰心，则见微烦。寒湿中阻，清阳不升，浊阴不降，故见头眩。寒湿中阻，下焦水道不行，故见小便不利。寒湿郁阻，疏泄不利，可见黄疸，故曰此欲作谷疸。发黄有两种情况，一种是湿热熏蒸所致的发黄叫作阳黄，另一种是寒湿所致的发黄，叫作阴黄。根据《金匮要略》所云，谷疸生于脾胃，因于风寒相搏，谷气不消，胃中苦浊，浊气下流，属阴黄，治疗当温中化湿退黄，方用茵陈理中汤。不可见其腹部胀满而妄用苦寒泻下，否则不但寒湿不去且会使病情加重。故曰虽下之腹满如故。所以如此，是由于胃中寒湿。

【原文】阳明病法多汗，反无汗，其身如虫行皮中状者，此以久虚故也。（208）

【通释】本条论阳明气虚津少之辨证。三阳经病都有汗出，如太阳病之汗出恶风，少阳病之合目汗出，而阳明病则是大汗出，或濈濈然汗出。相比较之下，阳明病的汗出，比太阳和少阳病的汗出为突出，故曰阳明病，法多汗。阳明为水谷之海，为气血津液化生之源，阳明病多为燥热实证，热迫津液外渗，故见汗出濈然。阳明病无汗有两种情况，其一是阳明湿热证，由于湿热蕴郁，湿阻于内，热不得外越，故见全身无汗，或但头汗出，小便不利而发黄；其二是由于阳明气虚津少，虽感燥热之邪，燥热外迫而欲作汗而不得作汗，燥热内蒸而津液不足，郁于肌表，故见身痒如虫蚁爬行，是由于阳明气津久虚之故，治当清解阳明燥热，兼益气养阴。

【按语】由此可见，太阳病以有汗为表虚，无汗为表实；阳明病以有汗为里实，无汗为里虚。太阳病见身痒，是由于小邪不解，治用桂枝麻黄各半汤微发其汗。阳明病见身痒，为气津两虚，燥热不得外泄，郁于肌表，治当清解阳明燥热的同时，兼益气养阴。

【原文】阳明病，反无汗，而小便利，二三日，呕而咳，手足厥者，必苦头痛；若不咳不呕，手足不厥者，头不痛。（209）

【通释】本条是论阳明中寒而饮邪上逆之证。阳明病法多汗，今反见无汗，是因阳明中寒，中阳不运，水气不布所致。寒饮留滞中焦而无碍下焦气化，故小便正常。中焦寒饮上逆则呕，寒饮犯肺则咳，寒饮上冒清阳则苦头痛，寒饮阻遏胃阳，使中焦阳气不达四末而手足厥冷。若胃阳尚可温运，中焦寒饮不甚，既未上逆，也未阻遏胃阳，故不咳、不呕、不厥、头不痛，治疗当以吴茱萸汤温胃散饮。

【原文】阳明病，但头眩，不恶寒，故能食而咳，其人必咽痛；若不咳者，咽不痛。（210）

【通释】本条论阳明风热上扰证。阳明病，以不恶寒为有热，以能食为中风。既不恶寒，又能食者，为阳明化热生风。风热上扰清窍，则见头目眩晕。风热循经犯肺，则见咳嗽。风热上攻于咽喉，则见咽痛。不咳，咽喉不痛，是风热尚未上犯。

【按语】本条与上条比较，一为阳明虚寒，故不食而手足厥冷；一为阳明燥热，故能食而不恶寒。一为阳明虚寒夹饮上犯，故见头痛；一为阳明燥热夹风上扰，故见头眩。如此相互比较，以加强辨证思维。

【原文】阳明病无汗，小便不利，心中懊憹者，身必发黄。（211）

【通释】本条论阳明湿热发黄的原因及先兆。阳明病，法多汗。今反无汗为热不得外越。小便不利者，湿无出路，而成阳明湿热互结之证。湿热郁蒸，肝胆疏泄不利，胆汁外溢，身必发黄。湿热郁蒸，扰于心神，故心中懊憹。懊憹者，心烦特甚，有无可奈何之状。柯琴注曰："无汗，小便不利，是发黄之源，心中懊憹，是发黄之兆。"

【原文】阳明病，被火，额上微汗出，小便不利者，必发黄。（212）

【通释】本条论误治阳明而续发黄疸证。阳明病治当用清下，反用火疗，犹抱薪救火，犯实实之戒。火气虽微，内攻有力，徒使邪热更盛。阳明热盛，法当多汗，今却但见额上微汗，复见小便不利而湿无出路，热被湿遏，湿热胶结，身必发黄。

【按语】本条补充了黄疸的症状和黄疸病的原因。上条是阳明病的自然形成，为原发性黄疸；本条因误治阳明病后形成，为继发性黄疸。

【原文】阳明病，脉浮而紧者，必潮热，发作有时。但浮者，必盗汗出。（213）

【通释】本条论阳明经腑同病的脉症。太阳病脉见浮紧，是指太阳伤寒。阳明病脉见浮紧，浮为邪热在经。紧者实也，又见潮热，是邪热在腑。脉症合参，为阳明经腑同病。若其脉但浮而不紧，又不见潮热者，邪热但在阳明之经而未入于腑。阳气入于阴则寐，出于阴则寤。寐则阳气入于阴，以增经中邪热，邪热迫津外溢，故见盗汗。

【按语】阳明腑证，邪热炽盛迫津外溢而自汗；阳明经表证，邪热尚未炽盛，故但在卫阳入阴时，借助卫阳之气而迫津外渗，故见盗汗。成无己注曰："阳明病，里热者自汗，表热者盗汗。"

【原文】阳明病，口燥，但欲漱水不欲咽者，此必衄。（214）

【通释】本条论阳明经热致衄证。六经病皆有经证腑证，阳明病如果病在腑，因燥热伤津而见口渴欲饮、饮之不解；如果病在经表，因燥热伤津不甚，虽见口咽干燥，但欲漱水不欲咽。同时由于阳明多气多血，其热亦可随经迫血妄行而见鼻衄。如成无己注曰："阳明里热，则渴欲饮水。此口燥但欲漱水不欲咽者，是热在经而里无热也。阳明气血俱多，经中热甚，迫血妄行，必作衄也。"

【按语】也有的注家认为，阳明腑证当分气分和血分，热在气分者，因燥热伤津，当口渴欲饮；热在血分者，因其伤津不甚，且因血属阴，其性濡润，血被热蒸，荣气上潮，所以口虽渴而不欲饮水。渴欲漱水不欲咽，是热在血分的重要标志，如吴鞠通在《温病条辨》指出："太阴温病，舌绛而干，法当渴，今反不渴者，热在荣中也。"此说亦通。

【原文】阳明病，本自汗出，医更重发汗，病已瘥，尚微烦不了了者，此大便必硬故也。以亡津液，胃中干燥，故令大便硬。当问其小便，日几行。若本小便日三四行，今日再行，故知大便不久出；今为小便数少，以津液当还入胃中，故知不久必大便也。(215)

【通释】本条以小便之多少判断大便成硬与否。发热汗出是阳明的外症，医者误以太阳中风而重发其汗，汗后发热微烦不了了者，但是因汗出津伤燥热内结，大便必硬。此时应询问其小便，如果平素小便次数很多，一日四五次或五六次，现在减少为一两次，说明津液已还入胃中，故知大便很快就能排出，故曰："今为小便数少，以津液当还入胃中，故知不久必大便也。"

【原文】伤寒呕多，虽有阳明证不可攻之。(216)

【通释】本条论阳明病呕多者不可攻下。阳明病多汗，少阳病多呕。阳明病出现呕多者，为少阳阳明合病或并病，其治疗当用大柴胡汤或柴胡加芒硝汤，若误用承气汤攻下，则犯了少阳之禁忌。即使是阳明病而未兼少阳病者，因其呕吐严重，说明阳明之热偏结于上，未全入于腑，亦不可攻下，否则导致正虚邪陷病情加重。所以成无己注曰："呕者，热在上焦，未全入腑，故不可下。"

【原文】阳明病，心下硬满者，不可攻之。攻之，利遂不止者死，利

止者愈。（217）

【通释】本条论阳明病邪结偏高者不可攻下。阳明病，燥热结于腑，则见腹部胀满，绕脐疼痛，今但见心下硬满。心下者，胃脘也，说明邪结部位偏于胃，未全入于肠，尚未形成痞、满、燥、实、坚之腑证，之所以出现硬满，是由于脾胃气机闭塞，故不可攻下，若误用攻下，则使中气受伤，脾气不升而下利不止，津液下脱而导致死亡。若下利能自止者，津液尚有恢复之机，故曰利止者愈。

【原文】阳明病，面合赤色者，不可攻之，必发热色黄，小便不利也。（218）

【通释】本条论阳明经表证不可下。成无己注曰："合者，通也。"面合赤色者，满面通红也。阳明病见到满面通红，是邪在阳明之经表闭而不宣，尚未成阳明之腑实。如第49条所曰："设面色缘缘正赤者，阳气怫郁在表，当解之熏之。"若过早误用下法，必然伤其脾胃，使经表之邪气内陷。脾伤生湿，小便不利，湿无出路，湿热胶结，疏泄不利，其身必黄。

【按语】综合第216、第217、第218、第201、第206诸条，都是论述阳明病之不可攻下证，阳明病有以下几种情况不可下，一阳明虚证不可下；二阳明寒证不可下；三阳明湿热证不可下；四阳明经表证不可下；五阳明病位偏上、邪结尚浅不可下，当参合《辨不可下病脉证并治法》。

【原文】阳明病，不吐不下，心烦者，可与调胃承气汤。（219）

调胃承气汤方：甘草二两，炙，芒硝半斤，大黄四两，清酒洗。

上三味，切，以水三升，煮二物至一升，去滓，内芒硝，更上微火一二沸，温顿服之，以调胃气。

【通释】本条论阳明病热结初成、病位偏上之证治。本条争议很大，争议的焦点是"不吐不下"这四个字。有的注家把"不吐不下"当作症状解释。如尤在泾《伤寒贯珠集》曰："病在阳明，既不上涌，又不下泄，而心烦者，邪气在中土，郁而成热也。《经》曰：上郁则夺之，调胃承气，盖以通土气，非下燥屎也。"也有人把"不吐不下"当作治疗手段，如成无己《注解伤寒论》曰："吐后心烦，谓之内烦，下后心烦，谓之虚烦。今阳明病不吐不下心烦，则是胃有郁热也，与调胃承气汤，以下郁热。"此论后世医家多从之。

笔者认为，把两种观点结合起来解释更为全面。心烦在六经病中是常见的症状，如误治太阳病邪热内扰胸膈的虚烦不得眠、少阳病枢机不利的心烦喜呕、少阴病心肾不交的心烦不得眠等。而阳明病虽未经吐下，又无呕吐泄泻，但见心中烦闷者，多为燥热初结且病位偏于胃。燥热扰心故心烦，治用调胃承气汤和胃润燥。

大凡阳明腑证，肠胃燥热结实已成，根据燥结程度和病位的不同，病势有轻重缓急之别。如大承气汤证，病位深，病势重，痞满燥实坚具备，为燥结成实；小承气汤证，病位深，病势轻，痞满实坚具备，为燥热成硬；调胃承气汤证，病位浅，病势轻，为燥热只结于胃。

所谓承气者，顺承之意。气是指胃气。承气，即顺承胃气，推动胃肠之气运转流通，故曰承气汤。调胃承气汤方由大黄、芒硝、甘草三味药组成，方中用大黄、芒硝泄胃肠中燥热；用甘草以其甘缓之性，缓解硝黄之峻猛，使之作用于胃，有润肠调胃之用。所以既能调和胃气，又能润肠通便。

【按语】调胃承气汤，有两种服法。一是要求"少少温服"，取其苦寒之气，以调和胃气，使胃中燥热除，谵语诸症自止。清代张路玉《张氏医通》用本方加黄连、犀角等，治疗心胃火盛，患者面部有火烤之感的"撩面症"。二是要求"温顿服"，取其咸寒之力，用于燥热内结之心烦而大便不通诸症，故有一方而两用之法。

【原文】阳明病脉迟，虽汗出，不恶寒者，其身必重，短气腹满而喘，有潮热者，此外欲解，可攻里也。手足濈然而汗出者，此大便已硬也，大承气汤主之；若汗多微发热恶寒者，外未解也，其热不潮，未可

与承气汤；若腹大满不通者，可与小承气汤，微和胃气，勿令大泄下。（220）

大承气汤方：大黄四两（苦寒）酒洗，厚朴半斤（苦温）炙，去皮，枳实五枚（苦寒）炙，芒硝三合（咸寒）。

上四味，以水一斗，先煮二物，取五升，去滓，内大黄，煮取二升，去滓，内芒硝，更上微火一两沸，分温再服。得下，余勿服。

小承气汤方：大黄四两，厚朴二两，炙，去皮，枳实三枚，大者，炙。

以上三味，以水四升，煮取一升二合，去滓，分温二服。初服汤，当更衣，不尔者，尽饮之；若更衣者，勿服之。

【通释】本条论阳明病可攻不可攻及与小承气汤的区别，分三部分。

第一部分从开始到"大承气汤主之"，论大承气汤之证治。阳明病汗出而不恶寒者，邪气已离经入腑，燥热入里，迫津外溢，故见汗出而不恶寒但恶热。邪热充斥经脉，经气不利则身重。里热壅滞，气机不利，则见腹满。邪热上迫，则见短气而喘。阳明之气旺于申酉，故见日晡潮热。因腑实结于内，其脉见迟而有力。因燥热迫津外泄，濈然汗出者，为阳明腑实已成，治用大承气汤攻下。

阳明病脉迟者共有三处，一是第207条，阳明虚寒证，当脉迟而无力。二是第246条，是指脉缓的意思，即脉见浮缓。三是本条，是阳明燥实内结，血脉不通，脉迟而有力。可见，《伤寒论》之脉，主要是讲六经病的病机，非独指脉象。

第二部分从"若汗多"到"未可与承气汤"，是论下法的禁忌。如果是微微发热而不潮热，同时还恶寒者，说明阳明腑实未成，表证亦尚未解除。有一分恶寒，便有一分表证，故不可贸然攻下。

第三部分从"若腹大满不通者"到最后，论小承气汤的证治。倘若但见腹部胀满而大便不通，又不见潮热濈然汗出者，说明肠中糟粕初结，阳明燥热不甚，只能用小承气汤缓下，不可用大承气汤峻攻。

大承气汤，由大黄、厚朴、枳实、芒硝四味药组成，以大黄之苦寒，泄热通便；芒硝之咸寒，软坚润燥；厚朴之苦温，行气消满；枳实之苦寒，下气消痞。厚朴、枳实为气分药，可通达肠胃之气、消痞散满；大黄、芒硝，软坚通便，在枳实、厚朴的推动下，有荡涤肠胃、推陈致新之用。四药相辅相成，用治阳明腑实痞、满、燥、实、坚具备之重症，其力大而峻猛，故曰大承气汤，属峻下之法。临床使用本方，要注意其煎煮方法，即先煮枳实、厚朴，以行气于前，后放大黄，以泄热通便于后，最后纳入芒硝，以软坚化燥。

小承气汤，由大黄、厚朴、枳实三味药组成，以大黄之苦寒，泄热通便；减量用厚朴，行气消满；用枳实，下气消痞。本方虽然大黄倍于厚朴，但是煎煮方法是三药同煎，又无芒硝之苦寒软坚，所以泻下之力逊于大承气，以行气消痞散满为主，泻下通便为辅，故曰小承气汤。可见，同一大黄，煎煮方法不同，其作用有缓急之分。

【按语】大承气汤、小承气汤和调胃承气汤三方，是治疗阳明腑实证之主方。大承气汤又是承气汤类方的代表方，由大黄、厚朴、枳实、芒硝四味药组成，功能消痞散满、软坚通便，有推陈致新、荡涤肠胃实邪之用，治阳明腑实燥屎闭结之痞、满、燥、实、坚诸症具备者，为阳明病之峻下法。小承气汤是由大黄、厚朴、枳实三味药组成，有行气消痞散满之用，治疗阳明燥屎初结以腹部痞塞胀满为主者，因为泻下通便之力逊于大承气汤，故曰小承气汤，又为缓下法。调胃承气汤，由大黄、甘草、芒硝三味药组成，以大黄之苦寒、芒硝之咸寒清泄胃肠燥热，又用甘草之甘缓缓解硝黄之峻猛，使之作用于胃，有润肠调胃之用。所以既能调和胃气，又能润肠通便。和大小承气汤相比，虽然都用于阳明腑实证，但是调胃承气汤，作用部位偏于胃，而大小承气汤作用部位偏于肠。调胃承气汤以清热润燥、调和胃气为主，大小承气汤以泻下通便、消痞散满为主。三承气汤比较见图1。

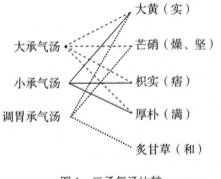

图1　三承气汤比较

【原文】阳明病，潮热，大便微硬者，可与大承气汤；不硬者，不与之。若不大便六七日，恐有燥屎，欲知之法，少与小承气汤，汤入腹中，转失气者，此有燥屎，乃可攻之；若不转失气者，此但初头硬，后必溏，不可攻之，攻之，必胀满不能食也。欲饮水者，与水则哕。其后发热者，必大便复硬而少也，以小承气汤和之。不转失气者，慎不可攻也。（221）

【通释】本条论大小承气汤的使用方法及误下后的变证，可分四部分。

第一部分，从开始到"不硬者，不与之"。论可用大承气汤之证治。阳明病，症见潮热，是大便硬实的标志，潮热者，实也。此时虽见大便微硬，可与大承气汤攻之。上条提出其热不潮，未可与承气汤，正和本条发潮热，与大承气汤相吻合。当然，但见潮热而大便不硬，同样不可攻下。可见潮热和大便硬，是使用大承气汤必备的条件。

第二部分，从"若不大便六七日"到"乃可攻之"，论用小承气汤试探之法。如果患者不大便五六天，又未见潮热、濈然汗出等症状，欲知其肠中是否有燥屎，可先少少与小承气汤，服后腹中转失气者，说明肠中燥屎已成，腑实闭阻，用小量的小承气汤难以推动，只能使肠中燥屎略有活动而转气下趋，如此便可使用大承气汤攻下。

第三部分，从"若不转失气者"到"与水则哕"，论误用攻下后的变证。若服完小承气汤而不转失气者，提示肠中燥屎未成，其不大便是因中焦脾胃虚寒，仅是初头硬后必溏之"固瘕"证，绝不可用苦寒攻下之。若误攻之后，使脾胃阳气更虚而失其温化健运之力，出现腹部胀满不食，甚则因脾胃升降失常，出现饮水则哕的症状。

第四部分，从"其后发热者"到最后，"其后发热者，必大便复硬而少也，以小承气汤和之"。此段应承前之"此有燥屎，乃可攻之"之后，是言服大承气汤攻下之后，复见发热者，这是邪热复聚，再次化燥成实，大便复硬，但毕竟是在用大承气汤下后复硬，故不可用大承气汤峻攻，但用小承气汤缓下。因为服用小承气汤后出现转失气，是燥屎已成的标志，所以最后又特别强调，不转失气者，慎不可攻也。是对前述试下法的进一步强调。

【原文】夫实则谵语，虚则郑声。郑声者，重语也。（222）

直视谵语，喘满者死，下利者亦死。（223）

【通释】辨谵语郑声的区别及谵语之危候。所谓谵语，是指语无伦次，声高气粗，多为阳明热盛，热扰神明所致，故曰实则谵语，实是指邪气实。郑声者，重语也，即语言重复，声音低微，多为精气内夺，心神不宁所致，故曰虚则郑声，虚是指精气夺。

直视是指目睛不能瞬动，视物不了了者，多为肝肾阴精为热所竭。喘满为肺气上脱之象。又见下利者，为中气衰败。所以直视、喘满、下利、谵语并见，既为邪实，又为下竭上脱之正虚，故为死候。

【原文】发汗多，若重发汗者，亡其阳，谵语脉短者死；脉自和者不死。（224）

【通释】本条以脉象推断阳明病的预后。阳明病法多汗，汗生于阴而出于阳，若重发汗，不但亡阴，亦可亡阳，阴脱阳亡，心气散乱，神明无主，则见谵语。上条言实则谵语，是言其常；本条言亡阳谵语，是言其变。由是可见，谵语多为实证，但虚证中亦可见到。在虚证出现谵语时，其预后当验之于脉，如果见到短脉者，为气血津液枯竭，脉道不充，预后不佳，故曰死。若脉不短而尚能自和者，正气尚有恢复之机，预后尚可，故曰不死。

【原文】伤寒若吐，若下后，不解，不大便五六日，上至十余日，日晡所发潮热，不恶寒，独语如见鬼状。若剧者，发则不识人，循衣摸床，惕而不安，微喘直视，脉弦者生，涩者死。微者，但发热谵语者，大承气汤主之。若一服利，止后服。（225）

【通释】本条论阳明腑实证及其正虚邪实的证治。伤寒误用吐下之后，不但病情得不到解除，反因正虚邪陷变生他病。邪气入于阳明，故见不恶寒甚至恶热。热伤津化燥，燥实内结，腑气不通，故见不大便五六日，上至十余日。阳明之经旺于申酉，故在日晡所阳明经旺之时出现潮热。躁热上扰于心，故见神志不清而独语如见鬼状。治用大承气汤峻下阳明之燥屎，其病可愈。

如果失其治疗之机，燥热更伤阴津而致正虚邪实，使病情进一步恶化，出现神志昏迷，循衣摸床，四肢躁扰不宁，怵惕不安，甚则因肝肾肺之阴精枯竭而微喘直视。病情危重，通过脉推断其预后。若见脉弦者，阴气津液尚未耗尽，阳热虽盛，阴液未绝，仍有一线生机，故曰脉弦者生；若见脉涩者，阴气津液枯竭，阳热盛而阴液绝，多为死候，故曰脉涩者死。成无己注曰："脉弦为阴有余，涩为阴不足。"

微者，是言病情未加重之前，邪微病轻，仅见不大便，或潮热谵语，尚未见阴液枯竭之正虚邪实，当用大承气汤泄热通便。大承气汤属峻下之剂，用之不当，则易伤人之正气，故当"一服利，止后服"。

【原文】阳明病，其人多汗，以津液外出，胃中燥，大便必硬，硬则谵语，小承气汤主之。若一服谵语止，更莫复服。（226）

【通释】本条论阳明燥实的证治。阳明病因里热炽盛，热邪迫津外泄，故其人多汗，汗出是阳明病外症之一。汗生于阴而出于阳，汗出溱溱是为津，汗出过多则津液大伤，津伤成燥，燥实内结，大便必干结难下。燥热上扰心神，故见神昏谵语。所以热邪伤津，津伤成燥，燥热成实，实则谵语。这是阳明腑实证的发展规律。本证因燥热初结，但见大便硬、谵语等症，治用小承气汤泻实通便，使燥屎得下，谵语诸症自止。邪去病瘥，不可再服，以防伤正。

【原文】阳明病，谵语发潮热，脉滑而疾者，小承气汤主之。因与承气汤一升，腹中转失气者，更服一升；若不转失气，勿更与之。明日不大便，脉反微涩者，里虚也，为难治，不可更与承气汤也。（227）

【通释】本条论阳明腑实轻证的证治及禁忌。阳明病出现谵语潮热者，腑实已成，脉当见沉实有力，今脉见滑疾，恐阳明燥热虽盛，燥实尚浅，故不能贸然用大承气汤，当试投与小承气汤。因肠内燥屎已结，谵语潮热兼见，故将小承气汤的量由原来的六合，加至一升，增强泻下之力。服小承气汤后，若腹中转失气者，说明肠中燥屎已动，因药力不足，未能使其泻下，当再服一升，使燥屎泻下；若服完小承气汤，腹中未转矢气，尽管有谵语潮热，但是肠中燥屎尚未敛结成实，就不要再与承气汤，否则因其苦寒败胃，使脾胃之气受伤。

服完小承气汤，第二天还不排便，脉象由原来的滑数变为微涩，微脉主气虚，涩脉主血少，脉症合参，为正虚邪实，故为难治。治当扶正祛邪，不可单与承气汤攻下，有人提出用黄龙汤治疗，可供参考。

【按语】对于明日不大便的解释，《伤寒论集成》提出，"明日"当是"阳明"的错简，意即阳明病不大便，其脉不见沉实有力，反见微涩者，是邪实正虚，故为难治。可供参考。

【原文】阳明病，谵语有潮热，反不能食者，胃中必有燥屎五六枚也。若能食者，但硬尔，宜大承气汤下之。（228）

【通释】本条以能食不能食辨阳明燥结之微甚。阳明病见到谵语潮热，说明燥热内结，腑实已成。热能杀谷，本当消谷善饥，今反不能食者，是由于热盛伤津，津伤化燥，燥屎内结，腑气结滞不通，故曰胃中必有燥屎五六枚也。当用大承气汤攻下，文中"宜大承气汤下之"，应接在"胃中必有燥屎五六枚也"，此为倒装句法。如果阳明病谵语潮热而能食者，说明腑实虽成，大便虽硬，尚未至燥坚，故不宜用大承气汤峻攻，当用小承气汤缓下。

【按语】第191条是以能食不能食辨别阳明病之中热中寒；本条是以能食不能食辨别阳明病燥屎内结的轻重。把两条结合起来学习，使辨证内容更加丰富全面。

【原文】阳明病，下血谵语者，此为热入血室；但头汗出者，刺期门，随其实而泻之，濈然汗出则愈。（229）

【通释】此条论阳明热入血室的证治。阳明为多气多血之经，阳明病，若见谵语、潮热、腹胀不大便者，是邪热传入阳明之气分而成阳明腑实证。今但见谵语、下血，是邪热入于血分而成热入血室证。心主血脉，热与血结，血热扰于心，故见神志昏聩而谵语。邪热迫血妄行，则见下血。热在血中，邪热不能透发于外而熏蒸于上，故汗出只局限于头面部而周身无汗。肝主冲任，血室隶属于肝，期门又为肝之募穴，针刺期门，以疏泄血室之邪热，使热随汗出而病愈。

【按语】本条争议很大，争议的焦点是热入血室。如有人认为，本条的热入血室，是男女共有的病证。如柯韵伯《伤寒来苏集》云："血室者，肝也。肝为藏血之脏，故称血室……故男女俱有是症。"

本证并于《阳明篇》，一则是为了说明热入血室证，不但太阳病可以引起，阳明病亦可出现，以扩展了本证的病因范围。另外提出谵语一症，既可见于阳明气分之燥热证，又可见于阳明血分之热入血室证。

【原文】汗出谵语者，以有燥屎在胃中，此为风也，须下之，过经乃可下之。下之若早，语言必乱，以表虚里实故也。下之则愈，宜大承气汤。（230）

【通释】本条论表里兼病的治则。汗出为风邪在表，复见谵语为燥屎内结。既有太阳表虚，又有阳明里实，故为表虚兼里实证。根据六经病的治疗原则，表里同病而里实者，先解表后攻里，待表证解除后，乃可用大承气汤攻下。否则下之过早，必致正虚邪陷，表邪内陷以助里热，使神志昏迷、语言错乱等症加重。

刘渡舟认为，本证之表里同病之表，是指阳明经之表。这两种解释尽管所论表证不同，但是，先解表后攻里的治疗原则是相同的。

【原文】伤寒四五日，脉沉而喘满。沉为在里，而反发其汗，津液越出，大便为难，表虚里实，久则谵语。（231）

【通释】本条论里实证误治后的变证。伤寒四五日，而见喘咳胸满，如果属于表证其脉当浮。今脉不浮反沉，沉脉主里，说明邪气已去表入里。邪气在里，肺气不利，故见喘满。邪既入里，反用汗法，既伤表气使表气虚，又伤津液。津伤成燥，燥热内结而成里实之大便难，故曰表虚里实。久则燥热上扰于心，而见神昏谵语。

【按语】以上两条都提到"表虚里实"，其中里实皆指阳明燥屎内结，是指邪气之实。表虚概念不同，上条所言之表虚，是指太阳感受风邪之表虚证；本条所言之表虚，是由于误汗后表气不足，故曰表虚。

【原文】三阳合病，腹满身重，难以转侧，口不仁而面垢，谵语遗尿。发汗则谵语，下之则额上生汗，手足逆冷。若自汗出者，白虎汤主之。（232）

【通释】本条论三阳合病、偏重阳明的证治及禁忌。三阳合病，是指太阳、阳明、少阳三经同时受邪为病。太阳经行于后背，阳明经行于前腹，少阳经行于胸胁。邪在少阳，枢机不利，故难以转侧。阳明经气不利，故见腹满身重。口为胃之窍，胃和则口能知五味。今阳明有热，口不能辨五味，故曰不仁。阳明多气多血，其经布于面，胃热循经上熏，故见面部油垢。邪热扰神，热盛神昏，故见谵语、小便失禁。因阳明里热炽盛，迫津外渗而见汗出。三阳合病，以阳明燥热为甚，治当以白虎汤清解阳明。若从太阳之汗，更伤胃中津液，使燥热更甚而病情加重。若从阳明腑实之泻下，因尚未成实，徒伤无辜，使阴液下竭，阳无所附而上脱，故见额上汗出，手足逆冷。三阳合病，治取阳明，禁用汗下。

【按语】本条与第104条比较，同为三阳合病，前条是邪气偏重少阳，治用小柴胡汤；本条是邪气偏重阳明，治用白虎汤。

【原文】二阳并病，太阳证罢，但发潮热，手足漐漐汗出，大便难而谵语者，下之则愈，宜大承气汤。（233）

【通释】本条论二阳并病转入阳明的证治。并病是指一经病证未罢而并入另一经。太阳阳明并病，若太阳之邪未解，纵然阳明腑实已成，也不可攻下，否则会导致正虚邪陷，使病情加重。如："二阳并病，太阳初得病时，发其汗，汗先出不彻，因转属阳明，续自微汗出，不恶寒。若太阳病证不罢者，不可下，下之为逆，如此可小发汗。"而本条是论太阳阳明并病，太阳病已罢，邪气完全转入阳明，而且出现了潮热、手足漐漐汗出、大便难而谵语等阳明腑实证，当用大承气汤攻下。两条对比，以权衡先后缓急的治疗原则。

【原文】阳明病，脉浮而紧，咽燥口苦，腹满而喘，发热汗出，不恶寒，反恶热，身重。若发汗则燥，心愦愦，反谵语；若加烧针，必怵惕烦躁，不得眠；若下之，则胃中空虚，客气动膈，心中懊憹，舌上苔者，栀子豉汤主之。（234）

【通释】本条论阳明热证误治后的各种变证。阳明病见脉浮紧，虽与太阳伤寒之脉浮紧相似，但是发热、汗出、不恶寒、反恶热，则不同于太阳伤寒。此处之脉浮，是因阳明热盛，血脉向外充盈。脉紧是言绷紧而有力，为邪热盛于里。脉浮而紧，有别于阳明腑实证之脉沉实，可知阳明里热虽盛，还未形成燥结腑实，而属阳明热证。热盛伤津，故见口苦口燥。邪热内壅，则见腹满而喘。热邪充斥内外，经气不利，故见身重。治用白虎汤清泄里热，切不可用汗下之法。

若脉浮紧而误用辛温发汗，因辛温助热伤津，热邪上扰于心，则心中愦愦而神志昏乱，甚则躁扰或谵语。若误用烧针劫汗，以火助热，心神被扰，出现心神浮躁、恐惧不安、烦躁而不得眠。若误用苦寒泻下，因腑实未成，徒伤无辜，使胃中空虚，邪热乘虚入里，热扰胸膈，则心中懊憹。热郁胸膈，舌苔发黄，治用栀子豉汤，清宣郁热。

【原文】若渴欲饮水，口干舌燥者，白虎加人参汤主之。（235）

【通释】本条论阳明热盛伤津的证治。上条是论热扰胸膈的虚烦证，如果邪热由胸膈入于中焦，重伤胃中津液，而成阳明热证，热盛伤津，则见口舌干燥、渴欲饮水，治用白虎汤清阳明之热，加人参益气生津。

【按语】白虎加人参汤证，在《伤寒论》中共有五条，每一条文中都言及口渴，如第27条之"渴不解"，第176条之"欲饮水数升"，第177条之"口燥渴"，第178条和本条之"渴欲饮水"，本条还有"口干舌燥"，足见阳明热盛，气津受伤之重，同时诸症都在白虎汤的基础上加人参，说明热盛不但伤津，亦可耗气，此亦《素问·阴阳应象大论》"壮火之气衰""壮火食气"之意，加人参益气生津之用也。临床应用本方治疗早期糖尿病而以口渴为主者，效果甚佳。

【医案】白某，男，47岁。患者口渴多饮，消瘦1个月。当地县医院诊断为2型糖尿病，查空腹血糖8.12mmol/L，餐后2小时血糖13mmol/L。最近出现动则汗出，后背时时恶风，舌红苔黄欠津，脉略滑。辨为胃热炽盛，热盛伤津之证，治以清热泻火、生津止渴。白虎加人参汤加味：生石膏30g，知母10g，炙甘草6g，粳米10g，西洋参10g，天花粉20g。6剂，水煎服。

二诊时，患者自述服上药后，诸症减轻，查空腹血糖6.7mmol/L，餐后2小时血糖11.7mmol/L，接近于正常，遂守上方继进6剂。

三诊时，患者查空腹血糖6.2mmol/L，餐后两小时血糖11mmol/L，余症好转。前后进上方二十余剂，其病告愈。

本案患者属消渴病的早期，因胃热炽盛，热盛伤津，故见口渴多饮、舌红苔黄欠津。热盛迫津外泄，则见汗出。热盛不仅伤津还伤气，加之多汗，气随津泄，故见背部恶风。用白虎汤清热，另加西洋参补气养阴生津，天花粉增清热生津之力。纵观全方，清热与益气生津并用，故投之即效。

【原文】若脉浮发热，渴欲饮水，小便不利者，猪苓汤主之。（236）

猪苓汤方：猪苓去皮（甘平），茯苓（甘平），阿胶（甘平），滑石碎（甘寒），泽泻（甘咸寒）各一两。

上五味，以水四升，先煮四味，取二升，去滓，内下阿胶烊消，温服七合，日三服。

【通释】本条论热与水结于下焦的证治。对于本条的解释有两种，一种解释认为本条承第234条，因阳明热证误下以后，热邪入于下焦与水互结，气化不利，故见小便不利。气化不利，津液不能上承于口，故见渴欲饮水。水热互结，热气向外蒸腾，故见脉浮。治用猪苓汤清热育阴利水。遵循这种解释，我们再联系前边第234条、235条和236条，是论述误下阳明后的三种不同证候。第234条是误下后，邪热内入于阳明之上的热扰胸膈证，治用栀子豉汤；第235条是误下后，邪热内入于阳明之中的阳明热证，治用白虎加人参汤；第236条是误下后，邪热内入于阳明之下的水热互结证，治用猪苓汤。如此上、中、下三种不同部位的治法，柯韵伯将其归纳为阳明病的"开手三法"。

另一种解释认为本条应承第235条阳明热证之后，由于阳明邪热炽盛，津气大伤，故见身大热、口大渴、汗大出，因汗多伤津，虽然大量饮水，不致水邪内停而成水热互结证，治用白虎加人参汤，清热益气生津。如果阳明之热入于下，与水互结而成水热互结，亦可见身热、口渴、小便不利，治用猪苓汤，清热育阴利水。

猪苓汤由猪苓、茯苓、阿胶、滑石、泽泻五味药组成。以猪苓、茯苓、滑石、泽泻利尿，滑石利尿并可导热下行。阿胶为血肉有情之品，滋补阴精之不足。上药共奏清热育阴利尿之功。本方临床治疗尿路感染，急、慢性肾炎，肾结石，尿血，都有一定的疗效。

【医案】刘某，男，50岁。2020年3月21日初诊。患者少腹疼痛，小便淋沥涩痛1日。昨晚，突发少腹部绞痛难忍，小便淋沥涩痛，就诊于当地医院急诊科。经检查，显示左肾结石0.9cm，医院建议住院手术，患者因不愿手术而回家。翌日上午，忍痛来中医门诊就诊。就诊时小腹绞痛阵作，呻吟不止，周身汗出，表情痛苦非常。舌红舌苔白，脉弦略数。辨证为湿热蕴结下焦，拟清热利湿、通淋排石。处方：猪苓 10g，茯苓 20g，泽泻 10g，滑石 20g（包煎），车前子 20g（包煎），芦根 20g，白茅根 20g，炒薏苡仁 20g，川楝子 10g，延胡索 10g，生白芍 20g，炙甘草 10g，怀牛膝 10g。6 剂，水煎服。

第五天，患者电话告知，服上药 4 剂后，小便时疼痛难忍，不时从尿中排出结石一块，小腹疼痛诸症顿消，其后到医院复查下腹部 B 超，原左肾结石阴影消失，其病告愈。

【原文】阳明病，汗出多而渴者，不可与猪苓汤，以汗多胃中燥，猪苓汤复利其小便故也。（237）

【通释】本条论猪苓汤的禁忌。口渴，既可因于阳明燥热伤津，又可见于下焦水热互结。水热互结下焦，因气化不行，故见口渴而小便不利，治用猪苓汤清热育阴利尿。今见口渴且汗出较多，是因阳明热盛，身热、脉洪大自在言外，治用白虎加人参汤，清热益气生津。不能因见口渴而误用猪苓汤，以防更伤其津液。成无己注曰："汗溺一液也，汗多为津液外泄，胃中干燥，故不可与猪苓汤利小便也。"

【原文】脉浮而迟，表热里寒，下利清谷者，四逆汤主之。（238）

【通释】本条论表热里寒的证治。《素问·水热穴论》曰："肾者，胃之关也，关门不利，故聚水而从其类也。"肾对于人体水液代谢至关重要。若肾阳虚，命门火衰，清浊不别，则见下利清谷，清谷者完谷不化也。阳虚生寒，故见脉迟。根据六经标本缓急的治疗原则，表里俱病而兼里虚者，急当救其里，治疗用四逆汤，温补肾阳。

还有人认为本证纯属肾阳虚衰，由于肾阳虚，阳虚生寒，盛大之阴寒逼迫虚阳外越，而见阴盛格阳之脉浮身热，由于阳虚失其温化，故见下利清谷。治疗用四逆汤，温补肾阳。

【原文】若胃中虚冷，不能食者，饮水则哕。（239）

【通释】本条论胃中虚寒证。胃主受纳，腐熟水谷，胃中虚冷，受纳腐熟无权，故不思饮食。若饮水抑遏胃中阳气，水寒相搏，胃气上逆则哕逆。本条一则论肾阳虚而下利，二则论胃阳虚而哕逆。

【原文】脉浮发热，口干鼻燥，能食者则衄。（240）

【通释】本条论阳明经证作衄。足阳明胃经，起于鼻旁，环口，循于面部。邪热客于足阳明之经表，故脉浮发热、口干鼻燥。邪气未入阳明之腑，尚未影响饮食故而能食。邪热盛于阳明经，热迫血妄行，故见鼻衄。成无己注曰："脉浮发热，口干鼻燥者，热在经也；能食者，里和也。热甚于经，迫血为衄。"鼻衄俗称出红汗，邪在太阳经表，可以衄代汗。邪在阳明经表，亦可以衄作解，皆因病位尚浅故也。

【按语】上条言阳明胃中虚寒，故见不能食而饮水则哕；本条言阳明经表有热，故见能食而鼻衄。两条互相参照，对比发明。

【原文】阳明病下之，其外有热，手足温，不结胸，心中懊憹，饥不能食，但头汗出者，栀子豉汤主之。（241）

【通释】本条论误治阳明经表证后的热郁胸膈证。阳明病当分经证、热证、腑证，阳明腑实证，治当攻下。而阳明经表证，邪热尚浅，治当解之熏之，今反用了攻下之法，使正虚邪陷。胸为半表半里之位，邪气入里必先胸。邪热入于胸中，未与痰水相结，故非为结胸证。热郁胸中，扰于胸膈，则见心中懊憹；热郁于内，表现于外，则见手足温，其外有热。热能消谷，郁热内阻，故见饥而不能食。郁热不能外泄而熏蒸于上，故见但头汗出，治用栀子豉汤清宣郁热。

【原文】阳明病，发潮热，大便溏，小便自可，胸胁满不去者，小柴胡汤主之。（242）

【通释】本条论少阳阳明并病的证治。潮热者，实也。阳明病，发潮热，本当燥实已成而大便硬。今反大便稀溏，小便自可，说明病邪虽及阳明，但是尚未形成腑实。少阳之经布于胸胁，少阳受邪，故见胸胁满，此证本属少阳病，后又出现了潮热等阳明症状，而成少阳阳明并病，治疗用小柴胡汤和解少阳。

【按语】北宋沈括所撰的《内翰良方》与苏轼所撰的《苏学士方》两书的合编本叫《苏沈良方》，书中用小柴胡汤治烦热、潮热、往来寒热、瘥后劳复发热、呕而发热等五种发热，其中治潮热乃源于此。

【原文】阳明病，胁下硬满，不大便而呕，舌上白苔者，可与小柴胡汤。上焦得通，津液得下，胃气因和，身濈然而汗出解也。（243）

【通释】本条论阳明少阳合病的证治，可分两部分。

第一部分从开始到"可与小柴胡汤"，是论少阳阳明合病的证治。不大便为阳明腑实之主症，阳明腑实证，因热结于里，当见舌苔黄厚而燥，今反见舌上白苔，说明阳明燥热未盛。复见胁下硬满而呕吐为少阳病之主症，故属少阳与阳明合病。因仅见阳明之不大便，尚未出现腹满谵语，而且舌苔不黄且白，说明邪热入腑，热结尚浅，治疗不用大柴胡汤，而用小柴胡汤和解少阳，这就是二阳合病，治取少阳之法。

第二部分从"上焦得通"开始到最后，是阐述服用小柴胡汤后的机制。《难经·三十一难》曰："三焦者，水谷之道路，气之所终始也。"小柴胡汤具有和解少阳、通利三焦的作用，所以服完小柴胡汤后，能够和解枢机、通利三焦，使上焦气机通畅、胁下硬满得除。津液布达得下，胃气因而和调，则大便自下，呕吐自止。三焦调和，津液布达，表里气机通畅，身濈然汗出而解也。

【按语】以上两条皆论少阳阳明同病，都有胁下硬满的少阳主症，前条以"大便溏，小便自可"作为辨证的要点，本条以"舌上白苔者"作为辨证的重点，都强调了四诊合参在诊断疾病中的重要意义。

【原文】阳明中风，脉弦浮大而短气，腹都满，胁下及心痛，久按之气不通，鼻干不得汗，嗜卧，一身及面目悉黄，小便难，有潮热，时时哕，耳前后肿，刺之小差。外不解，病过十日，脉续浮者，与小柴胡汤。脉但浮，无余证者，与麻黄汤；若不尿，腹满加哕者，不治。（244）

【通释】本条论三阳同病的证治。阳明中风，是指风寒邪气伤于阳明。脉大是阳明之主脉，今见脉大，是邪气伤于阳明。邪热闭郁阳明，气机不畅，故见短气，腹部胀满。足阳明之经，夹鼻而行，邪热闭郁阳明，故见鼻干不得汗。但是从脉大而不见沉实，腹部胀满，有潮热而无大便不通，可见邪热在阳明之经而未入阳明之腑。弦为少阳之主脉，脉弦，为邪气侵犯少阳。少阳之经脉布于两胁，少阳经脉受邪，枢机不利，故见胁下及心痛，久按之气不通。邪在少阳，三焦不利，水道不通，故见小便难。水无出路，水湿内停，热郁于内，周身无汗，热不得外越。湿热胶结，熏蒸于外，而见全身及面目发黄。湿为阴邪，其性重浊，湿热胶结，阻遏气机，故见嗜卧身重。少阳枢机不利，影响胃气不降，故见时时哕逆。足阳明胃经，循于耳前；足少阳胆经的分支，从耳后分出，进入耳中，出于耳前。两经受邪，邪热壅滞经脉，故见耳之前后红肿，用针刺之，可疏泄其邪热，使经脉之邪热得以解除，故曰刺之小瘥。浮脉为正气抗邪于表，气血充盈于外，故浮脉为太阳病之主脉，今见脉浮，尽管未言太阳之症，亦为邪气兼及于太阳。综合上述脉症分析，可见本证为太阳、少阳和阳明三阳合病。若经过十余日，上述诸症仍然没有得到解除，脉仍见浮大而弦者，说明病程虽长，病邪尚未发生传变，治疗以小柴胡汤和解少阳，此亦三阳合病，治取少阳之意也。三阳合病，治取少阳的原因，是因少阳有三禁，即禁汗、吐、下，汗下为少阳之所禁，而且本证是以少阳证为主，故治用小柴胡汤。

脉但浮，无余症者，是指脉不见弦、大，但见浮脉，又没有少阳、阳明症者，邪气但在太阳之表，治疗用麻黄汤发汗解表。

若不尿，腹满加哕者，不治，是言黄疸危重症及其预后。病情由原来的小便难，发展为不尿，湿无出路，加之胃气不降而时时哕逆，形成了三焦气机闭塞，邪无出路的"关格"证。尿闭，湿无出路，邪气不得从下而解，闭于下则为"关"。胃气不降，时时哕逆，格拒于上则为"格"。关格的出现，说明气机升降已绝，故为难治。如《难经·三十七难》所言："关格者，不得尽其命而死矣。"

【原文】阳明病，自汗出，若发汗，小便自利者，此为津液内竭，虽硬不可攻之，当须自欲大便，宜蜜煎导而通之。若土瓜根及与大猪胆汁，皆可为导。（245）

蜜煎导方：蜜七合一味，内铜器中微火煎之，稍凝似饴状，搅之勿令焦著，欲可丸，并手捻作挺，令头锐，大如指，长二寸许，当热时急作，冷则硬。以内谷道中，以手急抱，欲大便时乃去之。

猪胆汁方：大猪胆一枚，泻汁，和醋少许，以灌谷道中，如一食顷，当大便出。

【通释】本条论阳明病的导下法。《灵枢·决气》谓："汗出溱溱，是谓津。"阳明病多汗出，再发其汗，必致津液大伤，加之小便自利，使津液内竭。津液内竭，肠中燥实，大便结于肛门不下，形成便秘。因其既无身热烦躁的阳明外症，又无腹满胀痛的阳明里证，因此，大便虽硬不可用承气汤攻下，应在患者欲便之时，用蜜煎方，因势利导，润而下之。亦可根据情况，斟酌选用土瓜根或猪胆汁导下。

蜜煎方，用食蜂蜜置入铜器中，以微火熬成饴糖状，待其凝固可成丸时，做成二寸长的蜜挺，趁热纳入肛门内，此法可用于肠燥便秘。土瓜根方已佚，据东晋葛洪《肘后备急方》记载，用土瓜根捣汁，灌入肛门内，以导下大便。土瓜根有宣气润燥之功，用于腑气燥结之便秘。猪胆汁方，是取大猪胆一枚，泻出胆汁，加入少许米醋，取其酸苦涌泻之用，灌入肛门内取便。因猪胆汁性味苦寒，有清热润肠的作用，故用于肠燥有热的便秘。

【按语】《伤寒论》之导下法，是我国记载最早的导下通便方法，它先于西方医学的灌肠方法五百余年，是我们祖先的一个伟大创举。

【原文】阳明病脉迟，汗出多，微恶寒者，表未解也，可发汗，宜桂枝汤。（246）

【通释】本条论太阳阳明同病的治则。开首即言阳明病脉迟，汗出多，复见微恶寒者，为太阳表虚证尚在，故曰表未解也。根据六经病表里同病的治疗原则，先用桂枝汤解肌散风。

【原文】阳明病脉浮，无汗而喘者，发汗则愈，宜麻黄汤。（247）

【通释】本条提出太阳阳明同病的治则。阳明病若见脉浮无汗而气喘，是阳明病兼太阳风寒表实证，治疗用麻黄汤发汗解表。

【按语】以上两条不但强调了表里同病的治疗原则，而且指出阳明病兼症不同而治疗也不相同。

【原文】阳明病，发热汗出，此为热越，不能发黄也。但头汗出，身无汗，齐颈而还，小便不利，渴引水浆者，此为瘀热在里，身必发黄，茵陈蒿汤主之。（248）

茵陈蒿汤方：茵陈蒿六两（苦微寒），栀子十四枚，擘（苦寒），大黄二两，去皮（苦寒）。

上三味，以水一斗，先煮茵陈，减六升，内二味，煮取三升，去滓，分温三服，小便当利，尿如皂角汁状，色正赤，一宿腹减，黄从小便去也。

【通释】本条论阳明病湿热发黄的证治。足阳明胃与足太阴脾相表里，胃主燥而喜润，脾主湿而喜燥。邪热入里，既可从阳明燥化，又可从太阴湿化。热从燥化者，燥热伤津，而见大便干结、小便频数之阳明腑实证；热从湿化者，湿热胶结，见但头汗出、小便短少，为湿热黄疸证。今阳明病，症见身热汗出，里热熏蒸，邪热外越，热不能与湿相结，就不能形成黄疸。如果汗出仅局限于头面部，全身无汗，其热邪不得发越；小便不利，湿邪不得下泄，湿热胶结，熏蒸肝胆，身必发黄。郁热在里，灼伤津液，加之气化不利，津液不能上承，故见口渴。根据上述症状，此证虽属湿热为患，但是以热邪偏重，属后世所谓的阳黄，治疗当用茵陈蒿汤，清热利湿退黄。

茵陈蒿汤，由茵陈、栀子、大黄三味药组成。茵陈为主药，有清热、利湿退黄的作用，使用茵陈当注意两点，一是要先煎，以便更好地发挥疗效。其次是用量应大，一般可用 20 ～ 90g。栀子苦寒质轻，不但能清热于下，还可宣郁于上。大黄苦寒质重，能清热泻火，还有破结行瘀、推陈致新之用，对于热在里之发黄，最为得当。

【按语】由此可见，本方和承气汤都属阳明病之方，但是承气汤是治疗热从燥化的阳明腑实证，用以攻下，使邪从大便而解；茵陈蒿汤是治疗热从湿化的湿热发黄证，用以清热利湿，使湿热从小便而去。

【医案】田某，男，28岁。2006年2月24日初诊。患者于2005年12月，因患银屑病，在他处服用自制中成药（成分不详）引发药物中毒，在当地医院住院，确诊为药物性肝炎，予保肝治疗效果不明显。经人介绍，邀余为其诊治。刻下患者全身皮肤重度黄染，黄色鲜明，两目黄如橘色，患者说话语声低微，少气无力，全身酥软，精神委顿，行走时需由人搀扶，自述脘腹憋胀疼痛连及胁肋，时时呃逆欲呕，大便不通，约有一周未行，纳呆食少，小便色黄，舌红紫，苔根部黄厚，脉弦滑数。实验室检查：丙氨酸氨基转移酶270U/L，天冬氨酸氨基转移酶224U/L，总胆红素168μmol/L，直接胆红素146.4μmol/L。辨属湿热郁滞肝胆，熏蒸肌肤之黄疸，治宜清热利湿退黄。处大柴胡汤化裁：柴胡10g，黄芩10g，半夏10g，枳实10g，厚朴10g，生白芍20g，生大黄6g（后下），茵陈30g（先煎），陈皮10g，木香10g（后下），砂仁10g（后下），炙甘草10g，生姜10g，大枣5枚。3剂，水煎服。

2006年2月28日二诊。患者自述药进一剂，大便即通，脘腹憋胀疼痛大减，泻下大量黑色黏液腥臭秽浊之物，黄疸随之大减。3剂药尽，精神转佳，不用他人扶持，自己能行走。腹部胀痛多在夜间，呃逆时作，舌红苔转薄，脉弦滑。效不更方，上方加旋覆花15g，代赭石15g。5剂，水煎服。

2006年3月9日三诊。服上药后，纳食增加，呃逆止，精神转佳，皮肤巩膜轻度黄染，唯感小腹隐痛，胃脘部时有烧灼感，舌红少苔，脉滑数。2006年3月4日实验室检查：丙氨酸氨基转移酶104U/L，天冬氨酸氨基转移酶54U/L，总胆红素42.4μmol/L，直接胆红素11.88μmol/L，白蛋白与球蛋白比值（A/G）2.1，葡萄糖6.6mmol/L。治法仍遵原旨，方药略行加减：柴胡 10g，黄芩 10g，生大黄 6g（先煎），枳实 10g，半夏 10g，生白芍 20g，牡丹皮 10g，栀子 10g，茵陈 30g，滑石 20g，木香 10g，砂仁 10g，陈皮 10g，生姜 10g，大枣 5 枚。5 剂，水煎服。

2006 年 3 月 15 日四诊。服上药后，小腹已不隐痛，胃脘部烧灼亦止，诸症较为平稳。又处上方，共进 16 剂。于 2006 年 4 月 1 日化验复查丙氨酸氨基转移酶 41U/L，总胆红素 30.4μmol/L，直接胆红素 10.6μmol/L。腹痛呃逆均除，纳食如常，二便调和，仅巩膜轻度黄染。续予小柴胡汤合茵陈蒿汤加滑石 20g，共服 20 剂，黄疸消，诸症失。实验室检查示肝功能及各项指标均正常，其病告愈。

本例患者黄色鲜明，为湿热蕴结于肝胆，熏蒸肌肤所致。胆为足少阳之腑，邪在少阳，经气不利，故见胸胁苦满；伴见腹痛便结，呃逆连连，乃阳明热结，腑气不通，胃气不降。辨证属少阳阳明合病，治疗以大柴胡汤为主方，外和少阳，内泻阳明；又因湿热为患，故加茵陈蒿汤清热利湿。诸药合用，共奏清热利湿退黄之功。

【原文】阳明证，其人喜忘者，必有蓄血。所以然者，本有久瘀血，故令喜忘，屎虽硬，大便反易，其色必黑，宜抵当汤下之。（249）

【通释】本条论阳明蓄血证治。阳明多气多血，邪热入于阳明气分，热与肠中之燥屎相结而成阳明腑实证。邪热入于阳明血分，热与血相结而成阳明蓄血证。心主血脉，主神明。热与血结于下，心失所养，而见喜忘。喜忘者，善忘也，言听视动，随过随忘。《素问·调经论》曰："血并于下，气并于上，乱而喜忘。"此外，"气主煦之，血主濡之"。热与燥屎相结，大便硬而难下。热与血结，大便虽硬而易解，便下之物色黑如漆，治用抵当汤，泄热逐瘀。

【按语】阳明蓄血证与太阳蓄血证不同，太阳蓄血证，是太阳经表之邪不解，随经入腑，与血结于下焦，症见其人如狂或发狂，少腹急结或硬满，小便自利；阳明蓄血证，是阳明之邪热入里，与血相结，症见其人喜忘，大便色黑而易解。

【原文】阳明病，下之，心中懊憹而烦，胃中有燥屎者可攻。腹微满，初头硬，后必溏，不可攻之。若有燥屎者，宜大承气汤。(250)

【通释】本条论阳明病下后不愈的两种转归。阳明病，腑实已成而用下法，本当燥实去而病愈。今下后反见心烦懊憹，是因燥屎虽下，但下而未净。太阳病，有一汗不解再汗之法，阳明病亦有一下不除可以再下，故若有燥屎者，可用大承气汤。如果下后虽见心烦懊憹，而大便初硬后溏，腹部微满者，这是因为下后燥热未除，中焦脾胃受伤，故不可再用承气汤攻下，当用栀子干姜汤温中清热。

【原文】病人不大便五六日，绕脐痛，烦躁，发作有时者，此有燥屎，故使不大便也。(251)

【通释】本条论阳明燥屎内结之证。上条言"胃中有燥屎者，可攻之"。本条补充了胃中有燥屎的症状，即"绕脐痛，烦躁"。并以此作为辨识腹中燥屎已成的眼目。因为阳明胃肠燥屎内结，气机阻滞，故见绕脐疼痛。燥热扰心，故心中烦躁。阳明之经气旺于申酉戌时，在申酉戌时，正邪斗争激烈，上述症状就会加重。上文言"若有燥屎者，宜大承气汤"，此处不言治法用方为省笔。

【按语】在阳明腑实证中，大承气汤是治疗燥热内结，燥屎已成的代表方剂，在使用之前，必须辨别有无燥热内结，燥屎已成。如用小承气汤试探泻下，如果确定燥屎已成，就可大胆使用大承气汤攻下。

【原文】病人烦热，汗出则减，又如疟状，日晡所发热者，属阳明也。脉实者，宜下之；脉浮虚者，宜发之。下之与大承气汤，发汗宜桂枝汤。(252)

【通释】本条通过脉诊辨证治疗。烦热者，热之甚也，首当分清表里。若发热脉见浮虚，即浮缓者，为病邪在表，治用桂枝汤解肌散风。如果发热而脉见沉实，其发热如同疟疾一般，每于午后加重，此属阳明腑实证，治用大承气汤攻下。尤在泾《伤寒贯珠集》谓："若脉实者，知气居于里，故可下之，使从里出；脉浮而虚者，知气居于表，故可汗之，使从表出。"本条对发热一症，但从脉象辨别表里，突出了平脉辨证的意义。

【原文】大下后，六七日不大便，烦不解，腹满痛者，此有燥屎也。所以然者，本有宿食故也，宜大承气汤。（253）

【通释】本条论下后燥屎复结的证治。燥屎内结，治用大承气汤。用药之后，燥屎排出，其病痊愈。若下之后，又见六七天不大便，且烦热不解，腹部胀满疼痛，是下后余热不尽，与原有之宿屎复结，又成燥屎内结之证，故自注曰"本有宿食故也"，治用大承气汤复下之。

【按语】陈修园《伤寒论浅注》指出："此证着眼在六七日，以六七日不大便，则六七日所食之物又为宿食，所以用得大承气。"陈氏对于本条"本有宿食"的解释，认为是六七天不大便，新聚之宿食，因下之热邪未尽，与新聚之宿食复结所致，可供参考。

【原文】病人小便不利，大便乍难乍易，时有微热，喘冒不能卧者，有燥屎也，宜大承气汤。（254）

【通释】本条论阳明燥屎内结证。阳明腑实，燥屎内结，本当大便不通难下，现在却大便乍难乍易，意即时通时不通，说明既有热结，又有旁流。燥热结于内，则大便时难。旁流于下，则大便时易。故形成了大便乍难乍易的特点。燥热内结，灼伤津液，故见小便不利。燥热深伏于里，热邪不得张扬，故身现微热。肺与大肠相表里，燥热在肠，肺气不降，故见气喘气急。燥热上扰清窍，则见眩冒。因喘冒严重，使患者不得平卧。治用大承气汤攻下热结。

【按语】以上诸条，重点叙述了阳明腑实证的各种表现，诸如潮热、谵语、腹满胀痛，或绕脐疼痛、不大便、大便乍难乍易、脉沉实，以及本条的喘冒不能卧等，都反映了阳明腑实证的病机特点，是阳明腑实证的主症，也是使用大承气汤的辨证眼目。

【原文】食谷欲呕者，属阳明也，吴茱萸汤主之。得汤反剧者，属上焦也。（255）

吴茱萸汤方：吴茱萸一升，洗（辛热），人参三两（甘温），生姜六两，切（辛温），大枣十二枚，擘（甘温）。

上四味，以水七升，煮取二升，去滓，温服七合，日三服。

【通释】本条论阳明虚寒的证治。足太阴脾，主运化，其气当升；足阳明胃，主受纳，其气当降。胃气虚寒，不能受纳腐熟水谷，则见食谷欲呕。中焦虚寒，寒饮内生，可见呕吐涎沫，治用吴茱萸汤，温胃散饮、降逆止呕。服完吴茱萸汤，呕吐等症不但没有治愈，反而使病情加重，是因上焦有热拒药不受，故使病情加重。

吴茱萸汤，由吴茱萸、人参、生姜和大枣四味药组成。其中以吴茱萸性味辛、苦、温，入肝、胃经，有暖肝温胃、降逆止呕之用。方中重用生姜六两，配吴茱萸温胃散饮以止呕。以人参之甘温、大枣之甘平，补虚和中。共奏温中补虚、和胃降逆之功。

吴茱萸汤在临床除治疗胃寒引起的恶心呕吐，还可治疗寒饮上逆的头痛头晕，以及因寒瘀引起的妇女痛经，或宫寒不孕等。

【按语】本方见于《阳明篇》，与白虎汤对偶而设，白虎汤是治疗阳明热证、实证；吴茱萸汤是治疗阳明寒证、虚证。以此说明，阳明病以热证实证为主，同时也有表证里证、虚证寒证。

【医案】刘某，女，43岁。1978年5月10日初诊。头顶疼痛两年余。每日午后病情加重，发作时，头目眩晕，恶心呕吐，甚则四肢逆冷。西医诊断为神经性头痛，服用脑宁片等药无效。故就诊于中医，查血压110/80mmHg，舌淡苔白而水滑，脉见沉弦。辨为厥阴肝寒犯胃证，治以温肝散寒、降逆止痛。处吴茱萸汤方：吴茱萸10g，红参6g，生姜30g，大枣7枚。6剂，水煎服。

上药服6剂，头痛诸症若失。一年后随访，未见复发。

【原文】太阳病，寸缓、关浮、尺弱，其人发热汗出，复恶寒，不呕，但心下痞者，此以医下之也。如其不下者，病人不恶寒而渴者，此转属阳明也。小便数者，大便必硬，不更衣十日，无所苦也。渴欲饮水，少少与之，但以法救之。渴者，宜五苓散。（256）

【通释】本条论误治太阳中风后的几种转归，可分为三部分。

第一部分，从开始到"此以医下之也"。论误下太阳中风形成的心下痞证。太阳病，症见发热、汗出、恶寒者，为太阳中风证。脉见寸缓、关浮、尺弱，是指太阳中风浮缓之脉。不呕，示邪气未及于少阳。但见胃脘部痞满，是因医者未用桂枝汤解肌散风，却误用了苦寒泻下之法，使中焦脾胃受伤，升降失常，气机闭塞而成心下痞证。

第二部分，从"如其不下者"，到"无所苦也"。指太阳中风，未经误下，邪气传于阳明而成脾约证。如果太阳中风未经泻下而见不恶寒口渴者，是因邪气传入阳明，故见不恶寒。因阳明燥热伤津，故见口渴。邪气虽然传入阳明，尚未见到腹满胀痛、潮热谵语等腑实证症状，仅见大便硬、小便频数、不大便数十日却无所苦，是由于阳明燥热逼迫津液偏渗，故见小便频数。胃中燥热又约束了脾的功能，使脾不能为胃行其津液而成脾约证，治用麻子仁丸。

第三部分，从"渴欲饮水"到最后，指出太阳中风未经误下而形成的各种变证。太阳中风未经误下而见口渴欲饮水者，是邪热传入阳明，热伤津液而见口渴，可少少与饮之，令胃气和，再根据病情治疗。不可暴饮，以防胃阳被抑而成饮停心下的茯苓甘草汤证。如果患者口渴而小便不利，是太阳之邪随经入腑而成太阳蓄水证，治用五苓散。

【原文】脉阳微而汗出少者，为自和也；汗出多者，为太过。（257）

阳脉实，因发其汗出多者，亦为太过。太过为阳绝于里，亡津液，大便因硬也。（258）

【通释】以上两条论过汗伤津的变证。凡脉者，浮取为阳，沉取为阴。第257条之脉阳微，是指脉浮取微弱，为邪气微而表证轻浅，只需微微发汗，阴阳自和其病可愈。汗生于阳而出于阴，若汗出较多，则使津液受伤，故为太过。

第 258 条之阳脉实，是指脉轻取有力，提示邪气盛于表，邪气盛于表亦不可发大汗，以防大汗伤津，津伤化燥，大便硬结，而成太阳阳明之脾约。这两条体现了"保胃气，存津液"的治疗原则。

【原文】脉浮而芤，浮为阳，芤为阴，浮芤相搏，胃气生热，其阳则绝。（259）

【通释】上条论津伤便结的成因，本条继上条论津伤便结的脉象。脉见浮而芤，浮脉主阳热盛，芤脉主阴液亏，阳盛阴亏，胃生燥热，阳气阻绝于里，大便则硬结。

【原文】趺阳脉浮而涩，浮则胃气强，涩则小便数，浮涩相搏，大便则难，其脾为约，麻仁丸主之。（260）

麻仁丸方：麻子仁二升（甘平），芍药半斤（酸平），枳实半斤，炙（苦寒），大黄一斤，去皮（苦寒），厚朴一斤，炙，去皮（苦寒），杏仁一斤，去皮尖，熬，别作脂（甘温）。

上六味，为末，炼蜜为丸，桐子大，饮服十丸，日三服，渐加，以知为度。

【通释】本条论脾约的证治。趺阳脉是古代三部诊脉法诊查部位之一，位于足阳明胃经的冲阳穴，即足动脉搏动之处。趺阳脉，候胃气的盛衰。趺阳脉浮而涩，浮脉主胃阳热盛，涩脉主脾阴不足。《素问·太阴阳明论》曰："四肢皆禀气于胃，而不得至经，必因于脾，乃得禀也。"又曰："脾与胃以膜相连耳，而能为之行其津液。"胃为仓廪之官、水谷之海，胃之津液必须通过脾的运化才能布达周身。今胃阳热盛，脾阴不足，胃强脾弱。胃之燥热约束了脾的功能，使脾不能为胃行其津液。同时胃中燥热又逼迫津液偏渗于膀胱，故见小便频数，津液不能还于胃中以滋润大肠，而见大便难，故成为脾约之证。

麻子仁丸，由火麻仁、芍药、枳实、大黄、厚朴、杏仁组成，是由小承气汤加火麻仁、芍药、杏仁而成。方中以火麻仁为君，润肠通便，加杏仁润肺降气、芍药养血和营。大黄泄热通便、推陈致新。枳实、厚朴，有行气消痞散满的功效，可治疗阳明燥屎初结，腹部痞塞胀满大便不通。本方常用治疗老年习惯性便秘，有非常好的疗效。

【按语】脾约之约，其意有二；约者穷约也。因胃之燥热伤津，加之小便频数，使脾为胃运行的津液不足故曰穷约，此其一也。约者约束也。因脾之弱阴，被胃之强阳约束，不能为胃运行津液，此其二也。

【医案】患者某，男。1978 年夏季初诊。患便秘半年余，每 5 ～ 6 天更衣一次，痛苦非常，多方医治无效。其后以泡服番泻叶维持两日一便，但一停服，便又不通。伴小便频数，口咽干燥。诊其脉，两手关脉浮大有力。辨为脾约证，治用麻子仁丸，处火麻仁 20g，杏仁 10g，白芍 10g，枳实 10g，厚朴 10g，川大黄 10g。并嘱其停服番泻叶。服上药 3 剂，小便次数减少，大便亦通，日行一次，便时仍不畅快，余将原方川大黄改为 15g，令其服 3 剂，大便即通。其后每隔 10 余日服此方 3 ～ 6 剂，连续调整半年而愈。两年后又返故里，询知便秘再未复发。

【原文】太阳病三日，发汗不解，蒸蒸发热者，属胃也，调胃承气汤主之。（261）

【通释】本条论太阳病汗后转属阳明的证治。太阳病三日，发汗不解，并非指表证不解，是发汗之后又出现了蒸蒸发热。发热蒸蒸，形容发热犹如炊笼向外蒸腾一般，必伴濈然汗出。说明邪热已经离开太阳而转入阳明。蒸蒸发热者，是阳明腑实燥热初结的特点，治疗当用调胃承气汤泄热除燥、润肠通便。

【原文】伤寒吐后，腹胀满者，与调胃承气汤。（262）

【通释】本条论误治太阳病后转属阳明的证治。吐法是为邪结高位而设，用于伤寒表证属误治。误吐后津伤化燥，燥热内结腑气不通，而成阳明腑实证。因燥热初结，虽见腹部胀满，尚未达到腹部大满、绕脐疼痛拒按的程度，故治用调胃承气汤。

【按语】以上两条皆论误治太阳后，正伤邪陷，邪热化燥伤津入里初结于阳明，仅见蒸蒸汗出或腹部胀满，病变部位较阳明腑实证偏上，病情尚未达到痞、满、燥、实、坚俱备，治疗用调胃承气汤和下。

【原文】太阳病，若吐、若下、若发汗，微烦，小便数，大便因硬者，与小承气汤和之愈。（263）

【通释】本条论误治太阳伤津成实的证治。太阳病误用吐下发汗后，津液受伤，邪气因入，燥实内结则见大便硬结。燥热内盛，迫津偏渗，故见小便频数。燥热上扰于心，则见心烦。因热邪不甚，重在燥结内实而大便不通，故用小承气汤通便导滞。

【按语】本条见小便频数、大便硬，似乎为脾约之证。但是，脾约证多为原发，因胃之燥热津伤，故在燥热逼迫津液偏渗的同时，亦约束了脾为胃行津的作用，所谓胃强脾弱，故见大便硬结；而小承气汤证多因误治，邪气化热入里，燥热伤津内结，腑气不通，大便不下。此外，脾约证和小承气汤证都属阳明腑实证，但是，脾约证虽见不大便数十日而无所苦，治疗用麻子仁丸润肠通便。而小承气汤证，因燥热内结，故在不大便的同时，见腹满疼痛、潮热谵语、身热汗出、脉沉实有力等，治疗用小承气汤，泄热去实。

【原文】得病二三日，脉弱，无太阳柴胡证，烦躁，心下硬，至四五日，虽能食，以小承气汤少少与，微和之，令小安，至六日，与承气汤一升。若不大便六七日，小便少者，虽不能食，但初头硬，后必溏，未定成硬，攻之必溏，须小便利，屎定硬，乃可攻之，宜大承气汤。（264）

【通释】本条辨大小承气汤的使用方法。得病二三日，脉弱。《太阳篇》载："太阳病，发热恶寒，热多寒少，脉微弱者，此无阳也。"成无己注曰："表证罢为无阳。"可见，脉弱是对脉紧而言，由脉紧变弱，是寒邪去表入里，故既不见太阳之表证，又不见少阳之半表半里证，但见烦躁、心下痞硬。由于燥热内结，内扰心神而见烦躁，腑气闭塞而心下痞硬。至四五日，虽然燥热内结于胃，烦躁、心下痞硬等症仍不得解除，但是因燥结不甚，病势轻浅，故反能食。治以小承气汤少少与之，微和胃气，令其小安。若服完小承气汤，五六日之后，烦躁、不大便诸症仍然不除，当加大小承气汤的用量，可由原来的六合，加服到一升。如果不大便六七日，小便少者，虽不能食，亦不可贸然用大承气汤攻下。因为小便少，津液尚能还于胃中，故知大便未定成硬，或者是燥结不甚之初硬后溏。若误用大承气汤攻下，必伤脾胃之气。脾胃受伤，运化失职，而见大便溏稀。使用大承气汤时，必须见到小便频数通利，方知津液偏渗，燥热内盛，燥屎内结，腑气不通，乃可用大承气汤峻攻。

【原文】伤寒六七日，目中不了了，睛不和，无表里证，大便难，身微热者，此为实也。急下之，宜大承气汤。（265）

【通释】本条论阳明病燥热竭阴之急下证。伤寒六七日，是言伤寒日久不愈。目中不了了，指患者视物不清。睛不和，即两睛呆滞，不能瞬动。《灵枢·大惑论》曰："五脏六腑之精气，皆上注于目而为之精。"目中不了了，睛不和，是燥热灼阴，肝肾阴精将竭，精气不能上荣于目。此证本属肝肾阴液亏竭之证，但是，患者又见大便难、身微热，说明燥热内结，邪热深伏，腑气不通，故曰"此为实也"。燥热内结之阳明腑实证，既不见腹满胀痛，又不见潮热谵语，仅见身有微热者，故曰无表里证。目中不了了，睛不和，说明肝肾之真阴欲竭，病情危笃，当用大承气汤急下存阴。急者，刻不容缓，急不可待之意，只有急下才能存阴，此亦釜底抽薪之法，否则坐以待毙，真阴立亡。

【原文】阳明病，发热汗多者，急下之，宜大承气汤。（266）

【通释】本条论阳明燥热迫津外亡之急下证。阳明病，是指燥热内结的阳明腑实证，因发热汗出，汗多亡阴，治疗当用急泻下之法。本证辨证的眼目，在"汗出多"一症。汗为心之液，生于阴而出于阳，所以汗多就要伤津，津伤化燥，燥热迫津，汗出更多，这样就形成一种燥实不去汗出不止、汗出不止燥热更甚的恶性循环，最后导致少阴阴液枯竭。欲救其阴，必止其汗，欲止其汗，必泻燥结，故用大承气汤急下存阴。钱潢《伤寒溯源集》说："此曰汗多，非复阳明自汗可比矣……故当急下。"

【原文】发汗不解，腹满痛者，急下之，宜大承气汤。（267）

【通释】本条论阳明燥热内结之急下存阴证。发汗不解，是言病情不因发汗而解，反因发汗伤津，使燥热内结更甚，故见腹满疼痛，由于津伤液竭，燥热内结之势较甚，病情变化迅速，故当急下阳明燥实，否则必有亡津竭液之虞。

【按语】以上第265、266、267三条，皆谓"急下之，宜大承气汤"，后人将其称为阳明三急下证。三条从不同角度论述阳明燥结内甚，纵然只见到"汗多""腹满痛""大便难，身微热者"，但是，根据病情病势，以及发病的速度，大有耗竭肝肾真阴之势，故当急下存阴。联系第210、264条，以小承气汤试探或减量服药的方法，一为小心翼翼，一为大刀阔斧，体现出保胃气、存津液、治病救人的精神。

【原文】腹满不减，减不足言，当下之，宜大承气汤。（268）

【通释】本条论腹满可下之证。腹满一症，临床有寒热虚实之别，一般以腹满拒按者为实，喜按者为虚。腹满不减者为热，时减者为寒。今言腹满不减，减不足言，当属阳明腑实、燥屎内结之证，治用大承气汤攻下。成无己曰："腹满不减，邪气实也。《经》曰：大满大实，自可除下之。大承气汤下其满实。"

【原文】阳明少阳合病，必下利，其脉不负者，顺也；负者，失也。互相克贼，名为负也。脉滑而数者，有宿食也，当下之，宜大承气汤。（269）

【通释】本条论阳明少阳合病的证治。阳明少阳合病，因热盛迫津下渗，故见自发性下利。预后当验之于脉，脉不负者顺也，负者失也。从五行学说的生克乘侮来讲，足少阳胆属木，足阳明胃属土，木当克土。脉大，为阳明之脉。脉弦，为少阳之脉。阳明少阳合病，若见阳明之脉大，为土不受邪，虽见下利，胃气不衰，其脉不负，不负者顺也，其病易愈；阳明少阳合病，若见少阳之弦脉，木旺乘土，是胃气衰败之象，故曰负者，失也，其病难愈。因土虚木乘，是为贼邪，故曰互相克贼。

如果脉见滑而数者，滑脉主食积，数脉主热，因燥热宿食阻滞肠胃，而成热结旁流之下利，治当用大承气汤泄热导滞，则下利自止。

【按语】在六经病中，二阳合病下利有三条，"太阳与阳明合病者，必自下利，葛根汤主之"，邪热偏于阳明之经表，治用葛根汤；"太阳与少阳合病，自下利者，与黄芩汤"，邪热偏重少阳，治用黄芩汤；本条是少阳与阳明合病下利，燥热宿食相结，阻滞肠胃而成热结旁流之证，治用大承气汤。三条比较可见辨证缜密准确。

【原文】病人无表里证，发热七八日，虽脉浮数者，可下之。假令已下，脉数不解，合热则消谷善饥，至六七日，不大便者，有瘀血，宜抵当汤。（270）

271

【通释】本条辨阳明腑实证与瘀血的证治。"病人无表里证"，是言患者既无太阳之表证，又无阳明之里证，但见发热，且持续七八日不解，说明燥热内结阳明，因热邪蒸腾于外，故见身热持续不退。因燥热内结，不大便自在言外，虽见脉浮数，仍可用泻下法治疗。

如果泻下之后，脉浮已去而脉数不解者，为阳明气分之热虽去，而血分之热未除。热结阳明气分，因气机闭阻，当不能食，今反能食者，热不在气分而在血分。血分之热合于胃，则消谷善饥；合于肠，热与血结而成为瘀血。因热盛伤津，故见不大便，因有瘀血，故便虽硬而色黑易解，治用抵当汤，破血逐瘀。

【原文】若脉数不解，而下不止，必协热而便脓血也。（271）

【通释】本条论热在阳明血分的又一变证。上条言脉数不解，热留血分而见不大便、消谷善饥之瘀血证，本条又提出脉数不解，热留血分，血热相蒸，腐败为脓而见大便脓血。成无己注曰："下后脉数不解，而不大便者，是热不得泄，蓄血于下，为瘀血也；若下后脉数不解，而下利不止者，为热得下泄，迫血下行，必便脓血。"

【原文】伤寒发汗已，身目为黄，所以然者，以寒湿在里不解故也，以为不可下也，于寒湿中求之。（272）

【通释】本条论寒湿发黄的证治。伤寒发汗已，本当汗出邪去而病愈，今反见全身两目发黄。究其原因，是因素有寒湿在里，加之汗出伤阳，使中阳更虚，寒湿益甚。寒与湿，皆为阴邪，寒湿在里，影响肝胆之疏泄，使胆汁外溢，故见发黄。治疗不可见身黄而妄用清热利湿之法，当于寒湿中求之，治用温阳利湿之法，使寒湿去，气机通畅，身黄自退。根据病情可选用茵陈理中汤，或茵陈四逆汤。

【按语】关于黄疸的分类，在《金匮要略·黄疸病脉证并治》中，将其分为黄疸、谷疸、酒疸、女劳疸和黑疸五种。后世则将其分为阳黄和阴黄。阳黄多因于湿热邪气，表现为黄色鲜明如橘色，同时伴有身热、口干、大便不通、小便短赤、舌红苔黄、脉滑数等症；阴黄多因于寒湿邪气，其表现为黄色晦暗，状如烟熏，常伴身冷恶寒，大便溏稀，小便清长，舌淡苔白，脉沉迟。第272条之发黄，当属于阴黄。

【原文】伤寒七八日，身黄如橘子色，小便不利，腹微满者，茵陈蒿汤主之。（273）

【通释】本条论湿热发黄的证治。伤寒七八日不解，邪气化热入里，与湿邪相结而成湿热发黄。湿热发黄亦称为阳黄，其特点是黄如橘子色，色泽鲜亮。由于湿热胶结，热阻湿不得泄，故见小便不利。湿热郁结，腑气不通，故见腹满，甚或大便秘结，治用茵陈蒿汤，清热利湿退黄。

【原文】伤寒身黄发热者，栀子柏皮汤主之。（274）

栀子柏皮汤方：栀子一十五个（苦寒），甘草一两（甘平），黄柏二两。

上三味，以水四升，煮取一升半，去滓，分温再服。

【通释】本条论湿热郁阻三焦发黄的证治。伤寒身黄发热，是湿热发黄的阳黄证，不见恶寒，病不在表。不见腹部胀满，大便不通，病亦不在里。但见身热发黄，此乃湿热蕴郁三焦不得宣泄，心烦口渴、无汗或小便不利等症自在言外。治用栀子柏皮汤，清热利湿退黄。

栀子柏皮汤，由栀子、黄柏和甘草三味药组成。栀子善清上焦之热，因色红而轻，在清热泻火之中有宣郁之用。黄柏苦寒质重，直走下焦，善清下焦之热。甘草甘温性缓，不但能缓栀子、黄柏之苦寒，亦可和胃健脾。三药相伍，用于湿热黄疸而表里证不明显者。

【原文】伤寒瘀热在里，身必发黄，麻黄连轺赤小豆汤主之。（275）

麻黄连轺赤小豆汤方：麻黄二两，去节（甘温），赤小豆一升（甘平），连轺二两（连翘根也，苦寒），杏仁四十个（甘温）去皮尖，大枣十二枚（甘温），生梓白皮一升（苦寒），生姜二两（辛温）切，甘草二两，炙（甘平）。

上八味，以潦水一斗，先煮麻黄再沸，去上沫，内诸药，煮取三升，去滓，分温三服，半日服尽。

【通释】本条论湿热发黄兼表的证治。伤寒，是言外有风寒束表。瘀热在里，是言内有湿热蕴郁。风寒邪气闭郁于外，湿热邪气郁阻于内，使热邪不得外越，湿邪不得下泄，湿热胶结，气机不利，身必发黄。治用麻黄连轺赤小豆汤，以宣散表邪、清热利湿。本条文虽短，但是言简意赅，开始言病因病机，中间言临床症状，最后论治法方药。

麻黄连轺赤小豆汤，由麻黄、连轺、赤小豆、杏仁、大枣、生梓白皮、生姜和炙甘草八味药组成。其中麻黄、杏仁、生姜，宣散表邪，有宣肺利湿之用，亦即开鬼门，给湿邪以出路。生梓白皮性味苦寒，清热宣肺利小便，使湿邪从下而去，现在多用桑白皮代替。连轺，即连翘之根，现用连翘代之，有清热透邪的作用。赤小豆，清热利尿，因其色红，善治瘀热凝结之证。炙甘草和大枣，健脾和中，以顾护脾胃。诸药共奏清热利湿、解表退黄之功。本方提出以潦水煎煮，潦水又称无根之水，即聚存的雨水，因其无根味薄，故无助水湿之患。

【按语】在《阳明篇》中，治疗湿热发黄的三个处方，其中茵陈蒿汤是治疗湿热偏重于里之发黄，由于湿热内结，兼见腹部胀满、大便不通；

麻黄连轺赤小豆汤，是治疗湿热内结，兼有表证者，故在见湿热瘀阻的同时，兼见发热恶寒、身痛或身痒等症；栀子柏皮汤是治疗既无表证，又无里证，但见湿热郁阻三焦的发黄证，三方当区别使用。

【医案】

1.患者某，男，29岁。1989年深秋初诊。两手瘙痒一周，市某医院皮肤科诊断为疥疮，给予西药治疗，其效不显。自述近来瘙痒加重，尤以双手指间为甚，因痒而夜间不能入睡，常常两手使劲搔抓，甚则抓破出血，其瘙痒仍不得解，且伴心烦，口渴，小便短赤，舌尖红苔薄黄，脉弦数。辨为湿热毒邪郁表之证，拟清热解毒、解表止痒。麻黄5g，连翘10g，赤小豆20g，杏仁10g，桑白皮10g，生甘草10g，生姜10g，大枣7枚，苦参10g，当归10g，蛇床子20g，地肤子20g。3剂，水煎服。

服上药3剂，瘙痒明显减轻，诸症亦减。连服12剂，其病告愈。

2.患者某，女，37岁。两天前在田间劳作，晚间归来后全身痒甚，疹块累累而连成一片，以手搔之，则血痕缕缕，高出皮肤。服苯海拉明等药效不显，故请余为之诊治。自述口苦口干，全身恶风怕冷，望其舌淡红苔薄白，脉见浮而略数。辨为中风之证。麻黄3g，连翘12g，赤小豆30g，桑白皮10g，杏仁10g，炙甘草10g，生姜10g，大枣5枚，白鲜皮10g，蒺藜10g。

上药服1剂，微微汗出，瘙痒顿减，3剂尽，瘙痒止，风块全消，后又以此方服3剂，以巩固疗效。

辨少阳病脉证并治法第九（276—285条）

少阳，指手少阳三焦经和足少阳胆经。手少阳三焦经，起于小指之指端，出臂上贯肘，上肩入缺盆，布膻中，散络心包，下膈，属三焦。足少阳胆经，起于目内眦，抵头角，下耳后入耳中，至肩入缺盆，下胸贯膈，络肝属胆；其直行者从缺盆下腋，沿胸侧过季胁，行身之侧。

在外感病过程中，少阳病是三阳经病的最后阶段。少阳又称小阳或嫩阳，其阳气之强弱与抗病之力量，远不及太阳和阳明之强盛。

太阳经行于人体的后背，阳明经行于人体的胸腹，少阳经则行于人体两胁，位于太阳与阳明之间，故属半表半里。

太阳主开，言其阳气覆盖面积之大，故太阳主表。阳明主阖，言其阳气之强盛，故阳明抗邪力量强大。少阳主枢，是因太阳经行于背，阳明经行于腹，少阳经行于两胁，外可从太阳之开，内可从阳明之阖，有表里出入枢纽的作用，故少阳为表里之枢。少阳位于阳明与太阴之间，在发病过程中，既可从阳明燥化而成大柴胡汤证，又可从太阴寒化而成柴胡桂枝干姜汤证，故少阳又为阴阳之枢。

少阳病之发病有两种，一为本经受邪，称为直中，即邪气直接侵犯少阳。二为由太阳、阳明或厥阴传经而来。

少阳病可概括为经证和腑证两大类。少阳经证，是由于邪气侵犯少阳经表，经气不利，故见耳聋、目赤、头角疼痛、胸胁苦满等症；少阳腑证，则见心烦喜呕、口苦咽干、往来寒热、默默不欲饮食等症。在临床少阳之经证和腑证常常同时出现，所以都用小柴胡汤治疗。

少阳病的治疗原则，是以和解为主，代表方剂是小柴胡汤。因少阳病之邪气在半表半里，既不能用太阳之汗法，也不可用阳明之下法，更不可用吐法。否则必伤其正气，正伤邪陷，变生他病。故少阳病的治疗有三禁，即禁汗、禁吐、禁下，后世李东垣又补充了禁利小便。

【原文】少阳之为病，口苦，咽干，目眩也。（276）

【通释】本条为少阳病的提纲。足少阳属胆，《灵枢·本输》指出胆为中精之腑，意即少阳胆腑储藏精汁，内寄相火。清代张锡驹在《伤寒论直解》中指出："少阳者，一阳也。少阳之上，相火主之。"少阳之气，主生发，主疏泄。邪气侵入少阳，其气必郁，郁则化火，火热逼迫胆汁上溢，则见口苦。火热伤津，津液不得上濡，则见咽干。火热上扰头目，则见头目眩晕。因此，口苦、咽干、目眩三个症状，反映了少阳胆腑疏泄失常，气郁化火的特点。

本条以口苦、咽干、目眩三症，作为少阳病的提纲，揭示了少阳胆火内郁，火热伤津上扰的病机特点。但是，需要结合其他少阳病的条文，对症状进行补充。

【按语】由于条文过简，有的人不同意将此条作为少阳病的提纲。笔者认为，太阳主表以脉症作为提纲，阳明主里以病机为提纲，少阳主半表半里以自觉症状为提纲，三者各有侧重，互相发明，反映了病因、病机、脉症之间的辨证关系，从不同的角度揭示了提纲的意义。

【原文】少阳中风，两耳无所闻，目赤，胸中满而烦者，不可吐下，吐下则悸而惊。（277）

【通释】本条论少阳经证及其禁忌。足少阳之脉，起于目内眦，抵头角，下耳后，入耳中，至肩入缺盆，下胸贯膈。少阳中风，风火循经上扰，故见耳聋目赤。风火郁于经脉，故见胸中满而烦。少阳病，邪在半表半里，治疗当和解，若因胸中满而烦，误认为胸膈或胃脘有实邪而误用吐下之法，因吐下正气受伤，使心胆气虚，则出现心悸、惊惕等症。成无己曰："邪在少阳，为半表半里，以吐除烦，吐则伤气，气虚者悸；以下除满，下则亡血，血虚者惊。"

【原文】伤寒，脉弦细，头痛，发热者，属少阳。少阳不可发汗，发

汗则谵语。此属胃，胃和则愈，胃不和，则烦而悸。（278）

【通释】本条论少阳病的主症及禁忌，可分为两部分。

第一部分，从开始到"属少阳"，重点补充了少阳病的脉症。伤寒，头痛，发热，脉浮者，为太阳病；今头痛，发热，脉见弦细，弦为少阳之主脉，细脉反映少阳正气不足，故此属少阳也。把脉作为辨证的眼目，突出了平脉辨证的意义。当然就头痛而言，太阳病是头项强痛而发热恶寒；阳明病是前额头痛而但热不恶寒；少阳病是两侧头疼痛而寒热往来。

第二部分，从"少阳不可发汗"到最后，是言少阳病的禁忌及误汗后的变证。少阳为半表半里之证，治疗既不能用下法，又不能用汗法，如果误发少阳之汗，则津伤成燥，燥热内结于阳明而成谵语、大便难之少阳阳明证也。燥热结于阳明，有两种转归，一是通过人体的自我恢复能力，使胃中津液自行恢复，或少少与饮之，令胃气和则愈；另一种是胃中燥热逐渐加重，使津液愈来愈伤，进而耗伤阴血，心失所养，不但谵语不止，更见心中烦乱而悸动不安。

【按语】第277条和第278条，皆论少阳病的禁忌。前条提出少阳病禁用吐法和下法，误用后出现悸而惊；后条提出少阳病禁用汗法，误汗后出现谵语，甚则烦而悸。据此《医宗金鉴·伤寒心法要诀》将其编成歌诀："少阳三禁要详明，汗谵吐下悸而惊，甚则吐下利不止，水浆不入命难生。"金元李东垣根据"少阳阳明者，发汗，利小便已，胃中燥烦实，大便难是也"，补充了少阳病禁利小便，故有少阳病四禁之说。

【原文】本太阳病不解，转入少阳者，胁下硬满，干呕不能食，往来寒热，尚未吐下，脉沉紧者，与小柴胡汤。（279）

【通释】本条论太阳之邪转入少阳的证治。太阳病，因未得到及时治疗，或者治不得法，邪气传入少阳。少阳之脉，循于两胁而散于胸中。少阳受邪，经气不利，故见胁下硬满。少阳属木，脾胃属土，邪郁少阳，木旺乘土，故见干呕不能食。邪在少阳，正邪分争，正胜邪退则发热，正衰邪进则恶寒，正邪进退于表里之间，故见往来寒热。这种情况虽未经误治，脉见沉紧，太阳之脉由浮变为沉，邪气已离开太阳之表。脉紧是弦紧之意，弦为少阳之主脉。因此，脉见沉紧，为太阳之邪入于少阳，治疗用小柴胡汤和解少阳。

【原文】若已吐、下、发汗、温针，谵语，柴胡汤证罢，此为坏病，知犯何逆，以法治之。(280)

【通释】本条论少阳病误治后变证的治则。上条言太阳病传入少阳，如果未经误治而见少阳脉症者，可与小柴胡汤治疗。本条提出，如果已经汗、吐、下、温针等误治后，出现了谵语等症状者，小柴胡汤证已不复存在，就成了坏病，后世称为变证。对于变证的治疗，当根据脉症辨证，即知犯何逆，以法治之。文中但言谵语一症，仅举例而言，少阳病误治后的坏病，绝非谵语一症。就谵语而言，有虚有实，有在气分者，有在血分者，故当随证治之。

【按语】《太阳篇》载："太阳病三日，已发汗，若吐、若下、若温针，仍不解者，此为坏病，桂枝不中与之也。观其脉证，知犯何逆，随证治之。"以上是说太阳病误治后而成为坏病，强调桂枝不中与之也，当"观其脉证，知犯何逆，随证治之"。本条是言少阳病误治后产生的坏病，指出柴胡汤不中与之也，亦当"知犯何逆，以法治之"。前条是言审证求因，随证治之；本条强调因证立法，依法用方。把两条结合起来体会，方可更加全面。

【原文】三阳合病，脉浮大，上关上，但欲眠睡，目合则汗。(281)

【通释】本条论三阳合病重在少阳的证治。太阳、阳明和少阳同时发病，称为三阳合病。脉见浮大，浮为太阳之脉，大为阳明之脉。古人称寸脉为寸口，关脉为关上，尺脉为尺中。上关上，是指端直以长，谓之弦脉，弦为少阳之脉。由于邪热壅盛，热扰神明，故见神志昏聩，但欲眠睡，与《太阳篇》第7条风温为病之多眠睡病机相同。但是，本条"但欲眠睡"与少阴病之"但欲寐"不同，本条"但欲眠睡"是由于邪热壅盛，热扰神明，属热证实证；而少阴病之"但欲寐"是由于阳衰阴盛，精神不振，属寒证虚证。"目合则汗"为睡眠时出汗，即盗汗。凡人寤则卫气行于阳，寐则卫气行于阴，少阳内有郁热，卫气行于阴，热迫津泄，则见盗汗出。目合则汗，反映少阳经之郁热。所以本条三阳合病，重在少阳，治以小柴胡汤。

【按语】本条与第232条相比，同为三阳合病，但是第232条邪气重在阳明，治用白虎汤。本条邪气重在少阳，治用小柴胡汤。

【原文】伤寒六七日，无大热，其人燥烦者，此为阳去入阴故也。（282）

【通释】本条论表邪入里之证。伤寒六七日无大热，是言太阳之表无大热。表为阳，里为阴，因邪气去表入里，故曰"此为阳去入阴故也"。邪气去表而化热入里，热扰心神，故见烦躁不安。

【按语】邪气入里而见烦躁者，有寒、热、虚、实之别，如栀子豉汤证之烦躁，属热证实证；吴茱萸汤证之烦躁，属寒证虚证。大承气汤证、黄连阿胶汤证等，都可以见到烦躁，应当结合其他症状进行辨证。

另外，《太阳篇》第64条和第170条的麻杏石甘汤证，也提到过"无大热者"，都是指邪气去表入里而表无大热，当互相参考学习。

【原文】伤寒三日，三阳为尽，三阴当受邪。其人反能食而不呕，此为三阴不受邪也。（283）

【通释】本条论伤寒传经与不传经之辨证。根据《黄帝内经》的传经规律，伤寒三日已过，已经传过了太阳、阳明和少阳，本当传入三阴，故曰"三阳为尽，三阴当受邪"。太阴为三阴之首，三阴受邪，首当太阴。"太阴之为病，腹满而吐，食不下，自利益甚，时腹自痛"。可见太阴受邪，本不能食，今"其人反能食而不呕"，说明脾胃阳气健旺，三阳经之邪气未能传入太阴，故曰"此三阴不受邪也"。

【按语】本条说明三个问题：一是《伤寒论》六经的传变，既注重时间，更注重脉症，是对《黄帝内经》的传经规律的继承和发展。二是少阳主枢，不但是表里之枢，也是阴阳之枢。少阳之邪，既可外出于太阳之表，也可内入于阳明之里；既可从燥化热成为阳明之热证、实证、阳证，又可从阴化寒成为太阴之寒证、虚证、阴证。三是上条言"无大热，其人燥烦者，此为阳去入阴故也"。本条提出"其人反能食而不呕，此为三阴不受邪也"。上条是根据已出现的症状辨为传经。本条是根据未出现的症状断为未传。从不同的角度，拓宽了辨证论治的思维。

【原文】伤寒三日，少阳脉小者，欲已也。（284）

【通释】本条论少阳病欲愈的脉象。伤寒三日当少阳受邪，弦为少阳之主脉，今不见脉弦，反见脉小，脉小是对脉大而言，是与原来之脉相比较为小。《素问·脉要精微论》曰脉"大则病进"。成无己注曰脉"大则邪至，小则平"。脉大为邪气盛，病情加重。脉小为邪气衰退，为病愈之象，故曰"少阳脉小者，欲已也"。

【原文】少阳病，欲解时，从寅至辰上。（285）

【通释】本条论少阳病欲解时。少阳属木，于四时通于春，在一日之中，少阳旺于寅、卯、辰，即 3～9 点。值此少阳之气旺，抗邪有力，故其病为易解也。

卷 六

辨太阴病脉证并治法第十（286—294 条）

太阴，包括足太阴脾和手太阴肺，脾与胃相表里，肺与大肠相表里，所以太阴病涉及脾、胃、肺和大肠等脏腑，但是重点在脾。

手太阴肺经，起于中焦，下络大肠，环循胃口，过膈属肺。足太阴脾经，起于足大趾内侧端，上行过内踝前缘，沿小腿内侧，交厥阴经前，沿大腿内侧上行，入腹属脾络胃。

脾与胃，由于经脉的互相络属而成表里关系。脾主运化，胃主受纳。脾主升，胃主降。脾喜燥恶湿，胃喜润而恶燥。脾与胃，升降相因，燥湿相济，共同完成对饮食物的腐熟、运化和吸收。

太阴病的成因，可归纳为两种。一是原发性太阴病，亦称为直中。由于脾阳素虚，邪气不经他经而直接侵犯太阴。二是继发性太阴病，由于失治或误治，邪气由他经传入太阴。

太阴病，是三阴病的初始阶段，病由三阳转入太阴，标志着正气渐衰，邪气由腑入脏，疾病由阳转阴。太阴病的病机特点是脾阳虚衰，寒湿内盛。故腹满时痛、不思饮食、呕吐下利等为临床主要表现。因脾主湿，邪热传入太阴与湿相合，易成湿热发黄证。太阴病，以阳虚寒湿内盛为病机特点，治疗以温中散寒、健脾燥湿为主。

【原文】太阴之为病，腹满而吐，食不下，自利益甚，时腹自痛。若下之，必胸下结硬。（286）

【通释】本条为太阴病的提纲。太阴病为阳虚寒湿内盛，临床以腹满下利为主要症状。太阴脾阳虚衰，寒湿内生，气机阻滞，故见腹部胀满、时时作痛。如《金匮要略》所言："腹满时减，复如故，此为寒。"腹部胀满疼痛的特点，有别于阳明腑实证之腹满剧痛，一为实证热证，一为虚证寒证。由于脾阳虚，失其运化，寒湿之邪下趋大肠，故见自利益甚。自利是言未经吐下而自发性下利，而且下利清谷，缘于中焦阳虚；益甚，一是言愈下利阳气愈虚，阳气愈虚下利愈重。其次是谓愈下利，阳愈虚，腹满腹痛更加严重。由于脾阳虚，寒湿内盛，胃失和降，故见呕吐。中焦阳虚，腐熟无权，故见不食。

太阴病的治疗，用四逆辈温中散寒化湿，若因腹部胀满而误用下法，必因其苦寒更加败坏中阳，使寒湿滞留，而见胃脘部结硬。

【原文】太阴中风，四肢烦疼，阳微阴涩而长者，为欲愈。(287)

【通释】本条论太阴中风欲愈之脉症。足太阴属脾，脾主四肢。太阴中风，风淫末疾，故见四肢烦疼。烦疼者，疼痛之极也。脉见阳微阴涩而长者，阳微者表邪微，阴涩者里气虚，脉见阳微阴涩者，为阴病也。脉长者，阳脉也，脉由微涩转为长者，为阴病转阳也，阴病见阳脉者生，《素问·脉要精微论》曰："夫脉者，血之府也。长则气治，短则气病，数则烦心，大则病进。"气治为正复邪退之象，故为欲愈也。

【原文】太阴病欲解时，从亥至丑上。(288)

【通释】本条论太阴病欲解时。足太阴脾，旺于亥、子、丑时，此时阴消阳长，阳气渐复。太阴寒湿之气，得自然阳气之助其病易愈。

【原文】太阴病脉浮者，可发汗，宜桂枝汤。(289)

【通释】本条论太阴经表证的治法。太阴病为阳虚寒盛，其脉本当沉弱，今反见脉浮者，邪气尚未入太阴腑而在太阴经表。据"伤寒脉浮而缓，手足自温者，是为系在太阴""太阴中风，四肢烦疼"，太阴中风除脉见浮缓，还应见到手足自温、四肢烦疼等太阴经表诸症。

【按语】由于本条叙述简略，故历代医家颇有争议。有人认为，本条是太阴病兼太阳中风表证，治疗先以桂枝汤调和营卫、解肌散风。如明代王肯堂《伤寒准绳》提出："不用麻黄汤，而用桂枝汤，盖以三阴兼表病者，俱不当大发汗也，须识无汗亦有用桂枝汤也。"笔者认为，根据《太阳篇》表里同病的治疗原则，若属里虚兼有表证者，当以治里为急，纵然是里虚不甚，亦当表里同治，如协热下利的桂枝人参汤证，未曾有表里同病但治其表而不治里者也，这是仲景对表病夹里虚证的治疗原则。王氏的观点，值得商榷。

【原文】自利不渴者，属太阴，以其脏有寒故也。当温之，宜服四逆辈。（290）

【通释】本条论太阴虚寒证的治法。自利而口不渴者，属太阴，太阴阳虚寒湿内盛，寒湿盛于中焦，无碍于下焦的气化，故见自利而口不渴。参照"自利而渴者，属少阴也，虚故引水自救"，以口渴与不渴，区别自利在下焦还是中焦。"自利不渴者，属太阴，以其脏有寒故也"，是作者自注之句，此处之脏是指脾脏，太阴脾阳虚，寒湿内停，治以四逆辈温中健脾、化湿止利。

【按语】五脏之病，穷必及肾。在临床因脾阳虚，下利日久，势必会导致肾阳虚，在温补脾阳的同时，兼补肾阳，而肾阳虚下利的患者，亦多累及脾阳，二者常互相影响，所以文中提出用四逆辈，示人要根据病情，准确选用理中汤、四逆汤或附子理中汤。

另外，下利不渴者，并非都属太阴，太阳与阳明合病下利的葛根汤证，同样口不渴，临证不可将葛根汤证认为是太阴病，所以需根据病情进行辨证论治。本条提出"以其脏有寒故也"，是画龙点睛之笔，提示本证下利不渴，为脾脏阳虚、寒湿内盛所致。

【原文】伤寒脉浮而缓，手足自温者，系在太阴。太阴当发身黄，若小便自利者，不能发黄。至七八日，虽暴烦，下利日十余行，必自止，以脾家实，腐秽当去故也。（291）

【通释】本条论邪传太阴的两种转归。伤寒脉浮而缓，如同《太阳篇》第 40 条脉由浮紧变为浮缓，以示表邪有化热入里的趋向。如果症见发热恶寒、身重不痛、不汗出而烦躁者，为大青龙汤证。今反见手足自温者，因脾主四肢，为邪热传入太阴。邪热传入太阴，可出现三种情况，其一是热邪与脾之湿相合，湿热胶结，影响肝胆气机，则见无汗、小便不利，湿热不能发越排泄而成湿热发黄证。其二是小便自利，湿有出路，但是热邪不得外越，热邪伤津化燥，燥热内结于阳明，则见大便硬结之阳明腑实证。如："伤寒脉浮而缓，手足自温者，是为系在太阴。太阴者，身当发黄；若小便自利者，不能发黄。至七八日大便硬者，为阳明病也。"其三如本条所言，七八日后，患者突然发烦，接着下利日十余行，是脾阳之气渐复，正气祛邪外出，病向痊愈，虽见下利，利必自止，以"脾家实，腐秽当去故也"。

【按语】太阴脾虚寒湿下利，与脾家实暴烦下利的病因病机迥异。太阴虚寒下利，因脾虚寒湿下注，大便稀溏，自利益甚；而脾家实的暴烦下利，是脾阳恢复，正气祛邪外出，利必自止。

【原文】本太阳病，医反下之，因而腹满时痛者，属太阴也，桂枝加芍药汤主之。（292）

桂枝加芍药汤方：桂枝三两，去皮，芍药六两，甘草二两，炙，生姜三两，切，大枣十二枚，擘。

上五味，以水七升，煮取三升，去滓，温分三服。

【通释】本条论太阴脾家气血阴阳不和的证治。太阳病治当以汗，今反误用了下法，使正虚邪陷而见腹满时痛，邪气已经离开太阳而转入太阴，故曰属太阴也。邪气内陷太阴，若见腹满而吐，食不下，自利益甚者，为脾阳受伤，寒湿内盛。今既不见呕吐，又不见下利，但见腹满而时时疼痛者，其病既非阳虚，又非寒湿，而属太阴脾经自身之气血阴阳不和。因气机壅滞，故腹部胀满。因经脉拘急，故腹部疼痛。治用桂枝加芍药汤调和气血、调和阴阳、缓急止痛。

桂枝加芍药汤由桂枝汤倍用芍药而成，以桂枝汤调和气血、调和阴阳，倍用芍药，以缓急止痛。

【按语】各家对于本方证的看法颇有争议。有人认为，太阳病误下之后，虽然太阴之脾因误治而受伤，但是太阳之邪仍然未解，所以用桂枝汤解肌散风、调和营卫，加重芍药的用量，以缓脾脏气血经脉之拘急。如方有执《伤寒论条辨》注曰："以本方太阳病而反下也，故仍用桂枝以解之。以太阴之被伤而致痛也，故倍芍药以和之。"

结合《太阳篇》第23条的桂枝去芍药汤证，在六经病中，凡见胸满者去芍药，因芍药微寒，有碍于胸阳的恢复。凡见腹满者加芍药，因芍药味酸，能缓解经脉之拘急而止痛。

本条和《太阳篇》第105条之小建中汤证相比，本方证是因误治太阳，使脾的气血阴阳不和、经脉拘急而腹胀腹痛，故重用芍药以缓解经脉之拘急；小建中汤证是由于脾虚木乘，故见腹中急痛，腹痛程度重于桂枝加芍药汤证。根据《素问·脏气法时论》"肝苦急，急食甘以缓之"的治疗原则，在桂枝加芍药汤的基础上，另加一味饴糖，以缓肝木之太过，亦为扶土抑木之法也。

【原文】大实痛者，桂枝加大黄汤主之。（293）

桂枝加大黄汤方：桂枝三两，去皮，大黄一两，芍药六两，甘草二两，炙，生姜三两，切，大枣十二枚，擘。

上六味，以水七升，煮取三升，去滓，温服一升，日三服。

【通释】本条论太阴之邪外传阳明的证治。脾与胃相表里，如果邪气陷于太阴，外传于阳明，使阳明燥实内结，腑气不通，腹部由时时疼痛转为大实痛者，为燥结腑实，治疗在桂枝加芍药汤的基础上，加大黄一两，以下阳明之燥实。

【原文】太阴为病脉弱，其人续自便利，设当行大黄芍药者，宜减之，以其人胃气弱，易动故也。（294）

【通释】本条论脾胃气弱慎用寒凉药物。太阴病脉弱，是脾胃阳虚，若未及时治疗，阳虚寒湿内盛而续自下利。脾胃不是之人因腹满腹痛而使用桂枝加芍药或加大黄汤的时候，必须减少芍药、大黄之用量，因为这些药物性味苦寒，特别是大黄，更易伤脾胃之阳气，使病情加重。

【按语】有人主张"宜减之"当减去大黄而不用，供参考。

辨少阴病脉证并治法第十一（295—339条）

少阴，是指手少阴心经和足少阴肾经，心与小肠相表里，肾与膀胱相表里。所以少阴病涉及心、肾、膀胱与小肠，主要是以心和肾为主。

手少阴之脉，起于心中，出属心系，下膈络小肠；其支者，上夹咽，连目系。足少阴之脉，起于小趾下，斜走足心，出然骨之后至内踝，沿下肢内侧后缘上行，贯脊属肾，络膀胱；其直行者，由肾上贯肝、膈，入肺中，循喉咙，夹舌本。其支脉从肺分出，络于心而注于胸中，与手足阴心包经相接。

足少阴肾藏精而主水，内藏元阴元阳，为人体水火之宅、阴阳之根。手少阴心属火，主血脉，舍神明，为五脏六腑之大主。正常情况下，心属火，位居于上。肾属水，位居于下。心火下归于肾，和肾阳共同温暖肾阴，使肾水不寒；肾阴上济于心，和心阴共同滋养心阳，使心火不亢。这样，水火既济，心肾相交，使阴阳达到平衡。

少阴病的成因有二：一是原发性少阴病，邪气直接侵犯于少阴，又称为直中，多见于老年体弱之人，故有"老怕伤寒，少怕劳"之说。二是继发性少阴病，由于误治或失治，邪气从他经传入少阴。在诸经之中，以太阳传入少阴者居多。故有实则太阳，虚则少阴之说。

少阴病可分为两大类：一是少阴寒化证，主要病机是心肾阳虚，阴寒内盛，表现为身寒蜷卧、下利清谷、脉微欲绝等。二是少阴热化证，主要病机是心肾阴虚，阴虚火旺，或心肾不交。表现为心烦失眠、咽喉干痛、舌红脉细等。

少阴病的治法：阳虚寒化证，治当温阳散寒，所谓阴病治阳，即益火之源，以消阴翳。阴虚热化证，治当养阴清热，所谓阳病治阴，即壮水之主，以制阳光。

【原文】少阴之为病，脉微细，但欲寐也。（295）

【通释】本条为少阴病的提纲。《濒湖脉学》指出："微脉轻微潎潎乎，按之欲绝有如无，微为阳弱细阴弱，细比于微略较粗。"少阴病脉微细，微脉主阳虚，细脉主阴虚。既微且细，为少阴阴阳两虚。然而微脉在前，细脉在后，少阴病以阳虚为主。但欲寐者，似睡而非睡也，反映人的精神不足，萎靡不振。心主神，神为阳；肾藏精，精为阴。精是神的物质基础，神是精的外在表现，精与神互相为用。少阴为病，由于心肾的精气不足，故见精神萎靡不振、欲睡不寐的状态。

【按语】但欲寐是心肾衰竭、病情危重的表现，当和《太阳篇》第7条之"多眠睡"及第38条之"脉浮细而嗜卧者"相鉴别。第7条是因热扰心神，而致精神昏聩。第38条是言表邪已去，正气渐复，已无所苦，为"外已解也"。

【原文】少阴病，欲吐不吐，心烦但欲寐，五六日，自利而渴者，属少阴也，虚故引水自救。若小便色白者，少阴病形悉具。小便白者，以下焦虚有寒，不能制水，故令色白也。（296）

【通释】本条论少阴寒化证的辨证。少阴病，症见欲吐不吐、心烦、口渴，似乎属少阴阴虚热化证。又见自利、但欲寐，似乎是少阴阳虚寒化证。在阴阳寒热难以判断之时，"若小便色白者，少阴病形悉具。小便白者，以下焦虚有寒，不能制水，故令色白也"。以小便的颜色，判断少阴病的性质，是辨证的关键，实有一锤定音之意。少阴病，欲吐不吐，是少阴阳气虚微，寒气上逆所致。由于虚寒下利，胃中空虚，所以虽然欲呕吐而复不能吐。由于阴寒盛于下，虚阳扰于上而见心中烦乱。这种心烦和阳明腑实的实烦及栀子豉汤证之虚烦不同，本证的心烦必兼手足逆冷、下利清谷等阳虚寒盛之症。但欲寐，是少阴阳虚寒化证的主症，为少阴阳虚阴盛，精气不足所致。自利，在六经病中皆可见到，特别是太阴病，是一个常见的症状。如《太阴篇》载："自利不渴者，属太阴，以其脏有寒故也。"少阴病之所以出现自利而渴，是由于少阴阳虚不能气化、津液不能上承，这又是区别太阴下利的关键，故曰："自利而渴者，属少阴也，虚故引水自救。"肾阳虚气不化津的口渴，和热盛伤津的口渴不同，阳虚气不化津的口渴，虽口渴而渴之不甚，饮之不多，而且最喜热饮。

【原文】病人脉阴阳俱紧，反汗出者，亡阳也，此属少阴，法当咽痛，而复吐利。(297)

【通释】本条论少阴阴盛亡阳的脉症。患者脉阴阳俱紧，是指寸、关、尺三部脉俱紧。《太阳篇》第3条之"脉阴阳俱紧者"，是言太阳伤寒，风寒在表，故寸、关、尺三部脉俱见浮紧，更无汗出。今反汗出者，是阴寒太盛，寒盛伤阳也。《素问·生气通天论》曰："阴者，藏精而起亟也；阳者，卫外而为固也。"阳虚不能固表，故见汗出。同时盛大之阴寒，逼迫虚阳外越，随着汗出而阳气外亡。所以亡阳有两种情况，一种是阳虚亡阳，其脉见沉弱。另一种是阴寒太盛亡阳，其脉见沉紧。当然阳虚和寒盛，二者互为因果，只是病机各有侧重。

少阴之脉循喉咙，上夹于咽。阴寒太盛，虚阳上扰，故见咽痛，此咽痛和热邪上攻之咽痛自然不同。由于阴寒内盛，使中焦升降失常，浊气不降故见呕吐，清气不升，故见下利。

【原文】少阴病，咳而下利谵语者，被火气劫故也，小便必难，以强责少阴汗也。(298)

【通释】本条论少阴火劫伤阴之变证。少阴病咳而下利，有两种可能。一是由于少阴阳虚水泛，如《少阴篇》第330条之真武汤证。二是由于阴虚水热互结，如《少阴篇》第333条之猪苓汤证。无论是阳虚寒化证或阴虚热化证，都不能发其汗，今反用火疗强发其汗，犯了虚虚之戒。因火邪内扰心神，发为谵语。火邪伤津竭液而见小便难，这些症状的出现，都是由以火疗强发少阴之汗所致。

【原文】少阴病，脉细沉数，病为在里，不可发汗。(299)

【通释】本条提出少阴阴虚者禁汗。少阴病，脉微为阳虚，脉细为阴虚。今见脉细沉数，属少阴阴虚热化证，故曰病为在里。阴虚热化证，治当养阴清热，所谓壮水之主，以制阳光。不可用汗法以发虚人之汗，否则使阴更虚，为治疗之逆。

【原文】少阴病，脉微，不可发汗，亡阳故也。阳已虚，尺脉弱涩者，复不可下之。(300)

【通释】本条论少阴阳虚禁汗及阴阳两虚禁下。上条论脉细沉数之少阴阴虚者禁汗，本条提出少阴病见脉微之阳虚证不可发汗。汗为心之液，生于阴而出于阳，如果少阴阳虚误发其汗，必致汗出亡阳。此条提到的亡阳和第297条的亡阳略有不同，第297条的亡阳是由盛大之阴寒逼迫虚阳外亡。而本条的亡阳，是因虚阳不能附阴而阳气外亡。

根据阴阳互根的理论，少阴阳虚，阳不化阴，必然导致阴虚，最终成为阴阳两虚，阴阳两虚不但不能发汗，亦不可用下法，故曰"阳已虚，尺脉弱涩者，复不可下之"。若误用了下法，必致其亡阴，或因大汗亡阳、大下伤阴故也。

【原文】少阴病脉紧，至七八日，自下利，脉暴微，手足反温，脉紧反去者，为欲解也，虽烦下利，必自愈。(301)

【通释】本条论少阴病阳复自愈的脉症。《濒湖脉学》谓："紧为诸痛主于寒，喘咳风痫吐冷痰，浮紧表寒须发越，紧沉温散自然安。"少阴病阳虚寒盛，脉当沉紧，时至七八日出现下利者，有两种可能，一是阳虚寒盛之自利，必兼手足逆冷。二是手足反温，脉由紧转微，此时，虽见烦躁下利，是阳气恢复、祛邪外出的反应，故必自愈也。

【按语】本条和《太阴篇》第291条脾家实，腐秽当去之利止，都属阳气恢复，祛邪外出。故病在三阳，多以战汗作解；病在三阴，常以战利以除，皆因势利导者也。

【原文】少阴病，下利，若利自止，恶寒而蜷卧，手足温者，可治。

（302）

【通释】本条论少阴病阳气来复的预后。少阴病下利，恶寒蜷卧者，为阳虚寒盛。若下利自止，手足转温者，此乃阳气渐复，阴寒消退之证，故曰可治。《素问·通评虚实论》曰："何谓从则生，逆则死？所谓从者，手足温也；所谓逆者，手足寒也。"

【原文】少阴病，恶寒而蜷，时自烦，欲去衣被者可治。（303）

【通释】本条继论少阴病阳气来复之预后。少阴病恶寒蜷卧，为阳虚寒盛，当见身冷厥逆等症，今反见时自烦，烦者热也，即时时发热，且欲去衣被，此乃少阴阳气渐复，正气尚能与邪气抗争，故曰可治。

【原文】少阴中风，脉阳微阴浮者，为欲愈。（304）

【通释】本条论少阴中风欲愈的脉象。文中"阳微阴浮"之阴阳，是指尺脉和寸脉而言。少阴中风，风为阳邪，风邪中于少阴，寸脉当浮，今寸脉不浮而微，是风邪渐减。少阴病，为里虚寒盛，尺脉应沉，今不沉反浮，是阳气渐复之象。阳气渐复，邪气渐减，故为欲愈。

【原文】少阴病欲解时，从子至寅上。（305）

【通释】本条论少阴病欲解时。子为一阳，丑为二阳，寅为三阳。从子至寅为阳时，少阴病为阴寒内盛，从子至寅时，正气得天阳之助，故有利于疾病的痊愈而为欲解之时。

【原文】少阴病，吐利，手足不逆冷，反发热者，不死。脉不至者，灸少阴七壮。（306）

【通释】本条论少阴阳气来复及其预后。少阴病呕吐下利，为阳虚阴寒内盛，本当身冷肢厥，今反见发热者，有两种可能，一是呕吐下利，身热而手足逆冷者，多为阴盛格阳证，病情险恶，进一步发展会导致亡阳。二是呕吐下利，身热而手足不逆冷者，是阳气渐复，阴寒消退，病向痊愈，故曰不死。

少阴病，呕吐下利，为阳虚阴寒内盛，脉当见微弱，今反见脉不至者，一是由于阴寒太甚，阳气大虚，实有阴阳有离决之势。二是由于吐利暴虚，脉搏一时不能接续。无论哪种情况，当灸少阴，以急温回阳。多数医家认为，此证应当灸足少阴经之太溪穴。

【原文】少阴病，八九日，一身手足尽热者，以热在膀胱，必便血也。（307）

【通释】本条论少阴病热移膀胱的便血证。少阴阳虚寒盛，持续了八九日，可出现三种转归。一是阳气愈衰，阴寒愈盛，而见身热、汗出、肢厥的格阳或亡阳证。二是阳气来复，阴寒渐退，其病向愈。三是少阴阳气来复，阳复太过而引起的变证。因少阴与太阳相表里，少阴阳气来复，其病可由阴转阳，脏病还腑，由少阴外出太阳，故见一身手足尽热。邪热随经移热于太阳之腑，热灼血络，则见便血。

【按语】本条提出"一身手足尽热者"，在临床有着鉴别诊断的意义。少阴阳虚寒化证，出现全身发热有两种可能，一是阳复寒退，见一身及手足尽热，为病向痊愈。二是格阳或戴阳证，见到身热而手足逆冷，其病加重。四肢为诸阳之本，阳气的盛衰，都可反映到手足。

【原文】少阴病，但厥无汗，而强发之，必动其血，未知从何道出，或从口鼻，或从目出，是名下厥上竭，为难治。（308）

【通释】本条论少阴病误汗后而致下厥上竭的变证。少阴病，四肢厥冷无汗，是阳虚阴盛。若强行发汗，汗出更伤其阳，且因发汗温燥之药伤阴动血，遂见血从孔窍而出的大衄。少阴之脉，循喉咙，夹舌本，系目系。故或从口鼻，或从目出。使阳气厥于下，阴血竭于上，形成下厥上竭、阴阳离决、病情危重之格局。治疗若以姜附温阳于下，则使在上之阴竭。用生地黄、牡丹皮滋阴于上，则使在下之阳厥，如此治上碍下，治下碍上，温清两难故曰难治。有的注家提出用《景岳全书》的六味回阳饮（人参30g，制附子10g，炮干姜10g，炙甘草3g，当归10g，熟地黄15g）治疗，供参考。

【按语】本条和上条都为出血证，其病机大不相同。上条是由于阳复太过，邪热移于膀胱而致便血，预后良好。本条是阳厥于下，阴竭于上，而见上窍出血，实有阴阳离决之势，预后险恶。

【原文】少阴病，恶寒身蜷而利，手足逆冷者，不治。(309)

【通释】本条论少阴纯阴无阳的危重症。本条与第302条对比，两条都为阳虚寒盛之重症。但是第302条在见阳虚寒盛诸症的同时，复见手足温，为阳气始复，阴寒渐退，故为可治。本条则见一派阴寒用事的同时，手足逆冷不回，阳气无回复之象，故为不治。由此可见，少阴阳虚寒盛证的预后，关键在于阳气的存亡，阳复者生，阳亡者死，有一分阳气，便有一分生机。

【原文】少阴病，吐利，躁烦，四逆者死。(310)

【通释】本条论少阴阴盛阳绝的危重症。少阴病，吐利而躁烦，为阳虚阴盛。因中焦阳虚，升降失常，故见吐利并作。阳虚阴盛，阴来搏阳故见躁烦。躁烦和烦躁不同，躁烦是以躁为主，躁为无意识的肢体躁动不安，多属寒证、阴证。而烦为自觉症状，是邪热扰心，多属热证、阳证。在见到吐利躁烦的同时，又见四肢厥逆，为阴寒极盛，阳气极虚，一派纯阴用事，预后不佳，故曰死。

【按语】综合诸条，患者先见手足逆冷，后见烦躁，为阳气来复之象，病情向好。若先见躁烦，随后四肢逆冷，为阳气消亡，预后极差。

【原文】少阴病，下利止而头眩，时时自冒者死。(311)

【通释】本条论阳气上脱的危证。少阴病阳虚寒盛，本当自利益甚，今反下利自止。若是阳气回复，当利止身热、手足转温，病向痊愈；今下利虽止，但是头眩自冒接踵而至，此因下利阴伤，利无可利故见利止。阴液竭于下，阳气脱于上，而见头目眩晕，时时自冒。自冒者，如以物蔽目，视物不清也。阴液内竭，阳气上脱，大有阴阳离决之势，故曰死。

【原文】少阴病，四逆恶寒而身蜷，脉不至，不烦而躁者，死。(312)

【通释】本条论少阴阴盛阳绝神亡的重症。少阴病四肢厥逆，恶寒身蜷，为阳气极衰、阴寒极盛。脉不至，较脉微欲绝更为严重，一则因阳气极虚，无力鼓动脉道，二则由于阳虚，阳损及阴，阴液枯竭而脉道不充。不烦而躁者，不仅无阳复之兆，且神气将绝，故为死候。

【按语】本条与第306条都见脉不至，第306条脉不至，是由于吐利暴虚，脉搏一时不能接续，但是手足不逆冷反发热者，为阳气始复，故为可治。本条之脉不至，同时伴四肢厥逆，恶寒身蜷，不烦而躁之阳绝阴竭，一派阴寒用事，故为不治。

【原文】少阴病，六七日，息高者，死。（313）

【通释】本条论少阴病肾气下厥肺气上脱的死候。肾主纳气为气之根。肺主呼气为气之标。人之呼吸，呼气在于心肺，吸气在于肝肾。今少阴病六七日，肾中元气大伤，不能纳气于下而气不归根，故见息高。息高者，是指呼吸浅表、气息浮游，又称为游息，即肾气绝于下，肺气脱于上，有阴阳离决之势，故为死候。

【原文】少阴病，脉微细沉，但欲卧，汗出不烦，自欲吐，至五六日，自利，复烦躁，不得卧寐者，死。（314）

【通释】本条论少阴病阴阳离决的死候。脉微细沉，为少阴病的主脉。但欲卧，为少阴病的主症。汗出是阳气大衰，不能固表，阴液外泄。不烦，是阳虚至极，无力与阴邪抗争。自欲吐，为阳虚阴盛，阴寒上逆。此为阳衰阴盛，残阳欲绝之证，治当急温回阳。若拖延至五六日，则使病情加重而见自利、烦躁、不得卧寐。由于阴寒内盛，阳气脱于下，故见自利。阴盛阳虚，阳不能入于阴，故见烦躁不得卧寐。阴盛阳衰，正不胜邪，故为死候。

【按语】从第309条到第314条，或论少阴阳虚阳脱，或论少阴阴虚阴竭，症状不同，总归为少阴难治之证，因少阴之阴为元阴，少阴之阳为元阳，固护少阴之阳气，滋养少阴之阴液，为治疗少阴病之大法也。

【原文】少阴病，始得之，反发热，脉沉者，麻黄附子细辛汤主之。（315）

麻黄附子细辛汤方：麻黄二两，去节（甘热），细辛二两（辛热），附子一枚，炮，去皮，破八片（辛热）。

上三味，以水一斗，先煮麻黄，减二升，去上沫，内药，煮取三升，去滓，温服一升，日三服。

【通释】本条论太少两感的证治。《太阳篇》第8条："病有发热恶寒者，发于阳也；无热恶寒者，发于阴也。"既为少阴病，不应该见到发热，今反发热者，为少阴之阳气抗邪外出太阳之表。脉沉者，为病在少阴。既有太阳之症，复见少阴之脉，故称为太少两感证，治用麻黄附子细辛汤，温阳解表。

麻黄附子细辛汤，由麻黄、细辛、附子三味药组成。方中麻黄发汗解表，以治太阳；附子温阳散寒，以治少阴；细辛既可助麻黄解太阳之表，又可助附子温少阴之里。三药相伍，助正祛邪、温阳解表。

【按语】《太阳篇》载："病发热头痛，脉反沉，若不瘥，身体疼痛，当救其里，宜四逆汤。"同为太少两感，本条是以"发热"为反，而《太阳篇》此条是以脉沉为反，是少阴阳虚，太阳之邪飞渡于少阴，腑病入脏，病邪传里。本条是少阴阳复，邪气复出于太阳，脏病出腑，病邪传表。

【医案】

1. 王某，男，58岁。2006年6月1日初诊。患者久罹心动过缓，心率40～50次/分。素感胸憋胸闷，气短乏力，动辄加重，甚至走路稍快，诸症亦可加重，严重影响日常生活。曾在多家医院诊治，口服中西药，疗效欠佳。近一周来，病情渐重，安静之时尚觉胸憋胸闷，常欲以拳击胸，方觉舒适，深深吸气气短稍解，且伴畏寒肢冷，时值夏日，却着毛衫，精神委顿，乏力体倦，动辄自汗。舌淡体胖，舌苔白，根部腻，脉沉迟缓。心率48次/分。辨为心阳虚证，治以温通心阳。处以麻黄附子细辛汤加味：麻黄6g，制附子10g（先煎），细辛3g，炙黄芪10g，小红参 10g，肉桂 10g。5 剂，水煎服。

2006 年 6 月 7 日二诊。自述上药连进 5 剂，心率已增至 72 次 / 分，胸闷气短、倦怠乏力诸症大减，舌转淡红，苔白。嘱其上药继进 5 剂，以巩固疗效。

2. 患者某，男，36 岁。嗜睡半年余，日渐加重，每日精神不振，头沉闷胀，常在办公时伏案酣睡，严重影响工作。切其脉沉微，尤以尺脉软弱无力，舌淡苔薄白。辨为少阴阳虚之证，治以兴阳入手。麻黄 6g，附子 10g，细辛 3g。

服上药 3 剂，自述头脑清醒，周身轻快，舌脉如前。后又以上方连服 9 剂，其病告愈。

【原文】少阴病，得之二三日，麻黄附子甘草汤微发汗。以二三日无里证，故发微汗也。(316)

麻黄附子甘草汤方：麻黄二两，去节，甘草二两，炙，附子一枚，炮，去皮。

上三味，以水七升，先煮麻黄一两沸，去上沫，内诸药，煮取三升，去滓，温服一升，日三服。

【通释】本条论太少两感而病势较缓的证治。本条与上条同为太少两感，上条为少阴病始得之，是言病之初，相对病势稍急，治疗用麻黄附子细辛汤，解表温里。本条始言少阴病，得之二三日，说明病程略长，病势较缓，正气较虚，但是还未形成下利肢冷的少阴阳虚证，故曰无里证，治疗亦当两解太少。因病势较缓，正气较虚，故用麻黄附子甘草汤，以炙甘草易细辛，取甘草之甘缓，一则制麻黄、附子温燥之性，再则补其虚，以发微汗也。

【按语】近代已故伤寒大家刘渡舟在《伤寒论诠解》中提出治疗太少两感开手三法。风寒之邪初客少阴，脉沉，反发热，用麻黄附子细辛汤温经发汗，这是第一阶段；邪客少阴，病程稍长，正气较弱，但又未出现下利清谷，四肢逆冷之阳虚阴寒里证，用麻黄附子甘草汤微发其汗，这是第二阶段；如果服用麻黄附子细辛汤或麻黄附子甘草汤后，病不解仍见周身疼痛，脉沉，甚或下利清谷，四肢逆冷之里阳虚寒盛证，当用四逆汤温阳散寒急救其里，这是第三阶段。

【原文】少阴病，得之二三日以上，心中烦，不得眠，黄连阿胶汤主之。(317)

黄连阿胶汤方：黄连四两（苦寒），黄芩一两（苦寒），芍药二两（酸平），鸡子黄二枚（甘温），阿胶三两（甘温）。

上五味，以水五升，先煮三物，取二升，去滓，内胶烊尽，小冷，内鸡子黄，搅令相得，温服七合，日三服。

【通释】本条论少阴阴虚火旺的证治。手少阴心属火，位居于上，足少阴肾属水，位居于下。心火下归于肾，和肾阳共同温暖肾阴，使肾水不寒；肾阴上济于心，和心阴共同滋养心阳，使心火不亢。这样使水火既济，心肾相交而阴阳平衡。如果素体阳虚，邪气传入少阴，从阴化寒而成为少阴阳虚寒化证。如果素体阴虚，邪气传入少阴，从阳化热而成少阴阴虚热化证，这是少阴病的两大基本证型，本条属少阴阴虚热化证。由于阴虚，水不制火，心火独旺，火邪上扰，则见心中烦不得眠，而且每到夜间，阳入于阴，心火更旺，心烦加重，治用黄连阿胶汤。

黄连阿胶汤由黄连、黄芩、芍药、鸡子黄、阿胶五味药组成。方中黄连、黄芩泻火除烦；鸡子黄、阿胶滋肾水、养心阴，以制心阳之亢；芍药性味酸微寒，配芩连之苦以泄心火、配阿胶以增壮水之力。诸药相伍，使阴复火降，心烦诸症皆除。

【按语】黄连阿胶汤证与栀子豉汤证都见心烦，黄连阿胶汤证之心烦，是由于肾阴虚而导致心火旺，属于虚证，因此，在见心中烦，不得眠的同时，多伴五心烦热，口咽干燥，舌红少苔，脉沉细弱。而栀子豉汤证之心烦，是由于热扰胸膈，属于实证，因此，在见心烦的同时，多伴胸中结痛、身热口渴、舌红苔黄、脉数有力等。

【医案】

1. 连某，男，76岁。2019年9月3日初诊。心烦半年余。自述心中烦闷，有无可奈何之状，伴失眠、胸闷、痰黄，舌红苔黄腻，脉弦滑。此为心肾不交、阴虚火旺兼痰火扰心之证，治以滋阴清火、交通心肾、化痰解郁。处方：黄芩10g，黄连10g，生白芍10g，炙甘草10g，阿胶10g（烊服），鸡子黄2枚（冲服），牡丹皮10g，枳实10g，栀子10g，焦三仙各10g，川芎10g，苍术10g，香附10g，炒莱菔子10g，厚朴20g，煨姜3片。6剂，水煎服。

2019年9月10日二诊。服上药后，患者仍感烦躁不宁，眠差，大便不通，舌红苔黄腻，脉弦滑。处方：生大黄6g（后下），黄连10g，黄芩10g，茯苓10g，姜半夏10g，陈皮10g，炙甘草10g，生姜3片，竹茹10g，枳实10g，焦三仙各10g，牡丹皮10g，生栀子10g（打碎）。6剂，水煎服。

2019年10月8日三诊。患者6剂药尽，心烦顿消，睡眠质量较以往显著改善，可睡5～6小时。大便干燥不通，舌红苔黄脉弦。处方：火麻仁30g，杏仁10g，生地黄10g，玄参10g，麦冬10g，生大黄10g（后下），黄连10g，黄芩10g，枳实10g。4剂，水煎服。

2019年11月5日四诊。服上药后，大便已通，仍口干口苦，痰黄，舌质紫。此为痰火扰心。处方：黄芩10g，黄连10g，生白芍10g，炙甘草10g，阿胶10g（烊服），鸡子黄2枚（兑服），炒酸枣仁20g（打碎），柏子仁10g，炙远志10g，栀子10g（打碎），茯神20g，生大黄10g（后下），朱砂0.5g（冲服），半夏10g，陈皮10g，生姜3片。6剂，水煎服。

2019年11月12日五诊。服上药后心烦止，失眠亦改善，仍头昏，舌红苔黄。处方：黄芩10g，黄连10g，生白芍10g，炙甘草10g，阿胶10g（烊服），炒酸枣仁20g（打碎），柏子仁10g，炙远志10g，栀子10g（打碎），茯神20g，生大黄6g（后下），姜半夏10g，秫米10g，陈皮10g，生姜3片，生地黄10g，牡丹皮10g，合欢皮10g，首乌藤10g。6剂，水煎服。

2019 年 11 月 26 日六诊。服上药后，心烦失眠愈，大便通，舌红苔黄，脉弦。处方：生大黄 6g（后下），黄连 10g，黄芩 10g，茯神 20g，姜半夏 10g，橘红 10g，炙甘草 10g，生姜 3 片，竹茹 10g，枳实 10g，焦三仙各 10g，木香 10g（后下），砂仁 10g（后下）。4 剂，水煎服。上药服十余剂，诸症痊愈。

2. 刘某，女，63 岁。2002 年 3 月 10 日初诊。舌痛 9 个月余，每天昼日痛势较缓，尚可忍耐，夜间加重，每到夜间 12 时，准时疼醒，当地医院诊断为舌炎。其曾返故里农村，食用蒲公英后，痊愈一周，复发后又服之无效。刻诊：舌痛口唇干裂，两目干涩，大便秘结，舌红苔少欠津，脉弦细。辨为心火内盛之证，拟导赤散加减。药后前症未消，二、三诊时，又以莲子清心饮加减治疗，亦无寸功。

2002 年 3 月 30 日四诊，前述症状未变，又细问病情，得知患者发病以来，经常心烦失眠，头晕耳鸣。余恍然大悟，此乃心肾不交、水火不济之证矣，治以滋阴清热降火。黄连 10g，黄芩 10g，生白芍 10g，阿胶 10g（烊化），鸡子黄 2 枚（兑服），肉桂 6g，生地黄 10g，炙甘草 6g。6 剂，水煎服。

2002 年 4 月 7 日五诊。患者告曰，服上药后舌痛顿减，其他症状均有缓解，舌稍红苔薄白，脉略弦。继服上方十余剂，其病告愈。

舌为心之苗窍，舌痛者，多从心论治。该患者但治心火而不效，实乃肾阴之不足。肾属水，位居于下；心属火，位居于上。肾阴不足，不能上济于心，而致心阳偏亢、心火炽盛，心火上炎则见舌痛。火为阳邪，易耗津液，故见两目干涩、口唇干裂、大便秘结等；舌红苔少欠津、脉弦细均为阴虚火旺。初诊及二、三诊中，患者均以上述症状为主，故以导赤散、莲子清心饮治疗，因补肾水之力不足而疗效不佳。四诊中根据患者心烦失眠、头晕耳鸣等肾阴亏虚诸症，辨证为心肾不交，改用黄连阿胶汤，清心火、滋肾水以交通心肾。方中又入肉桂为引火归原，与黄连共享，以取交泰丸之意，使心神得安；生地黄增强滋阴之力；炙甘草调和诸药。诸药共使水火既济，心肾相交，诸症减轻。五诊时，守方 6

剂，以巩固疗效而痊愈。

3.患者某，女，年逾花甲。1987年8月16日初诊。前阴部发冷2年余，自觉常有冷风吹之感，入夏尤甚。曾在当地某医院做膀胱镜检查，未见任何异常，妇科检查亦无异常。两年来服中药四百余剂，耗资千余元，竟无寸功。邀余为其诊治。自述近半年来，前阴部发冷，日渐加重，时值炎热盛夏，仍以重绵加身，并伴心烦失眠，腰困乏力，小便频数量少，舌尖红赤起刺，舌苔薄略黄，脉细弦。索其前服之方，尽为附子、鹿茸等温阳补肾之品。余思之良久，乃辨为水火失济，心肾不交之证，治以泻南补北、滋阴泻火之法。处黄连阿胶汤加味。黄连10g，黄芩6g，阿胶10g（烊服），鸡子黄2枚（冲服），生白芍10g，肉桂6g。6剂，水煎服。

1987年8月22日二诊。服上药，心烦顿减，睡眠转佳，阴冷明显减轻，小便次数减少，仍腰困乏力，舌尖略红，舌苔薄白，脉弦。原方继服6剂。

1987年8月29日三诊。服上药，阴部已不发冷，唯腰部仍觉困痛，其后又以肾气丸，服数日而愈。

患者心烦失眠，腰困乏力，小便频数量少，舌尖红赤起刺，舌苔薄略黄，脉细弦，为肾阴不足，火不归原之证。因心火炎上，不能下归于肾，使上热者自热，下寒者自寒，而成水火阴阳格拒之势。故见心火上扰而心烦失眠，火不归原，前阴部发冷，小便频数。治用黄连阿胶汤，使心肾相交，水火既济；妙在少加肉桂，不但温补肾阳，亦可引火归原。其后以肾气丸善后，取《黄帝内经》阴病治阳之意也。

【原文】少阴病，得之一二日，口中和，其背恶寒者，当灸之，附子汤主之。（318）

附子汤方：附子二枚，破八片，去皮（辛热），茯苓三两（甘平），人参二两（甘温），白术四两（甘温），芍药三两（酸平）。

上五味，以水八升，煮取三升，去滓，温服一升，日三服。

【通释】本条论少阴阳虚寒化证。少阴病，得之一二日，是言少阴病之初起。口中和，即口中不干、不渴、不苦，说明无里热之症。腹为阴，背为阳，督脉行于人之背部，有"总督诸阳"之用，故称为"阳脉之海"。今但见背恶寒，乃少阴阳气大虚而失其温煦，治以内服附子汤，外用艾灸以温阳散寒，即灸药并行而不悖之法也。

附子汤由附子、茯苓、人参、白术和芍药五味药组成，是真武汤去生姜加人参、重用附子和白术而成，由真武汤温利变为温补之剂。本方的特点是重用附子以温阳散寒，再配白术、人参以温补脾肾。茯苓、人参、白术健脾补中。用芍药一则制附子、白术之温燥，以防因燥伤阴；再则治阳虚寒凝之身痛。

【按语】本条与第177条白虎加人参汤证都见背恶寒，但是第177条是因阳明热盛，伤津耗气，故见背微恶寒，同时伴有口燥渴、心烦等症，属实证热证；本条之背恶寒，是因少阴阳虚，阴寒内盛，故在背微恶寒的同时，伴有肢厥、身痛等症，实属虚证寒证，当予区别。

【医案】马某，女，67岁。2023年4月11日初诊。患者2022年年底感染新型冠状病毒，经治疗痊愈后全身怕冷，尤以四肢为甚，自觉"从骨子里向外冒凉气"，连续数月，每天用热水泡脚，无济于事。刻诊，全身恶风汗出，面色萎黄，身体消瘦，腰困乏力。舌淡苔白，脉迟缓按之无力。辨为肾阳虚，阴寒内盛，治以温阳散寒，处附子汤加减：制附子15g（另包先煎），党参10g，茯苓10g，炒白术20g，生白芍10g，生杜仲10g，怀牛膝10g。7剂，水煎服。

2023年4月18日二诊。患者服上药后，全身怕冷有所减轻，但是并不明显，余症同前。于前方继服7剂。

2023年4月25日三诊。自述服上药后，全身怕冷明显减轻，仍有汗出，纳呆不欲饮食。上方制附子减到10g，加炙黄芪20g，焦三仙各10g。7剂，水煎服。

2023年5月2日四诊。服上药后，已不怕冷，汗出亦止，纳增精神转佳，其病痊愈。

【原文】少阴病，身体痛，手足寒，骨节痛，脉沉者，附子汤主之。（319）

【通释】本条补充了附子汤证的脉症。少阴阳虚寒盛，故见手足厥冷。寒为阴邪，其性凝滞，血脉凝滞不通，故见全身及骨节疼痛。阳虚不举，寒湿阻滞而见脉沉，治用附子汤温阳散寒。

【按语】以上两条都论阳虚寒盛的附子汤证，上条重点突出阳虚阴盛，以背恶寒为主症；本条则突出寒湿凝滞，血脉不通，以周身及骨节疼痛为主症。两条从不同侧面，阐述了附子汤证的特点。

关于身痛一症，在《伤寒论》中有多处论及。诸如《太阳篇》的麻黄汤证、桂枝汤证及新加汤证等，但是，其病因病机及治则方药各异。麻黄汤证、桂枝汤证，是由于风寒袭表，营卫闭塞不通，故在见发热恶寒等表症的同时，而周身酸楚疼痛，治以发汗解表。新加汤证，是因营血不足，肌体筋脉失养，故见脉沉迟、身痛绵绵，治以益气养阴、调和营卫。附子汤证，是因阳虚寒湿内停，筋脉阻滞不通，故见身痛恶寒、脉沉弱无力，治以温阳散寒。

【原文】少阴病，下利便脓血者，桃花汤主之。（320）

桃花汤方：赤石脂一斤，一半全用，一半筛末（甘温），干姜一两（辛热），粳米一斤（甘平）。

上三味，以水七升，煮米令熟，去滓，温服七合，内赤石脂末方寸匕，日三服。若一服愈，余勿服。

【通释】本条论少阴阳虚下利脓血的证治。少阴阳虚，本以下利为主。肾为胃之关，少阴阳虚，火不暖土，终致脾肾阳虚。阳虚而阳不制阴，故下利脓血、滑脱不禁，治用桃花汤，温阳固脱、涩肠止利。

桃花汤，由赤石脂、干姜、粳米三味药组成。赤石脂性温而涩，入下焦血分，使用时一半煎汤，一半研粉冲服，有涩肠、止利、固脱之用。干姜温中散寒，扶中焦之阳气。粳米，益气调中，补久利之虚。诸药共奏温阳固脱、涩肠止利之功。

【按语】桃花汤和赤石脂禹余粮汤，两方都治下利不止，滑脱不禁之证。赤石脂禹余粮汤证，重在下焦不固，滑脱不禁，治以固涩止利为主；而桃花汤证，同样以滑脱不禁为主，同时兼有脾肾阳虚，阳不缩阴，治疗在固脱止利的同时，兼温阳散寒。

关于桃花汤之名，有人认为下利脓血之病，多发生于春季桃花盛开之际，故名桃花汤；有人认为，因方中有赤石脂，煎出药液为粉红色，故名桃花汤；还有人认为，下利脓血，色如桃花。

【原文】少阴病，二三日至四五日，腹痛，小便不利，下利不止，便脓血者，桃花汤主之。（321）

【通释】本条补充了桃花汤证的临床症状。少阴阳虚阴寒太盛，经过二三日至四五日，不但下利脓血不止，滑脱不禁，而且因阳虚寒盛，气血凝滞，故见腹痛。下利日久，津液必伤，亦可见小便不利，治用桃花汤，温阳散寒、涩肠固脱止利。

【原文】少阴病，下利便脓血者，可刺。（322）

【通释】本条论少阴阴虚下利脓血的证治。针刺和艾灸是常用的治疗方法。针刺法，多用于热证。艾灸法，多用于寒证。今见少阴阴虚而下利便脓血者，因少阴阴虚，邪从热化，邪热灼伤阴络而大便脓血。用针刺之法，以泄其内热，下利脓血自止。文中未明确提出当刺何经何穴，多数注家提出刺足少阴经之幽门、交信穴，可供参考。

【按语】本证与桃花汤证都属于少阴病下利脓血，但是桃花汤证是属少阴阳虚寒盛之证，属虚证寒证。本证是少阴阴虚热化，热灼血络之下利脓血，属于虚证热证。

【原文】少阴病，吐利，手足厥冷，烦躁欲死者，吴茱萸汤主之。（323）

【通释】本条论胃虚肝逆、寒浊犯胃之证治。少阴病，吐利，手足厥冷，属阳虚阴寒盛。寒浊犯胃，故见呕吐下利，以呕吐涎沫为主。阳气既虚且抑，虚阳仍能与阴寒抗争，故烦躁欲死，烦躁欲死是形容烦躁之甚，有无可奈何之状，治疗用吴茱萸汤温胃散寒、降逆止呕。

【按语】本条与第310条相比较，症状大致相似，但是，细析其病情，第310条是阳虚阴寒太盛，阴来搏阳，故见躁烦，四肢厥逆，先见躁烦，后见四肢厥逆，是残阳欲绝之兆。而本条是阳虚阴寒，弱阳尚能与阴寒抗争，故见烦躁欲死，而且先见阳气虚衰的手足厥冷，后见烦躁，这是阳气尚存的表现。从病情来看，第310条是躁烦，以躁为主，故属阴证；本条是烦躁，以烦为主，故属阳证。第310条在躁烦之后出现四逆，有阳气消亡之兆；本条在手足冷之后，见到烦躁，以示阳气尚存。故第310条为死证，而本条则为可治之证。

【原文】少阴病，下利，咽痛，胸满，心烦者，猪肤汤主之。（324）

猪肤汤方：猪肤一斤（甘寒）。

上一味，以水一斗，煮取五升，去滓，加白蜜一升，白粉五合，熬香，和令相得，温分六服。

【通释】本条论少阴阴虚咽痛的证治。少阴病下利，有阳虚寒化与阴虚热化之不同。本条属阴虚热化证。利久阴伤，阴伤虚火更旺。足少阴之脉，入肺，循喉咙。手少阴之脉，上夹于咽。少阴阴虚火旺，虚火循经上扰，则见咽痛、胸满、心烦等。阴虚火旺的咽痛，咽喉局部虽然疼痛，不若实火咽痛之红肿热痛，治用猪肤汤润肺利咽止痛。

猪肤即猪皮，其性寒凉。可滋肺肾之阴液，清浮游之虚火。入药时将猪皮上的油脂刮净。白蜜甘寒，生津润燥除烦。白粉即炒香之米粉，能醒脾和胃，以补下利之虚。本方清热而不伤阴，润燥而不滞腻，故可用于阴虚火旺之咽痛证。

【原文】少阴病，二三日咽痛者，可与甘草汤；不瘥者，与桔梗汤。（325）

甘草汤方：甘草二两。

上一味，以水三升，煮取一升半，去滓，温服七合，日二服。

桔梗汤方：桔梗一两（辛甘，微温），甘草二两（甘平）。

上二味，以水三升，煮取一升，去滓，分温再服。

【通释】本条论少阴客热咽痛的证治。所见之咽痛和上条不同，本条是由于邪热客于少阴，火邪循经上扰而致咽喉疼痛，咽喉局部红肿热痛，甚则化脓，治疗用甘草汤清热泻火、解毒利咽。服药后不愈者，是肺气不宣，邪热不解，加桔梗宣泄肺气，取火郁发之之意也。

甘草汤，只用一味生甘草。甘草甘平，生用有清热解毒、缓急止痛之功，同时善清少阴阴中之伏火。

桔梗汤，是甘草汤加一味桔梗，有清热解毒、宣郁散火的作用。

【医案】患者某，女，18岁。1985年春初诊。咽痛3天，局部红肿，吞咽食物时，疼痛加重，口干欲饮，舌尖红苔少，脉略数，辨为少阴客热咽痛症。处生甘草20g。煎汤日3服。连服3天，疼痛消失。

【原文】少阴病，咽中伤生疮，不能言语，声不出者，苦酒汤主之。（326）

苦酒汤方：半夏洗，破，如枣核大十四枚（辛温），鸡子一枚，去黄（甘微寒），内上苦酒着鸡子壳中。

上二味，内半夏，着苦酒中，以鸡子壳，置刀环中，安火上，令三沸，去滓，少少含咽之。不瘥，更作三剂。

【通释】本条论少阴咽中生疮的证治。邪热内蕴，灼伤咽喉，咽部溃烂生疮；痰浊邪热壅结咽喉，阻塞气道，声门不利而金破不鸣，不能言语，声音难出。治用苦酒汤，少少含咽以涤痰消肿、敛疮止痛。

苦酒即米醋，性味酸苦，消肿解毒、敛疮止痛。鸡子白甘寒，润燥、利咽、止痛。半夏涤痰散结以开喉痹，为使药物持续作用于咽部，故少少含咽。本方的煎法，将鸡子壳置刀环上，以鸡子一枚，去黄留清，再将半夏、苦酒加入鸡子壳中，微火煮三沸，去滓频频含咽。

【原文】少阴病咽中痛，半夏散及汤主之。（327）

半夏散及汤方：半夏洗（辛温），桂枝去皮（辛温），甘草炙

（甘平）。

上三味，各等份，别捣筛已，合制之，白饮和，服方寸匕，日三服。若不能散服者，以水一升，煎七沸，内散两方寸匕，更煎三沸，下火令小冷，少少咽之。

【通释】本条论少阴客寒咽痛的证治。少阴之经脉，循于喉咙，夹于舌体。寒客少阴，寒凝痰阻，经脉不利，故见咽中疼痛，属喉痹。因属寒邪所伤，故咽中疼痛较甚，兼痰涎缠喉、咳吐不利等，治以半夏散及汤温经散寒、涤痰开痹。

半夏散及汤，由半夏、桂枝、炙甘草三药组成。《素问·至真要大论》曰：“寒淫所胜，平以辛热，佐以甘苦。”方中用半夏、桂枝之辛，以散寒涤痰。佐甘草之甘，以缓急止痛。又以白饮和服，保胃气存津液，以防半夏、桂枝辛燥劫阴。不能服散者，可作汤剂服用，煮后频频含咽，以缓缓作用于咽喉局部。

【按语】从第324条到第327条，都是讲少阴咽痛证的，但是，因个人的体质不同，感邪性质的差异，所以，少阴咽痛又有寒热虚实之不同，临床当审证求因，辨证论治。

【原文】少阴病，下利，白通汤主之。（328）

白通汤方：葱白四茎（辛温），干姜一两（辛热），附子一枚，生用，去皮，破八片（辛热）。

上三味，以水三升，煮取一升，去滓，分温再服。

【通释】本条论少阴阳虚且戴阳的证治。少阴病，阳虚阴盛之下利，本当治以四逆汤，今反用白通汤。白通汤是四逆汤去甘草加葱白而成。结合第329条之白通汤证和第331条之通脉四逆汤方后之加减，即“面色赤者，加葱九茎”，可见白通汤证当有面赤、脉微、恶寒、肢厥等症，属阳虚阴盛的戴阳证，其治疗不用四逆汤而用白通汤。

白通汤是四逆汤以葱白易甘草，减干姜之量而成。方中用干姜、生附子温补脾肾。去甘草之甘缓，以防牵掣姜附温阳之用。加葱白以其中空能通达上下阳气、破阴寒之闭，故以葱白取名。

【原文】少阴病，下利脉微者，与白通汤；利不止，厥逆无脉，干呕烦者，白通加猪胆汁汤主之。服汤脉暴出者死，微续者生。（329）

白通加猪胆汁汤方：葱白四茎，干姜一两，附子一枚，生，去皮，破八片，人尿五合（咸寒），猪胆汁一合（苦寒）。

以上三味，以水三升，煮取一升，去滓，内胆汁、人尿，和令相得，分温再服，若无胆亦可用。

【通释】本条论少阴阳虚戴阳证的治疗及预后，共分三部分。

第一部分，从开始到"与白通汤"。文义同上条，论少阴阳虚戴阳证证治，因阳气大虚，故脉见微弱无力，补充了白通汤证的脉象。

第二部分，从"利不止"到"白通加猪胆汁汤主之"，论阳虚阴盛之戴阳证，服药后出现格拒的证治。少阴阳虚阴盛，服白通汤后，其病由原来之下利变为利不止，由原来脉微变为无脉，又增厥逆、干呕、心烦等症。少阴阳气衰微，阴寒内盛，故见下利不止、厥逆无脉。虚阳被阴寒格拒，故见干呕心烦，所谓阴盛格阳。唐代王冰说："凡大寒大热者，必与违其性者争雄，异其气者相格也。"阴寒太盛，对大热之药格拒不受，因此服药后不但不愈，反使病情加重，此亦异气相格耳。根据《素问·至真要大论》"逆者正治，从者反治"的治疗原则，采取反治之法，在白通汤内加入苦寒的猪胆汁和咸寒的人尿，引阳药入于阴分从其性而治之。

第三部分，从"服汤脉暴出者死"到最后，论服白通加猪胆汁汤后的预后。服白通加猪胆汁汤之后，脉暴然出现浮大躁动者，此乃阴液枯竭、阳无所依、残阳暴脱之象，预后不佳；服白通加猪胆汁汤后，脉象徐徐渐至，寒邪逐渐消退者，为阳气逐渐恢复，预后良好。

【按语】白通汤的方名。有人认为葱白色白中空，能通阳破阴，故名白通。有人认为白通加猪胆汁汤，只提加猪胆汁，但是方中却有人尿，所以白通汤本身就有人尿。古代把二便称作通，白通汤因此得名。

对人尿的使用，有人提出异议。笔者认为，人尿（3岁以下儿童之尿）为历代医家应用，如《医宗金鉴》的柴胡清骨饮，方中就有猪胆汁和人尿，用治长期低热不退；妇女产后或外伤因大量出血而休克，在输血条件不备的情况下，急以童便服之，可收一时急救之功效；另外，现在农村遇到跌打损伤昏迷不醒时，亦常服用童便急救。

总之，猪胆汁和童便，是人与动物体内的产物，属血肉有情之品，易被人体吸收，而且二药既不损阴，又不碍阳，实乃平和之物。

【原文】少阴病，二三日不已，至四五日，腹痛，小便不利，四肢沉重疼痛，自下利者，此为有水气，其人或咳，或小便不利，或下利，或呕者，真武汤主之。（330）

真武汤方：茯苓三两（甘平），芍药三两（酸平），生姜三两，切（辛温），白术二两（甘温），附子一枚，炮，去皮，破八片（辛热）。

上五味，以水八升，煮取三升，去滓，温服七合，日三服。

后加减法：若咳者，加五味半斤，细辛、干姜各一两。若小便利者，去茯苓。若下利者，去芍药，加干姜二两。若呕者，去附子，加生姜，足前成半斤。

【通释】本条论少阴阳虚水泛证。少阴病经过二三天尚未痊愈，拖延到四五天后，阳气日衰，阴寒渐盛，病情逐渐加重。由于阴寒内盛，气血凝滞，筋脉拘急，故见腹中疼痛。肾阳虚衰，下焦气化不利，故小便不利。阳虚水湿不化，寒湿浸淫四肢，经气运行不畅，故四肢沉重疼痛。阳虚水湿不化，水寒下渍于肠，故见下利。水邪为患，随气机的升降而变动不居，故或然症甚多。如寒水上射于肺，肺失宣降而咳嗽；水湿下注于肠，而见下利；水气逆于中焦，胃气不降，则见呕吐；若阳虚未影响气化，可见小便自利。治用真武汤，温阳利水。

真武汤，原名玄武汤，宋代行文书写都要避讳，故将玄武汤的"玄"字改为"真"，名曰真武汤。

在中国传统文化中，认为在东、西、南、北四个方位，各有神兽镇守，如青龙主东方，白虎主西方，朱雀主南方，玄武主北方。起源于中国古代人对星宿的研究，后来将此引申。如张仲景所创立的青龙汤、白虎汤、玄武汤和朱雀汤（黄连阿胶汤）四个方剂，代表了四种不同的功用。以青龙、白虎、朱雀、玄武四象为四灵神君，主宰四方之神灵。青龙主宰风，白虎主宰燥，朱雀主宰火，玄武主宰水，是其功能本义。所以大小青龙汤辛散以祛风，白虎汤镇润以制燥，朱雀汤苦凛以制火，玄武汤主宰水，有镇水之用。

真武汤为《少阴篇》寒化证之主方，由茯苓、芍药、生姜、白术、附子五味药组成。方中以附子之辛热，温补肾阳，以补命门之火。白术之苦温，燥湿健脾。茯苓淡渗利水，生姜温化水湿，以制水邪。芍药敛阴和营，并制姜附之温燥。

真武汤是温阳利水之剂，临床应当随证加减。若因寒水射肺而咳嗽者，加干姜、细辛温肺散寒，加五味子敛肺止咳。若小便利者，去茯苓以减利水之用。若水湿下注于大肠而下利者，去芍药之寒，加干姜以温中。若水气逆于中焦，使胃气不降而呕吐者，重用生姜和胃降逆，并去附子之温燥。

【按语】本条与《太阳篇》第68条的苓桂术甘汤证比较，两方证均为阳虚水停之证。但是真武汤证的重点在于阳虚水停，治以温肾利水；而苓桂术甘汤证的重点在于脾虚气逆，治以健脾降逆。

本条与《太阳篇》第86条相比较，第86条是太阳病误治而伤及少阴，导致少阴阳虚水停，治用真武汤；本条是由于少阴病失治而致阳气渐衰，阳虚水停，水气泛滥，治用真武汤。两证虽然发病过程不同，但最后导致的结果相同，都为阳虚水停，所以都用真武汤治疗。

真武汤证和五苓散证，均属下焦水邪为患。但真武汤证是病在水脏，因肾阳虚不能制水、水气泛滥而见腹痛下利、四肢肿痛、小便不利等。五苓散证是病在水腑，因水蓄膀胱而见少腹胀满或里急、小便不利、口渴欲饮、饮之则吐，并兼见表邪不解的微热等症。

【医案】谷某，年逾八旬。2023年2月16日初诊。患者8年前因患

卷
六

309

胃癌行胃全切除术，多次复查未见转移。2022年年底不慎感染新型冠状病毒而发热，经住院治疗，热退病愈出院。几日后出现双下肢水肿，故求治于中医。患者下肢水肿，以手按之凹陷不起，全身畏寒怕冷，精神欠佳，纳呆不食，小便不利，舌淡苔白，脉细弱无力，辨为肾阳虚衰，水邪内停之证，处真武汤原方5剂。二诊时，自述服上药后，小便明显增多，水肿顿消，怕冷亦明显减轻，纳增，精神转好，唯咳痰较多，舌淡苔白，又处二陈汤合理中汤善后。

【原文】少阴病，下利清谷，里寒外热，手足厥逆，脉微欲绝，身反不恶寒，其人面赤色，或腹痛，或干呕，或咽痛，或利止，脉不出者，通脉四逆汤主之。（331）

通脉四逆汤方：甘草二两，炙，附子大者一枚，生用，去皮，破八片，干姜三两，强人可四两。

上三味，以水三升，煮取一升二合，去滓，分温再服。其脉即出者愈。

面色赤者，加葱九茎。腹痛者，去葱，加芍药二两。呕者，加生姜二两。咽痛者，去芍药，加桔梗一两。利止脉不出者，去桔梗，加人参二两。脉病皆与方相应者，乃可服之。

【通释】本条论少阴病阴盛格阳的证治。少阴病下利清谷，为阳虚阴盛。手足厥逆，脉微欲绝，比四逆汤证之手足冷、脉微细病情更重。由于阳虚阴盛，盛大之阴寒逼迫虚阳外越，而成阴盛格阳的"身反不恶寒""其人面色赤"的格阳戴阳证。这种真寒假热之重症，治疗当用通脉四逆汤，破阴回阳、通脉救逆。若得不到及时治疗，就会出现阴阳离决的亡阴亡阳证。

随着病情的变化，本证可见众多或然之症：阳虚寒凝气滞，可见腹部疼痛；阴寒气逆，胃失和降，可见干呕；虚阳循少阴之经上扰，可见咽痛；利久伤阴耗液，阴液告竭而利无可利，则见利止而脉不出。

通脉四逆汤，由炙甘草、生附子、干姜三味药组成。本方是四逆汤重用附子、倍用干姜而成，不但增温阳散寒之力，且有破阴回阳之功。若见面赤戴阳者，加葱白九茎，以通达上下，招纳亡阳。若因寒凝气滞而见腹痛者，去葱白加芍药以缓急止痛。若因寒气逆于胃而见呕吐者，加生姜和胃止呕。若虚阳循经上扰于咽而见咽喉疼痛者，加桔梗以开喉痹，若阴液告竭，气血大虚而见利止脉不出者，去桔梗以防耗气伤津，加人参益气生津以复其脉。

【按语】对于本方的组成，有人认为，因有戴阳证，方中应该有葱白。还有人提出，人参能通阳复脉，方中应该有人参，才能方证对应。

【原文】少阴病，四逆，其人或咳，或悸，或小便不利，或腹中痛，或泄利下重者，四逆散主之。（332）

四逆散方：甘草炙（甘平），枳实破，水渍炙干（苦寒），柴胡（苦寒），芍药（酸微寒）。

上四味，各十分，捣筛，白饮和，服方寸匕，日三服。

咳者，加五味子、干姜各五分，并主下利。悸者，加桂枝五分。小便不利者，加茯苓五分。腹中痛者，加附子一枚，炮令坼。泄利下重者，先以水五升，煮薤白三升，煮取三升，去滓，以散三方寸匕，内汤中，煮取一升半，分温再服。

【通释】本条论阳气郁遏致厥的证治。少阴病四逆，若属少阴阳虚阴盛，当兼见下利清谷、恶寒蜷卧、脉微等症，今但言四逆，不见阳虚阴盛诸症，四肢逆冷非少阴阳虚阴盛，而属少阴枢机不利，阳气郁遏不达，故四肢厥冷。治用四逆散疏畅阳郁、条达气血，厥逆自回。

四逆散由炙甘草、枳实、柴胡、芍药四味药组成。方中用柴胡疏肝解郁，枳实行气散结，芍药配甘草，酸甘益阴和血。若兼肺寒气逆而咳嗽者，加干姜、五味子，温肺散寒、敛气止咳。若兼心阳不振而心悸者，加桂枝配甘草为桂枝甘草汤，温通心阳。若小便不利者，加茯苓淡渗利尿。若寒凝腹痛者，加附子温阳散寒止痛。若因寒凝气阻而泄利下重者，加薤白以散寒通阳。

【按语】本方为常用之方,《景岳全书》的柴胡疏肝散,就是在本方中加香附、川芎、陈皮而成,且将枳实改为枳壳,其应用更为广泛。

【医案】

1. 在跟诊刘渡舟期间,曾目睹老师治一患者。张某,男,27 岁。1986 年 11 月 15 日初诊。于 3 年前出现阳痿不举,思想负担越来越重,曾服用壮阳补肾之中药百余剂而未愈。患者精神不振,默默寡言,自述小腹坠胀,四肢冰冷不温,心烦眠差,小便频数,舌尖边红赤,舌苔薄白,脉弦大按之有力。刘渡舟认为:此因气郁而相火不发,当取"火郁发之""木郁达之"之意,治以疏肝理气,处四逆散方。柴胡 12g,生白芍 20g,枳实 12g,炙甘草 9g。4 剂,水煎服。

1986 年 11 月 19 日二诊。服上药 4 剂,小腹胀满减轻,四肢渐渐转温,阳痿虽有好转,但不能持久,舌淡红苔薄白,脉弦有力。柴胡 12g,白芍 30g,枳实 12g,炙甘草 10g。3 剂,水煎服。

1986 年 11 月 22 日三诊。患者续进上药 3 剂,阳事已能举起,且较前持久,四肢转温,腹胀亦减,夜间亦能入睡。刘渡舟谓:效不更方。柴胡 12g,白芍 30g,枳实 6g,炙甘草 6g。4 剂,水煎服。

1986 年 11 月 29 日四诊。服上药 4 剂,阳痿痊愈,肢冷腹胀亦除。但又见口干欲饮,小便短赤。刘渡舟谓:此乃气郁得舒,相火始发,火盛伤津所致。又处龙胆泻肝汤:柴胡 12g,黄芩 10g,龙胆草 10g,栀子 10g,车前子 10g(包煎),木通 10g,当归 10g,生地黄 10g,枳壳 10g,白芍 10g,甘草 6g。继服 3 剂而愈。

阳痿一证,以郁证者居多。若因阳气郁闭而见四肢厥冷、少腹冰凉等症,误以为阳虚而投温阳壮阳之品,必将因其辛温而助热耗精,无异于抱薪救火,遗患无穷。刘渡舟多从治郁入手,每能取效。

2. 张某,男,63 岁。2003 年 12 月 4 日初诊。患者连日来呃逆不止,嗳气频频,吞咽时食管疼痛难忍,伴后背憋胀不适,常以叹息取快,舌淡苔白腻,脉细弦。辨为肝郁犯胃,胃气上逆证。处柴胡疏肝散加减:柴胡 10g,生白芍 10g,枳壳 10g,炙甘草 10g,香附 10g,川芎 10g,牡丹皮 10g，栀子 10g，黄芩 10g，生姜 3 片，川楝子 10g，延胡索 10g，片姜黄 10g，郁金 10g，旋覆花 10g（包煎），代赭石 10g（包煎）。6 剂，水煎服。

2003 年 12 月 11 日二诊。服上药 6 剂后，呃逆止，后背已不憋胀，食管疼痛大减，于上方去旋覆花、代赭石，又进 6 剂，其病告愈。

3. 王某，女，57 岁。2022 年 7 月 2 日初诊。患者做胸部 CT 发现，左肺下叶小结节 4mm。心慌，做心电图提示疑似右壁心肌梗死。全身怕冷，下肢怕凉，平时易生闷气，胸胁胀满，嗝声连连，精神不振，心烦易怒，脉弦有力，舌红苔薄白。辨为肝气不疏，气郁化火证，治以疏肝解郁，以柴胡疏肝散加减：柴胡 10g，生白芍 10g，枳实 10g，川芎 10g，陈皮 10g，炙甘草 10g，香附 10g，牡丹皮 10g，栀子 10g，川楝子 10g，延胡索 10g，浙贝母 10g，玄参 10g，牡蛎 20g，夏枯草 10g，法半夏 10g，煨姜 3 片，鸡血藤 10g，桂枝 10g。7 剂，水煎服。

2022 年 7 月 9 日二诊。服上药后，胸胁憋闷大减。消化尚差，舌红苔薄黄。上方加香橼 10g，佛手 10g，木香 10g，砂仁 10g，厚朴 20g，玫瑰花 10g，柿蒂 20g。7 剂，水煎服。

2022 年 7 月 16 日三诊。服上药，腹胀打嗝大减，仍口苦，乏困，舌红。又处上方加减，服半月余诸症痊愈。

2022 年 8 月中旬，在本市某医院复查，肺部结节消失。

【原文】少阴病，下利六七日，咳而呕渴，心烦，不得眠者，猪苓汤主之。（333）

【通释】本条论少阴阴虚水热互结的证治。少阴病下利六七日，若属少阴阳虚阴盛的四逆汤证，应见身寒肢冷、脉微等症。今反见咳而呕渴、心烦不得眠，此乃少阴阴虚水热互结之证。因阴虚水气不化，水液偏渗于大肠，故见下利。阴虚水停，水泛三焦，上迫于肺，则见咳嗽。水邪逆于胃，则见作呕。水热互结，津液不能上承，故见口渴。阴虚热扰，阳不得入于阴，故见心烦不得眠。参照《阳明篇》第 236 条，本证因阴虚水热互结，当见小便不利，治用猪苓汤清热育阴利水。

【按语】猪苓汤证与真武汤证，同属肾虚水停之证，都可见呕、咳、下利、小便不利等症。真武汤证是阳虚水泛，必兼恶寒肢冷、身痛等症；猪苓汤证是阴虚水热互结，故兼心烦不寐、口渴舌红等症。

猪苓汤证与黄连阿胶汤证、栀子豉汤证，都有心烦不得眠。黄连阿胶汤证是肾阴虚，水不制火，所谓水火不济，心肾不交，治以黄连阿胶汤泻南补北。栀子豉汤证是热郁胸膈，热扰心神，以心烦为主症，治以栀子豉汤清热、宣郁、除烦。猪苓汤证是少阴阴虚水停，水热互结，故以下利、口渴、小便不利为主症，治以猪苓汤清热育阴利水为主，三者同中有异。

【医案】

1.杨某，女，27岁。患慢性肾炎10多年。屡经中西医治疗而不愈。于半个月前复查小便常规：蛋白（++），镜检红细胞0～3个/高倍镜视野，镜检白细胞0～5个/高倍镜视野。全身乏力，腰困，小便短赤，形体消瘦，五心烦热，两颧发红，口干不欲多饮，舌红少苔，脉沉细无力。辨为阴虚水停证，拟育阴利水之法。猪苓12g，茯苓20g，泽泻10g，阿胶10g（烊服），滑石18g（包煎），大蓟、小蓟各10g，莲子须30g。

服上药6剂，精神转佳，复查小便常规：镜检红细胞（－），镜检白细胞（－），蛋白（++），舌脉如前。上药加炙黄芪12g，芡实20g。

又服上方12剂，已不烦热，舌淡红，苔薄白，脉略细，复查小便常规：蛋白（－）。其后以上方加减，共服四十余剂，复小便常规均未见异常，诸症除而安。

2.孙某，女，59岁。1987年1月10日初诊。因咳嗽痰中带血住入某医院，西医诊断为支气管肺癌，建议手术治疗。患者不同意手术欲保守治疗，连服中药百余剂，住院3个月左右，但咯血终未控制，其后又到某肿瘤医院治疗，亦未收到满意效果。邀余为之诊治。自述近日咳嗽，咯血量多，色泽鲜红，形体消瘦，面色无华，小便不利，舌红无苔，脉细弱无力。辨为阴虚火旺证。处方：猪苓12g，茯苓20g，泽泻10g，阿胶 10g（烊服），滑石 18g（包煎），仙鹤草 20g，三七粉 6g（冲服），十大功劳叶 10g，杏仁 10g。

服上方 3 剂，咳血减少，连服 6 剂，痰中全然无血，咳嗽胸闷等症亦趋好转，纳增精神转佳。后又宗此方加减，服四十余剂，病情一直稳定。于 1988 年 3 月 18 日，夜间突然咯血不止，卒于家中。

【原文】少阴病，得之二三日，口燥咽干者，急下之，宜大承气汤。（334）

【通释】本条论少阴病土燥水竭之急下证。把"口燥咽干"作为急下证之眼目，似乎过于简略，但是手少阴之脉上夹于咽，足少阴之脉循喉咙，夹舌本。少阴病得之二三日，见口燥咽干者，此乃燥热灼津，少阴真阴受伤之候。见微知著，虽然仅见口燥咽干一症，但是反映了真阴被竭的病机特点，故当机立断，用大承气汤急下存阴，此釜底抽薪之法也。

【原文】少阴病，自利清水，色纯青，心下必痛，口干燥者，急下之，宜大承气汤。（335）

【通释】本条论少阴病热结旁流之证治。少阴阳虚寒盛之下利，多完谷不化，且恶寒厥逆。今见少阴病自利清水色纯青，指泻下之物为黑绿色污水不夹粪便，是因燥屎内结，热迫津液旁流，故称为"热结旁流"。因燥屎阻于内，胃肠气滞不通，故心下疼痛拒按。因水液下流，津液无以上承，故口咽干燥。本证的关键在于肠内燥屎热结，热结不去，旁流不止，津液进一步枯竭，大有亡阴脱液之势。欲止其旁流，必泄其热结，故用大承气汤急下存阴。

【按语】综合六经病诸条，燥热伤津有三种形式：一是白虎汤证的大汗津伤，为"津液外渗"；二是脾约证的小便频数，为"津液偏渗"；三是本条所说的自利清水，为"津液下渗"。

【原文】少阴病，六七日，腹胀不大便者，急下之，宜大承气汤。（336）

【通释】本条论燥屎内结、腑气不通之急下证。少阴病六七日而见腹部胀满不大便者，为燥屎内结、实热壅滞。燥热腑实结于内，势必要耗竭肝肾之阴液。根据上两条，应当见到口咽干燥等伤津耗液的症状，治疗用大承气汤急下，以存肝肾之真阴。

【按语】以上三条，后世称为少阴三急下证，当与阳明三急下证互参。综合六个急下证的临床表现，一类是反映邪气实，燥热内结，如身微热，胃脘或腹部胀满疼痛，大便难或不大便等；另一类是反映正气虚，少阴津液受伤，阴液耗竭，如口燥咽干，身热汗多，甚则目中不了了、睛不和、自利清水等。仲景将其分别设于阳明和少阴，有不同的寓意。阳明三急下证，是从阳明燥热内结、邪实的角度而言；少阴三急下证，是从少阴阴液耗竭、正虚的角度而言。在辨证论治中，医者既要看到邪实的一面，又要重视正虚的一面，祛邪与扶正兼顾。

【原文】少阴病，脉沉者，急温之，宜四逆汤。（337）

四逆汤方：甘草二两，炙，干姜一两半，附子一枚，生用，去皮，破八片。

上三味㕮咀，以水三升，煮取一升二合，去滓，分温再服，强人可大附子一枚，干姜三两。

【通释】本条论少阴病急温的证治。少阴病脉沉者，是指少阴阳虚寒化证的脉沉微或脉沉伏不起。因少阴阳气大虚，阴寒极盛，故当见身寒肢厥，呕吐下利，甚则可见身反不恶寒，其人面色赤的格阳戴阳证，治疗用四逆汤急温回阳。

四逆汤，由炙甘草、干姜、生附子三味药组成。方中用生附子温阳救逆；干姜温脾散寒；炙甘草调中补虚，并可制姜附温燥之性。三药合用，共奏温补脾肾、回阳救逆之用，故用于少阴急温证。

【按语】肾为阴阳之根、水火之宅，内藏元阴元阳。肾之阴阳，为阴阳之根，故称元阴元阳。肾中阴阳的盛衰，决定全身阴阳的盛衰，所以在《少阴篇》提出急下存阴和急温回阳。急下存阴，是救少阴之元阴；

急温回阳，是回少阴之元阳。急者，示人病情危重，病势凶险，不可坐以待毙。后人喻之为"少阴病，急下存阴如救焚然，急温回阳如救溺然"。陈修园强调说："或下或温，如救焚溺，宜急而不宜缓也。"

【医案】王某，女，68岁。2006年秋初诊。1个月前在邻居家玩麻将，席冷炕而坐4～5个小时，次日感到整个臀部发凉，特别是肛门会阴部，经常自觉有冷气吹，病情愈渐加重，严重时不敢更衣。余握其双手冰凉，舌淡苔白，脉沉伏不起。辨为寒邪伤阳，阳虚寒盛之证。治以温阳散寒。用四逆汤加减：制附子10g，干姜10g，炙甘草6g，怀牛膝10g。6剂，水煎服。

1周后复诊，服上药3剂，寒冷减轻，6剂尽，下部寒冷顿消，舌已转淡红，脉略紧。又处上方6剂，巩固疗效。其后告知病已痊愈。

【原文】少阴病，饮食入口则吐，心中温温欲吐，复不能吐，始得之，手足寒，脉弦迟者，此胸中实，不可下也，当吐之。若膈上有寒饮，干呕者，不可吐也，急温之，宜四逆汤。（338）

【通释】本条论少阴病胸中有痰实和膈上有寒饮的辨治。少阴病始得之，手足寒，若属少阴病阳虚寒盛之证，脉当见微细无力。今反见脉弦迟者，弦脉主饮，迟脉主寒，结合"饮食入口则吐，心中温温欲吐，复不能吐"等症状，辨为痰饮实邪、内停胸膈之证，故曰"此胸中实"也。由于痰实郁阻胸中，阳气不达四肢，故见手足寒。因寒痰冷饮停于胸中，故饮食入口则吐，但又不能畅快吐出，故曰"心中温温欲吐，复不能吐"。温温者，愠愠也，心中抑郁而不舒畅也。痰实停于胸膈，根据《素问·阴阳应象大论》"其高者，因而越之"的治疗原则，以瓜蒂散涌吐在上之痰饮。

若因少阴阳虚，水湿不化，聚为寒饮，停于胸中，亦可见到干呕欲吐。少阴阳虚，必见四肢厥逆、下利清谷、恶寒蜷卧等阳虚寒盛之症，治疗当用四逆汤，急温回阳。

【按语】上述瓜蒂散证与四逆汤证，虽然都有痰饮内停，都可见到手足逆冷、欲吐不吐等症，但是其病机有虚实之异同，所以治疗各异。

【原文】少阴病，下利，脉微涩，呕而汗出，必数更衣；反少者，当温其上，灸之。（339）

【通释】本条论少阴阳虚气陷的证治。少阴病阳虚寒盛，下利日久不愈，不仅阳气更虚，久利伤阴，阴血亦当不足。阴阳气血俱虚，故脉见微涩。脉微为阳虚，脉涩为阴血不足，脉见微涩，为少阴阳虚血少的病机特点。阳虚阴寒上逆，故见呕吐。《素问·生气通天论》曰："阴者，藏精而起亟也；阳者，卫外而为固也。"阳虚而外卫不固，故见汗出。阳虚中气下陷，故见大便频频。但是因津虚血少，无物可利，所以大便次数虽多而泻下之物很少。治疗方面，温阳恐温燥伤阴，降逆恐气陷更甚，升阳则使邪气上冲。所以汤剂难施，使用灸法温其上，庶可阳升利止而阴液可固。有的医家提出当灸百会、关元等穴。

辨厥阴病脉证并治法第十二（340—396条）

厥阴，包括手厥阴心包经和足厥阴肝经。心包与三焦相表里，肝与胆相表里。所以厥阴病的病位在肝与胆、心包与三焦，主要在肝。肝藏血，主疏泄，体阴用阳，性喜条达而恶抑郁。足厥阴肝，内寄相火，外应风木，其性刚愎。肝主疏泄，以调节人的气血和情志，亦有助于脾胃的腐熟、吸收和运化。

手厥阴心包经，起于心胸中，出属心包络，向下通过心横膈，从胸中至腹，依次联络上、中、下三焦，故心包与三焦为表里。足厥阴肝经，起于足大趾，过阴器，抵小腹，夹胃属肝，上贯膈，布胁肋，上入连目系，出额与肾脉会于颠顶。

《素问·至真要大论》曰："厥阴何也？岐伯曰：两阴交尽也。"厥阴病，是六经病的最后阶段。厥者，阴之极也，阴极则阳生。厥者，阴之尽也，阴尽则阳复。因此，病至厥阴，阴寒盛极。根据《素问·阴阳应象大论》"重阴必阳，重阳必阴""寒极生热，热极生寒"的理论，厥阴病是以阴阳胜复、寒热错杂为病机特点。厥阴的生理，亦具备了阳气来复的条件，因厥阴与少阳相表里，故具有阳气生发的特点。足厥阴肝体阴用阳，内寄相火。厥阴病阴寒极盛，相火既伤且抑，一旦阴寒由盛转衰，相火郁极乃发，其势力不可阻挡地爆发出来，使病情发生转变，从而形成厥阴病阳气来复的机转。

厥阴病的成因，有从少阴经传经而来，有因其他经失治或误治而来，也有因邪气直接侵入厥阴的直中而来，直中厥阴者比较少见。

由于厥阴病是以阴阳胜复、寒热错杂为病机特点，所以文中以消渴、气上撞心、心中疼热、饥而不欲食等寒热错杂症，作为厥阴病的辨证提纲。此外尚有阳消阴盛的寒证和阴消阳复的热证。

厥阴病的治疗，根据"寒者热之，热者寒之"及"寒热错杂、寒温并用"的治疗原则，施以不同的方法。

【原文】厥阴之为病，消渴，气上撞心，心中疼热，饥而不欲食，食则吐蛔，下之利不止。（340）

【通释】本条为厥阴病的提纲。厥阴为风木之脏，内寄相火。厥者，阴之极也，阴极则阳生。阳生化火，风火消灼津液，故见消渴。所谓消渴，是指渴而能饮，饮之不解，边饮边消，与中医内科中的消渴病不同。厥阴者，阴之尽也，阴尽则阳复，阳复之热夹少阳相火上冲，故见气上撞心，心中疼热。热则消谷善饥，寒则运化不能而不欲饮食，饥而不欲食，反映了厥阴病上热下寒、寒热错杂的病机特点。因为内有寒邪，饮食得不到腐熟消化，所以饮食入胃，则气逆作呕，若其人内有蛔虫，蛔闻食嗅而出，故见食则吐蛔。本条既可见消渴、气上撞心、心中疼热、消谷善饥的热证，又可见不欲饮食、食则吐蛔的寒证，故反映了厥阴寒热错杂的病机特点，治疗当寒热并用。若误用泻下，更伤脾胃而见下利不止。

【按语】在《伤寒论》中，论"气上冲"者，有第16、68、125、174条和第340条。条文中都言"气上冲"，唯本条谓"气上撞"，反映了厥阴阴极阳复，相火郁极乃发的特点。

【原文】厥阴中风，脉微浮，为欲愈；不浮，为未愈。（341）

【通释】本条以脉判断厥阴中风的预后。《辨脉法》云："凡脉大、浮、数、动、滑，此名阳也；脉沉、涩、弱、弦、微，此名阴也。凡阴病见阳脉者生，阳病见阴脉者死。"厥阴病，阴病也，脉浮者，阳脉也，阴病见到阳脉，为邪气由阴出阳，故为欲愈。若脉不浮，说明阳气未复，阴寒尚盛，故为未愈。

【原文】厥阴病，欲解时，从丑至卯上。（342）

【通释】本条论厥阴病的欲解时。从丑至卯（1点～7点），是少阳阳气升发之时，厥阴与少阳相表里，在此时厥阴得少阳升发之气的助力，有利于祛邪外出，故为厥阴病欲解的有利时间。

【原文】厥阴病，渴欲饮水者，少少与之，愈。（343）

【通释】本条论厥阴病阳气来复的口渴证。厥阴病，渴欲饮水有三种情况：一种是如提纲证中所叙，因厥阴病寒热错杂，热灼津伤而见消渴。另一种是厥阴阴阳胜复，阳复太过，灼伤津液而见消渴。还有一种情况是厥阴病阴阳胜复，阴消阳复，阳气初复，津液一时不能上承而口渴，此时的口渴，绝非消渴，无须药物治疗，当少少与饮之，以滋津液，令胃气和则愈。切莫贪饮暴饮，以防饮邪复聚为患。

【原文】诸四逆厥者，不可下之，虚家亦然。（344）

【通释】本条论虚寒厥证之禁忌。厥者，阴阳气不相续接便为厥，厥者，手足逆冷者是也。四肢厥逆是六经常见之症，其病因病机，有寒、热、虚、实之不同。文中"诸四逆厥者"，是指阳虚寒厥证，阳虚阴寒太盛，阳气不达四肢，故四肢厥冷，治用四逆辈温阳散寒。因属虚寒证，治疗绝不能使用泻下之法，以防更伤阳气而使病情加重。不仅阳虚阴盛之厥逆不可下，凡平素患各种虚证者皆不可下，以免犯虚虚之戒，故曰"虚家亦然"。

【原文】伤寒先厥，后发热而利者，必自止，见厥复利。（345）

【通释】本条辨厥热与下利的关系。厥阴病是以阴阳胜复、寒热错杂为病机特点。阴盛则阳衰，阳气衰则厥逆下利。阳复则阴寒退，阴退阳复则见发热。因此，厥阴病常以厥逆和发热辨别正气的盛衰和疾病的进退。本条先厥逆后发热，是阴寒渐退，阳气渐复，故虽见下利，利必自止。利止之后，复见四肢厥逆者，是阴寒之邪复盛，阳气渐衰，故下利复作。厥热与下利作止的辨证关系，反映了疾病过程中阴阳消长的情况，对临床辨证论治及预后有一定的指导意义。

【原文】伤寒始发热六日，厥反九日而利。凡厥利者，当不能食，今反能食者，恐为除中，食以索饼，不发热者，知胃气尚在，必愈，恐暴热来出而复去也。后三日脉之，其热续在者，期之旦日夜半愈。所以然者，本发热六日，厥反九日，复发热三日，并前六日，亦为九日，与厥相应，故期之旦日夜半愈。后三日脉之而脉数，其热不罢者，此为热气有余，必发痈脓也。（346）

【通释】本条辨厥阴病的除中及阳复太过的变证，共分三部分。

第一部分，从开始到"期之旦日夜半愈"，论除中的辨证。伤寒开始发热六日，其后厥冷九日，随之下利不止，这种先厥后利为阳气虚衰、阴寒太盛。阳虚寒盛，中焦腐熟运化无权，本当不能食，今反能食者，有两种可能：一是胃气衰败发为除中，所谓除中，是中焦脾胃之气断绝之意，任何疾病，有胃气则生，无胃气则死。除中的出现，是疾病过程中回光返照、危灯复明的表现，预示病情危笃。另一种是阳气回复，阳气渐生而病势向好。两种情况的区分，当食以索饼，索饼是用面食做成的饼类。食完之后，患者如果突然发热，是除中的表现，这种发热很快就会消失。食完之后，如果是微微的、循序渐进的发热，是阳复阴消、胃气渐复的表现。后三日脉之，其热续在者，期之旦日夜半愈。是说明阳复阴消到一定程度，阴阳趋于平衡，第四天夜半子时，人体借助自然界阳气的生发而祛邪外出，其病痊愈。

第二部分，从"所以然者"，到"故期之旦日夜半愈"，是对"旦日夜半愈"的自注说明。在厥阴病中，阳复则发热，阴胜则厥冷。开始发热六日，其后又发热三日，并前发热九日，与厥冷九日时日相等，阴阳相对平衡，阴平阳秘，精神乃治，所以在半夜子时，随着自然界阳气的生发，疾病有望痊愈，故"期之旦日夜半愈"。当然，时间和日数，仅仅是为了说明阴阳平衡而已，不可拘泥。

第三部分，从"后三日脉之"到最后，指出阳复太过的变证。如果在后三日切其脉数疾、发热仍然不退者，为阳复太过、邪热有余。邪热偏盛，热腐阴血，其后必发痈脓。

【原文】伤寒脉迟，六七日，而反与黄芩汤彻其热。脉迟为寒，今与黄芩汤，复除其热，腹中应冷，当不能食；今反能食，此名除中，必死。（347）

【通释】本条论误治伤阳而为除中及其预后。《濒湖脉学》谓："迟来一息至惟三，阳不胜阴气血寒，但把浮沉分表里，消阴须益火之原。"迟脉主阳虚寒盛，伤寒脉迟六七日，阳虚阴寒至极，治当温阳散寒。若误投黄芩汤彻其热，以寒治寒，使中焦阳气更虚。阳虚寒盛，本当腹痛纳呆，今反能食者，是胃气败绝，欲引食自救的除中，其证危笃，预后不佳，故曰必死。

【按语】除中是古代的病名，多发生于疾病的后期，发病原因比较复杂。以上两条置于《厥阴篇》，列举两种不同的成因。一是由厥阴病自身发展而来，二是由误治引起，但是最后的结果都是导致胃气衰败，病情恶化。由此提示，治疗三阴虚寒证，不但要注重心肾阳气的强弱，也要顾及后天脾胃之气的盛衰。

【原文】伤寒先厥后发热，下利必自止，而反汗出，咽中痛者，其喉为痹。发热无汗而利必自止，若不止，必便脓血。便脓血者，其喉不痹。（348）

【通释】本条论厥阴阳复的几种转归。伤寒先出现厥逆然后见发热者，为阳气来复而病向痊愈，下利必自止。如果阳气来复太过，热迫津液外泄，可见汗出不止。如果阳气来复太过，邪热炎于上，可发生咽部红肿热痛之喉痹。如果阳气来复太过，邪热趋于下，寒利虽止，热利接踵而至，久之，热邪伤及下焦血分，腐肉成脓，必见大便脓血。因阳热之邪趋于下而未炎于上，故便脓血者，就不会发生喉痹。

【原文】伤寒一二日至四五日而厥者，必发热，前热者，后必厥，厥深者，热亦深，厥微者，热亦微，厥应下之，而反发汗者，必口伤烂赤。（349）

【通释】本条论热厥的证治及误治后的变证。伤寒一二日至四五日，是言疾病的经过。厥者，必发热，是言厥热的因果关系。即手足厥冷，由发热所致，所谓前热者，后必厥，即由于开始发热，最后导致了手足厥冷。这种因热致厥，由热邪内盛，阻遏阳气不达四肢，使阴阳气不相顺接，故见手足厥冷。厥冷的程度取决于热邪的轻重，故曰"厥深者，热亦深，厥微者，热亦微"。根据《素问·至真要大论》"热淫于内，治以咸寒"的治疗原则，提出厥应下之的治疗方法。"下之"，也包括清法，不是专指下法而言。如果误用辛温发汗之药，必因燥热助阳伤津，非但手足厥冷不除，因火热升腾，势必发生口舌红肿、烂赤生疮。

【按语】热厥又名阳厥，属实证热证。但是《素问·厥论》曰："阴气衰于下，则为热厥。"可见，《黄帝内经》所指的热厥，是指下焦阴虚，故属虚证热证。

【原文】伤寒病，厥五日，热亦五日，设六日当复厥，不厥者，自愈。厥终不过五日，以热五日，故知自愈。（350）

【通释】本条论厥热相等自愈之证。厥阴病以阴阳胜复为病机特点。阳气胜则发热，阴气胜则厥冷。所以以发热和厥冷，推测阴阳的胜复。患者厥冷五日，发热亦五日，说明阴阳趋于平衡。如果第六天未见厥冷者，阴寒不盛，病情向好，故知自愈。"厥终不过五日，以热五日，故知自愈"，是自注句，以说明阴阳平衡自愈的机制。

【按语】文中以厥冷和发热的天数，说明阴阳的盛衰，均为假设之词，不可拘泥。

【原文】凡厥者，阴阳气不相顺接，便为厥。厥者，手足逆冷是也。（351）

【通释】本条论厥逆证的病机与证候特点。人体十二经脉运行规律：手三阴，从胸（腹）走手，交于手三阳；手三阳，从手走头，交于足三阳；足三阳，从头走足，交于足三阴；足三阴，从足走胸（腹），交于手三阴。如此，阴经交阳经，阳经交阴经，阴阳相贯，如环无端。无论哪一种厥逆证，诸如寒厥、热厥、痰厥、水厥等，都是由于影响或破坏了阴阳相交顺接的规律，使阳气不达四肢而产生了厥逆，故曰："凡厥者，阴阳气不相顺接，便为厥。"另外，不管是哪种厥逆证，都不同程度地表现出手足厥冷，故曰："厥者，手足逆冷者是也。"

本条前者言厥逆证共有的病机特点，后者言厥逆证共有的症状表现，所以有人主张将本条作为厥逆证的总纲，有一定道理。

【原文】伤寒，脉微而厥，至七八日，肤冷，其人燥，无暂安时者，此为脏厥，非为蛔厥也。蛔厥者，其人当吐蛔。令病者静，而复时烦，此为藏寒。蛔上入膈，故烦，须史复止，得食而呕，又烦者，蛔闻食臭出，其人当自吐蛔。蛔厥者，乌梅丸主之。又主久利方。（352）

乌梅丸方：乌梅三百个（味酸温），细辛六两（辛热），干姜十两（辛热），黄连一斤（苦寒），当归四两（辛温），附子六两，炮（辛热），蜀椒四两，去子（辛热），桂枝六两（辛热），人参六两（甘温），黄柏六两（苦寒）。

上十味，异捣筛，合治之，以苦酒渍乌梅一宿，去核，蒸之五升米下，饭熟，捣成泥，和药令相得，内白中，与蜜，杵二千下，丸如梧桐子大，先食饮，服十丸，日三服，稍加至二十丸。禁生冷、滑物、臭食等。

【通释】本条论蛔厥与脏厥的区别及蛔厥的证治，补充了厥阴病寒热错杂证的主方，可分为三部分。

第一部分，从开始到"非为蛔厥也"，论脏厥与蛔厥的区别。伤寒脉微而手足厥冷，是阳虚阴寒内盛。时至七八日之后，阳气更虚，阴寒更盛，由手足厥冷发展为全身发凉，同时伴有肢体躁动不安，甚至没有片刻安稳之时，表明阳气极虚，阴寒极盛，一派纯阴无阳之象，称为脏厥。

第二部分，从"蛔厥者"到"乌梅丸主之"，论蛔厥的特点及证治。蛔厥的特点是患者经常吐蛔，手足厥冷较轻，更无全身怕冷。蛔厥常因膈上有热，胃肠有寒，蛔喜温避寒而上扰其膈，其人发烦，蛔不上扰，须史又复止。若患者进食，蛔闻谷之香味而扰动，亦可复烦。或影响胃气而呕吐，有时可伴随食物吐出蛔虫。可见，蛔厥证具有时静时烦、时作时止的特点，与脏厥迥然有别。对于这种上热下寒，寒热错杂的蛔厥证，治用乌梅丸寒热并治、和胃安蛔。

第三部分，最后一句，拓展了乌梅丸的应用。根据乌梅丸的药物组成及其功用，本方亦可治寒热错杂的久利。

乌梅丸，由乌梅、细辛、干姜、黄连、当归、附子、蜀椒、桂枝、人参和黄柏组成，乌梅是方中的主药。乌梅味酸入肝，用醋浸泡后其味更酸，以其酸而补肝之体，并有涩肠止泻、安蛔止痛之用。当归补肝血，与乌梅相伍，养肝阴以补肝之体。附子、干姜、桂枝，温经散寒。辅以蜀椒、细辛，通阳破阴，又能制蛔伏蛔。黄连、黄柏泄热，能驱蛔虫以下行。人参健脾补气。用米饭、白蜜甘甜之品作丸，以养胃气。全方寒温并用、攻补兼施，以其酸以退蛔，辛以伏蛔，苦以下蛔，故能降蛔伏蛔、杀蛔驱蛔。另外，本方除治蛔厥之外，还可治疗寒热错杂，滑脱不禁之久利。乌梅丸的服用方法，要求在饭前空腹服用，服药期间，要禁食生冷、滑物、臭食等物。本方在临床多以汤剂使用，应用范围极广。

【医案】

1. 李某，女，29岁。自述右上腹部阵发性疼痛，持续两年之久，曾在当地医院诊断为胆道蛔虫病，多次建议手术治疗。患者因经济困难而拖延日久。近来腹部剧痛一周，呈阵发性加重，疼痛发作时，身体蜷曲不伸，大声呼号，汗出如洗，手足冰冷，痛苦不堪，同时伴有恶心呕吐。肌内注射阿托品，虽能缓解一时，终不得其痊愈，求治于中医。望其舌淡苔薄白，脉弦有力，辨为蛔厥证。处乌梅丸加减：乌梅12g，细辛3g，干姜10g，黄连6g，当归10g，制附子10g，蜀椒10g，桂枝10g，党参6g，黄柏10g，川楝子10g，延胡索10g。

服上方3剂，疼痛减轻，3天未见大发作，其后连服上方9剂，腹痛止，诸症消，其病告愈。半个月后，嘱其服枸橼酸哌嗪，驱出蛔虫十余条。一年后随访，其病未发。

2. 曾某，女，46岁。2000年4月中旬初诊。患者一年前因胆道蛔虫病在当地医院行手术治疗，术后半年，又出现右侧胁肋部阵发性钻顶样疼痛，痛势如同术前，开始未加重视，其后病情逐渐加重，患者自以为旧病复发，住医院复查，经 B 超、CT 检查，均未见异常，亦未发现蛔虫，接诊医者都感到十分诧异，只好用解痉止痛药临时治疗。经人介绍至我处就诊。自述近来疼痛发作时，全身蜷卧，四肢厥冷，大汗淋漓，恶心欲吐，舌淡苔白，脉弦。辨为蛔厥证。处乌梅丸加味：乌梅 12g，细辛 3g，干姜 10g，黄连 6g，当归 10g，制附子 10g，蜀椒 10g，桂枝 10g，党参 6g，黄柏 10g，川楝子 10g，延胡索 10g。

服上方 6 剂，诸症减轻，原方共服二十余剂，诸症消失而愈。

【原文】伤寒，热少厥微，指头寒，默默不欲食，烦躁数日，小便利，色白者，此热除也，欲得食，其病未愈；若厥而呕，胸胁烦满者，其后必便血。（353）

327

【通释】本条论热厥轻证及其转归。第 349 条是言厥与热的关系，本条是承第 349 条论述热厥之轻症。因郁热内伏，肝胆疏泄不利，故见心中烦闷，默默然不欲饮食。数日之后，由小便不利短赤转为清利色白者，是里热已除、津液得复。郁热消除，由默默不欲食转为能食者，其病未愈。若数日之后，由原来指头寒，发展成手足厥逆。由原来默默不欲食，发展成呕吐，又增胸胁烦满者，说明邪热未解，郁结较前更甚。因邪热郁久不解，阴络受伤，其后必大便下血。

【原文】病者手足厥冷，言我不结胸，小腹满，按之痛者，此冷结在膀胱关元也。（354）

【通释】本条论寒厥的证治。足厥阴之脉，"过阴器，抵少腹"。患者见手足厥冷，又言"我不结胸"，是指病不在上焦而在厥阴，故曰："此冷结在膀胱关元也。"关元为任脉之穴，位于脐下三寸。冷结在膀胱关元，是指膀胱关元小腹之处。复见小腹胀满，按之疼痛者，是厥阴阳虚寒凝。阳虚寒盛，阳气不达于四肢，故见手足厥冷。有的注家提出，此证用当归四逆加吴茱萸生姜汤治疗，可供参考。

【原文】伤寒发热四日，厥反三日，复热四日，厥少热多，其病当愈。四日至七日，热不除者，其后必便脓血。（355）

【通释】本条论阳气来复及阳复太过之证。伤寒发热四日，厥冷反三日，复热四日，厥少热多，为阳复阴消，其病当愈。时至四到七日，发热仍不除者，是阳复太过。阳复太过，阳热内盛，热盛则腐肉成脓，故大便脓血。

【原文】伤寒厥四日，热反三日，复厥五日，其病为进，寒多热少，阳气退，故为进也。（356）

【通释】本条论厥多热少为病进。患者厥冷四日，发热反三日，复厥五日，厥冷的日数大于发热，表明阴盛阳衰，其病为进，故曰："寒多热少，阳气退，故为进也。"

【按语】结合第350条，病在厥阴，以阴阳胜复为特点。阳气胜则发热，阴气胜则厥冷。所以又以发热和厥冷之多少，推测阴阳胜复和疾病的转归。

【原文】伤寒六七日，脉微，手足厥冷，烦躁，灸厥阴，厥不还者，死。（357）

【通释】本条论厥阴病阴盛阳亡的死证。伤寒六七日而见脉微、手足厥冷，为阴盛阳衰之证。复见心烦躁扰，是虚阳勉与阴争，当以艾灸以助阳消阴。灸后，如果手足逐渐转温者，说明阴寒渐消，阳气渐复，其病当愈；如果灸后手足仍厥冷不回者，为阳气已绝，故为死候。有人提出当灸足厥阴之行间、太冲、章门等。也有人提出当灸任脉的关元、气海，或配百会、神阙等穴，可供参考。

【原文】伤寒发热，下利，厥逆，躁不得卧者，死。（358）

【通释】本条论厥阴病阴极阳亡的死证。伤寒发热，若是阳气来复，随之发热利止厥回而病愈；若见到发热后厥利不止者，是阴寒太盛格阳于外，即所谓"热在皮肤，寒在骨髓"的真寒假热证。阳气浮越不敛，阴来搏阳，神不内守而躁扰不宁，坐卧不安，其病为难治。

【原文】伤寒发热，下利至甚，厥不止者，死。（359）

【通释】本条论阴竭阳绝的危症。伤寒发热，如果厥利随发热而自止，为阳气来复。如果下利至甚，四肢厥冷不回者，是阳虚阴盛格阳之证，预后不佳。

【原文】伤寒六七日，不利，便发热而利，其人汗出不止者，死。有阴无阳故也。（360）

【通释】本条论有阴无阳的死证。伤寒六七日，原本不下利，忽然出现发热下利，而且汗出不止，若属阳气来复的发热，不应该同时出现下利、汗出不止，说明病情有加重的趋势，故为难治。因下利是阴证，汗出不只是亡阳，故曰"有阴无阳故也"。

【通释】本条和第348条之"伤寒先厥后发热，下利必自止"的病机正相反。第348条是言随着阳气来复之发热，下利必然自止。而本条则是随着发热而利作，说明发热是阴盛格阳的假热，加之汗出不止，确有阴阳离决之势。

【原文】伤寒五六日，不结胸，腹濡，脉虚，复厥者，不可下，此为亡血，下之死。（361）

【通释】本条论血虚致厥的证治及禁忌。伤寒五六日，邪热传里，与胸中痰水互结而成结胸者，必见心下痛、按之石硬、脉沉紧等症。今腹部按之柔软，脉见虚弱，可知非为结胸。脉虚肢厥，是由血虚四肢失养所致，故曰"此亡血"。气主煦之，血主濡之。血虚失其濡润，亦可见到便秘，治当养血补血，不可泻下，以防犯虚虚之戒，故曰"下之死"。根据上述证候，当用当归四逆汤治疗。

【原文】发热而厥，七日，下利者，为难治。（362）

【通释】本条论阳浮阴盛难治之证。厥阴病发热，若属阳气来复，当厥回利止。今不但厥逆未回，七日之后又增下利，阳虚阴寒太盛，盛大之阴寒，逼迫虚阳外越，而见真寒假热之格阳证，故为难治。

【按语】第358条、第359条和第362条，同为阴寒内盛，阳气外浮的发热厥利证，但是，第358条言躁不得卧，为神气外越之死证；第359条言下利至甚，厥不止，阴寒独甚，亦主死；本条虽然也属阴盛格阳证，但是病情不若上两条的严重，所以不曰死，而曰难治。难治非为不治，根据注家提示，此证可选用白通汤类方救治。

【原文】伤寒脉促，手足厥逆者，可灸之。（363）

【通释】本条论阳虚厥逆证之灸法。伤寒脉促，此处的脉促，如同第35条葛根黄连黄芩汤证之脉促，是脉见急促之意，当辨其寒热虚实。促而有力者，主实证热证；若促而无力者，主虚证寒证。本条所言之脉促，是阳虚寒盛，故与手足厥逆共见。治疗用灸法温阳散寒、回阳救逆，可选关元、气海等穴。

【原文】伤寒脉滑而厥者，里有热也，白虎汤主之。（364）

【通释】本条论热厥的证治。在厥逆证中，若属阳虚寒盛之阴厥，其脉当沉细微弱。《濒湖脉学》谓："滑脉如珠替替然，往来流利却还前。"滑脉属阳脉，伤寒脉滑而厥，非为阳虚寒厥，而属热厥阳厥，因热邪郁阻，阳气不达，故曰里有热也，治疗用白虎汤清泄里热。此条是对第349条"厥应下之"治疗方剂的补充，当互参。

【原文】手足厥寒，脉细欲绝者，当归四逆汤主之。（365）

当归四逆汤方：当归三两（辛温），桂枝三两，去皮（辛热），芍药三两（酸寒），细辛三两（辛热），大枣二十五个，擘（甘温），甘草二两，炙（甘平），通草二两（甘平）。

上七味，以水八升，煮取三升，去滓，温服一升，日三服。

【通释】本条论血虚寒厥的证治。《濒湖脉学》曰："细脉萦萦血气衰，诸虚劳损七情乖。"手足厥寒，脉细欲绝，是血虚脉道不充，复感寒邪，血脉不利，阴阳之气不相顺接，治用当归四逆汤养血散寒。

当归四逆汤，由当归，桂枝、芍药、细辛、大枣、甘草、通草组成。方中用当归配芍药，养血柔肝，以实肝之体。桂枝、细辛，温阳散寒，以回四肢之厥。通草通阴阳、利血脉。大枣、甘草补脾胃、生津液。诸药合用，养血通脉、温经散寒。

【按语】少阴阳虚寒厥与厥阴血虚寒厥，同见手足厥冷，但是，少阴病以阳为主，治疗用四逆汤，温阳散寒，重在温阳。厥阴病以血为本，治疗用当归四逆汤，养血散寒，重在养血。

【原文】若其人内有久寒者，宜当归四逆加吴茱萸生姜汤主之。（366）

当归四逆加吴茱萸生姜汤方：当归二两，桂枝三两，去皮，芍药三两，细辛三两，大枣二十五枚，擘，生姜半斤，切，甘草二两，炙，通草二两，吴茱萸二升。

上九味，以水六升，清酒六升和，煮取五升，去滓。温分五服。一方水酒各四升。

【通释】本条论血虚寒厥兼内有久寒的证治。血虚寒厥，治用当归四逆汤。若内有久寒者，指平素内脏有寒疾冷饮者，治疗在当归四逆汤方中加吴茱萸和生姜，以增温阳散寒之力。

当归四逆汤温经散寒、通血脉，加吴茱萸和生姜暖肝温胃、散寒止饮，更加清酒以增温经散寒之力。

【原文】大汗出，热不去，内拘急，四肢疼，又下利，厥逆而恶寒者，四逆汤主之。（367）

【通释】本条论阴盛格阳的证治。汗出发热，若是外有表邪的身热，其热当随汗出而解，所谓"体若燔炭，汗出而散"。今大汗出，热不去，发热不为汗出而衰，故非为表证。若属阳明里热证之身大热、汗大出者，当伴口渴欲饮、全身壮热而不恶寒。今不但不见口渴，反见下利，四肢厥逆恶寒，所以亦非阳明之热证。发热汗出，既非太阳，又非阳明，加之厥逆恶寒，发热当属阳虚阴盛之格阳。因阳虚寒盛，寒邪逼迫虚阳于外，故见内寒外热，身热是由于虚阳被格于肌表，故不但不因汗出而解，且因汗出而有阳气外亡之虞。阳虚失其温煦，加之汗出津伤，筋脉失养，故见内拘急、四肢疼痛。阳虚阴寒内盛，故见下利。阳气不达四肢，故见四肢厥逆恶寒，治用四逆汤急温回阳。

【按语】本条和第331条之通脉四逆汤证相比，同为阳虚阴盛的格阳证，但是本条因汗出有亡阳之虞，故病情重于通脉四逆汤证。本证阳病及阴，又有阴液不足的内拘急等症，通脉四逆汤倍用附子、干姜，有温燥伤津之弊，所以不用通脉四逆汤，以防燥热伤阴。

【原文】大汗，若大下利而厥冷者，四逆汤主之。(368)

【通释】本条论误治后阳虚阴盛的证治。大汗亡阳，大下伤阴，既大汗复大下，阴阳两伤。又见四肢厥冷，为阳气大伤，治以四逆汤回阳救逆。诚如陈修园所曰："然既云大汗大下，则阴津亦亡，但此际不得不以救阳为急，俟阳回，乃可徐救其阴也。"

【原文】病人手足厥冷，脉乍紧者，邪结在胸中。胸中满而烦，饥不能食者，病在胸中，当须吐之，宜瓜蒂散。(369)

【通释】本条论痰实致厥的证治。手足厥冷，复见脉乍紧者。《金匮要略·腹满寒疝宿食病脉证治》曰："脉紧如转索无常者，有宿食也。"张路玉亦曰："紧为诸寒收引之象……若气口盛坚，又为内伤饮食之兆。"因此，脉乍紧者，是由于痰饮宿食之邪，阻滞胸中。阳气不达四肢，故见手足厥冷，俗称痰厥。痰饮宿食之邪阻遏，气机不畅，故见胸中满而烦，饥不能食，治疗用瓜蒂散吐之。

【按语】《伤寒论》六经病中，论瓜蒂散证者共有三条，《太阳篇》第174条、《少阴篇》第338条和《厥阴篇》的第369条。三条分布篇章不同，但是其病因病机病位相同，都属痰饮宿食停滞胸中，邪结高位。根据《素问·阴阳应象大论》"其高者，因而越之"的治疗原则，用瓜蒂散，涌吐胸膈之实邪，诸症自愈。

【原文】伤寒厥而心下悸者，宜先治水，当服茯苓甘草汤，却治其厥；不尔，水渍入胃，必作利也。（370）

【通释】本条论阳虚水停致厥的证治。在《伤寒论》中，厥逆证的病因很多，本条是因水停心下致厥的水厥证。《金匮要略·痰饮咳嗽病脉证并治》曰："水停心下，甚者则悸。"心下悸，是由水停心下，水气凌心所致。因水饮停于心下，阳气被阻，不达四肢，故见四肢厥冷。治用茯苓甘草汤，温化寒饮、利水通阳，使水饮去、胃阳通、心悸止、手足温。若不先治水，水饮下渍于胃肠，可致下利。所谓"水渍入胃，必作利也"。清代温病大家叶天士根据本条治则，提出救阴不在血，而在津与汗，通阳不在温，而在利小便。

【原文】伤寒六七日，大下后，寸脉沉而迟，手足厥冷，下部脉不至，咽喉不利，唾脓血，泄利不止者，为难治，麻黄升麻汤主之。（371）

麻黄升麻汤方：麻黄二两半，去节（甘温），升麻一两一分（甘平），当归一两一分（辛温），知母（苦寒），黄芩（苦寒），葳蕤（甘平）各十八铢，石膏碎，绵裹（甘寒），白术（甘温），干姜（辛热），芍药（酸平），天门冬去心（甘平），桂枝（辛热），茯苓（甘平），甘草炙（甘平）各六铢。

上十四味，以水一斗，先煮麻黄一两沸，去上沫，内诸药，煮取三升，去滓，分温三服，相去如炊三斗米顷，令尽，汗出愈。

【通释】本条论误治太阳后上热下寒、正虚阳郁的证治。伤寒六七日，表证未解而误用攻下，使正虚邪陷，阳热内郁，故见寸脉沉而迟，尺部脉不至；误下之后，阳气既伤且郁，阳气不达四肢，故见手足厥逆；阴伤而热邪郁阻于上，痹阻咽喉，灼伤脉络，故见咽喉不利而吐脓血；误下阳虚寒盛，故见泄利不止。如此阴阳两伤，上热下寒，寒热虚实错杂，清上则伤阳，温下则助热，祛邪则伤正，扶正又碍邪，故曰难治。治用麻黄升麻汤清上温下、滋阴和阳、宣发阳郁。

麻黄升麻汤，由麻黄、升麻、当归、知母、黄芩、玉竹、石膏、白术、干姜、芍药、天冬、桂枝、茯苓、甘草组成。用麻黄、升麻为君，宣发内闭之阳郁；黄芩、知母、石膏，清在上之郁热；当归、芍药、天冬、玉竹养血和阴；桂枝、干姜温中散寒；白术、茯苓、甘草健脾、补中、止泻。本方温阳宣郁、滋阴和阳、清上温下、健脾止泻，集温、清、宣、补于一方，药味虽多，主次分明，其总体作用以宣散为主，故以麻黄、升麻为主且用量相对较大，故方后注曰"汗出愈"。

【按语】本方的特点：一是药味多，以适应复杂的病情；二是剂量小。但是麻黄、升麻的剂量相对较大，有利于宣散阳郁。

【原文】伤寒四五日，腹中痛，若转气下趋少腹者，此欲自利也。（372）

【通释】本条论欲作自利的先兆。伤寒四五日而腹中疼痛，是阳虚阴寒内盛。若腹中出现转气而下趋少腹者，为欲作下利的先兆。

【原文】伤寒本自寒下，医复吐下之，寒格，更逆吐下；若食入口即吐，干姜黄连黄芩人参汤主之。（373）

干姜黄连黄芩人参汤方：干姜（辛热），黄连（苦寒），黄芩（苦寒），人参（甘温）各三两。

上四味，以水六升，煮取二升，去滓，分温再服。

【通释】本条论寒格的证治。伤寒本自寒下，是言患者因阳虚寒盛而致下利，医者误用苦寒之品涌吐泻下，使阳气更虚，阴寒益甚，脾胃升降失常，虚阳被阴寒格拒于上，热者自热，寒邪抑于下，寒者更寒，形成了上热下寒的寒格证。因胃热而增呕吐，因肠寒而下利益甚，故曰更逆吐下。治疗用干姜黄连黄芩人参汤，辨证用药的关键在于"食入口即吐"。王太仆曰："食入即吐，是有火也。"说明本证不但肠中有寒，而且胃中亦有热，所以在温阳散寒之药物中加入清热之品，方用干姜黄连黄芩人参汤。

干姜黄连黄芩人参汤，由干姜、黄连、黄芩、人参组成。本证病机特点是上热下寒。方中用黄连、黄芩，以清胃中之热；用干姜，温在下之寒，且以干姜之热性导芩连入内，使之不发生格拒；用人参健脾补虚，以复中焦上下升降斡旋之能。清代医学家陈修园在《长沙方歌括》中曰："芩连苦降借姜开，济以人参绝妙哉，四物平行各三两，诸凡格拒此方该。"又曰："若汤水不得入口，去干姜，加生姜汁少许，徐徐之呷，此少变古法，屡验。"

【按语】干姜黄连黄芩人参汤证与《太阳篇》第181条的黄连汤证，病机都属上热下寒，但是黄连汤证未经吐下，胃热尚轻，欲吐而未吐也，故方中但用黄连而不用黄芩，因以肠中寒气为重，故以腹痛为主症。而本方证因误用吐下，脾胃极虚，因而发生了上热下寒、寒热格拒的寒格证，因上热较重，故以呕吐为主，方以芩连并用。

【原文】下利，有微热而渴，脉弱者，今自愈。（374）

【通释】本条论厥阴下利阳复向愈的脉症。厥阴下利，为阳虚阴盛，当见恶寒蜷卧、脉沉紧。今反见身微热而渴，同时脉象由紧转弱者，此乃阴消阳复之象，故其病向愈。

【按语】本条和本篇第359条相比，本条为阴消阳复，其病自愈。第359条为阴盛阳消，其病加重。可见厥阴病以阳气的恢复为病愈的机转。

【原文】下利，脉数，有微热汗出，今自愈；设复紧，为未解。（375）

【通释】本条论虚寒下利将愈和未解的脉象。厥阴下利，多为阳虚寒盛，其脉应见沉微或沉弱。今脉反数者，此阴病见阳脉也，标志着阳气恢复、阴邪消退。同时身有微热，说明阳气渐复，非为阳气外亡之暴然发热。又见身体微汗出，为阳气通达而邪有出路，故为病愈。如果厥阴阳虚寒盛下利，其脉不数而紧者，为阴寒太盛，复见身微热汗出，多为寒盛亡阳之证，故为未解。

【原文】下利，手足厥冷无脉者，灸之不温，若脉不还，反微喘者，死。（376）

【通释】本条论厥阴病厥逆无脉的危证。厥阴病，下利手足厥冷而无脉者，为阳气极虚，阴寒独盛，与第329条之"利不止，厥逆无脉"相同，病属危候。此时可用灸法以温经回阳，宋代医家常器之提出灸关元、气海。灸后手足转温，脉搏微续，尚有生机。若手足未能转温，脉亦不还反见微喘者，此乃肾气下绝，肺气上脱之危候，预后不佳。

【原文】少阴负趺阳者，为顺也。（377）

【通释】承上条谓灸后脉不还反见微喘者，当诊足部之脉。足部之脉有两处，一是足阳明经之趺阳脉以候胃气；二是足少阴经之太溪脉，以候肾气。若太溪脉小于趺阳脉，即少阴负趺阳者，为胃气不衰。有胃气则生，病虽重仍可救治，故为顺也。反之为逆也。

【原文】下利，寸脉反浮数，尺中自涩者，必清脓血。（378）

【通释】本条论阳复太过便脓血之证。厥阴阳虚寒盛之下利，脉当沉微，今反见寸脉浮数、尺中自涩者，是阳热有余，阴血受伤。热伤阴络，腐肉为脓，故"必清脓血"。《伤寒论辨证广注》曰："清、圊同，厕也。言如厕所之下者，皆脓血也。"

【原文】下利清谷，不可攻表，汗出，必胀满。（379）

【通释】本条论阳虚下利的治则。下利清谷，本属阳虚寒盛之证，治当温阳止利，纵然是下利兼有表证者，亦当先温里后解表，这是六经病的治疗原则。否则不但伤阴，亦可亡阳。所以误用汗法之后，使中焦阳气更伤，寒邪益盛而见腹部胀满。

【原文】下利，脉沉弦者，下重也；脉大者，为未止；脉微弱数者，为欲自止，虽发热不死。（380）

【通释】本条辨厥阴下利的不同转归。沉脉主里，弦脉主肝，脉沉弦而下利后重者，为厥阴热利。《素问·脉要精微论》曰："大则病进。"下利而脉大者，为邪盛病进，故为未止。厥阴下利，脉微弱而数，是阳复邪退，故下利欲自止。发热为阳复之兆，故为不死。

【原文】下利，脉沉而迟，其人面少赤，身有微热，下利清谷者，必郁冒，汗出而解，病人必微厥。所以然者，其面戴阳，下虚故也。（381）

【通释】本条辨戴阳轻症郁冒作解之机。下利清谷，脉见沉迟，是阳虚寒盛。阴寒太盛，逼迫虚阳外越，故见其人面赤、身有微热之戴阳和格阳证。本条和《少阴篇》第331条通脉四逆汤证相比，证候较轻，病情病势较缓，故见其人面少赤、身有微热，属戴阳格阳轻症。由于阳虚不甚，犹能与寒邪抗争，正胜邪却，其人郁冒汗出而解。郁冒者，头目眩晕，如有物蒙罩之状。郁冒汗出作解，犹如战汗作解，是人体正气奋力抗邪外出的反应。"所以然者，其面戴阳，下虚故也"，是作者自注之句，所以出现格阳和戴阳证，是因下焦阳虚阴盛所致。

【原文】下利，脉数而渴者，今自愈；设不瘥，必清脓血，以有热故也。（382）

【通释】本条论阳复自愈及阳复太过的见症。阳虚阴寒下利，脉当微弱，今反脉数者，为阴病见阳脉也。口渴为阴消阳复之症，故为病愈。若阳复日久不愈、化热伤阴，必清脓血，"以有热故也"。

【原文】下利后脉绝，手足厥冷，晬时脉还，手足温者生，脉不还者死。（383）

【通释】本条论下利脉绝的预后。所谓脉绝，是指脉来不继、断绝不还。根据《少阴篇》第329条白通加猪胆汁汤证，下利而厥逆无脉者为阳气阴液暴脱。因阴阳不相续接，脉道不充，故见手足厥冷而脉绝。若经过昼夜二十四时（晬时），脉搏逐渐复还，而且手足转温者，为阳气来复尚有生机。若经过二十四小时脉搏仍然不能复还，而且手足亦不转温者，为阳气已衰，预后不佳。

【原文】伤寒下利，日十余行，脉反实者死。（384）

【通释】本条论虚证见脉实之死候。伤寒下利，日十余行，为阳气大虚阴寒太盛，其脉本当微弱无力。今反见脉实者，即无胃气之真脏脉也。

此乃正虚邪实，脉症不符，故预后不佳。

【原文】下利清谷，里寒外热，汗出而厥者，通脉四逆汤主之。（385）

【通释】本条论阴盛格阳的证治。下利清谷、手足厥冷是阳虚阴盛，盛大之阴寒格拒虚阳于外，而成里寒外热的格阳证。根据《少阴篇》第331条，本证必见"身反不恶寒，其人面赤色"等症。复见汗出者，已显露出阳气欲亡之兆。因此本条之病情重于第331条之病证，治疗急用通脉四逆汤回阳救逆，力挽欲脱之残阳。

【原文】热利下重者，白头翁汤主之。（386）

白头翁汤方：白头翁二两（苦寒），黄柏（苦寒），黄连（苦寒），秦皮（苦寒）各三两。

上四味，以水七升，煮取二升，去滓温服一升；不愈，更服一升。

【通释】本条论厥阴热利的证治。文中首言热利，指出下利的性质属于热。下重，即里急后重，表现为大便不爽，是因湿性重浊黏滞。热利下重，反映了湿热下利的性质和特点，是辨厥阴湿热下利的眼目。据考证，汉代所指的下利，包括后世的腹泻和痢疾，但是本条所言之热利，是指痢疾而言，治疗用白头翁汤清热燥湿、凉血止利。

白头翁汤，由白头翁、黄柏、黄连，秦皮组成。方中以白头翁为君，苦寒清热、凉血止利，为治热利的主药。黄连清热燥湿、坚阴止利。黄柏燥湿止利，善清下焦之湿热。秦皮苦寒，能清肝胆及大肠之湿热。诸药共奏清热燥湿、凉血止利之用。

【按语】本方与桃花汤相比，两方都治下利脓血证。桃花汤是治疗大便脓血、滑脱不禁、颜色晦暗、全身怕冷之阳虚不固下利；而本方治疗大便脓血、色泽鲜红，且伴里急后重之厥阴热利。

【医案】高某，男，53岁。2016年5月16日初诊。下利脓血1个月。1个月前因饮食不洁而下利，经西药治疗好转，但是未彻底治愈，下利时轻时重，呈脓样大便，伴里急后重，便后肛门有灼热感，左少腹经常疼痛，小便短赤，大便日三四次，舌红苔黄厚而腻，脉弦滑。辨为湿热下利，治以白头翁汤：白头翁 20g，黄连 10g，黄柏 10g，秦皮 10g，马齿苋 20g。6 剂，水煎服。

2016 年 5 月 23 日二诊。服上方 6 剂，大便次数减少，每天便两次，肛门灼热亦轻，仍左少腹疼痛，余症同前。于上方加炒白芍 20g，炙甘草 10g。6 剂，水煎服。

2016 年 5 月 29 日三诊。服上方后，大便基本转为正常，日行一到两次，大便已无脓血，里急后重消失，左少腹已不疼痛，舌苔已退，脉不滑略数。又以上方加减，连服十多剂而痊愈。

【原文】下利，腹胀满，身体疼痛者，先温其里，乃攻其表。温里四逆汤；攻表桂枝汤。（387）

【通释】本条论虚寒下利兼表证的治疗原则。腹胀满有虚实之不同，腹胀满兼大便不通者，为里实证；腹胀满兼下利者，为里虚证。里实证兼表证者，治当先用桂枝汤治其表，表解乃可攻里，若先攻里，必致正虚邪陷。里虚证兼有表证者，治当先用四逆汤温其里，若先治其表，必致正气更虚，使病情加重，甚则导致亡阳之证。本条与《太阳篇》第 95 条文意同，是第 95 条文意的具体说明，当互参。

【原文】下利，欲饮水者，以有热故也，白头翁汤主之。（388）

【通释】本条补充了厥阴热利的证治。下利因于寒者，一般口不渴。若下利因于热者，热伤津液较重，故口渴较甚，治用白头翁汤。

【按语】综合前面条文，可知厥阴热利的主要临床特点是大便脓血、下利后重、口渴欲饮，亦可伴身热、腹痛、舌红苔黄、脉数等症。

【原文】下利，谵语者，有燥屎也，宜小承气汤。（389）

【通释】本条论热结旁流的证治。《阳明篇》第 222 条曰："夫实则谵语，虚则郑声。"谵语，多见燥热内结之阳明腑实证，故曰有燥屎也。燥屎内结，腑实不通，应见大便不下。今反下利者，为热结旁流。之所以下利，是由于热结所致，治疗当用小承气汤通下，此亦通因通用之法。结合第335条，此证下利，多是"自利清水，色纯青"，或大便黏腻不爽、涩滞不下。

【按语】本条设于《厥阴篇》，一是对厥阴热利的补充，其次是和白头翁汤证相鉴别。同为热利，白头翁汤证是大便脓血，伴有里急后重；本方证是下利清水，伴有谵语。

【原文】下利后更烦，按之心下濡者，为虚烦也，宜栀子豉汤。（390）

【通释】本条论下利后虚烦的证治。因本条无四肢厥冷、脉微欲绝等症，其下利非为阳虚寒盛。从下利后更烦的提法，可见下利之前就有心烦。下利心烦，一般随着下利而热除烦止。今下利后心烦更甚，是因利后余热未尽，热郁胸膈上扰于心神，故见虚烦。因非为实邪内结，故按之心下濡软，治用栀子豉汤清热、宣郁、除烦。

【原文】呕家有痈脓者，不可治呕，呕脓尽自愈。（391）

【通释】论痈脓致呕的禁忌。呕家，是指经常呕吐之人。呕吐之原因有很多，诸如吴茱萸汤证寒浊犯胃之呕吐、五苓散证水气上逆之呕吐、小柴胡汤证邪气犯胃的呕吐等。本证是由于内有痈脓，胃气不和所致的呕吐，呕吐是排出痈脓的一种自我保护，故不可贸然止呕，待脓腐呕尽，呕吐自止，此亦治病求本之意。

【原文】呕而脉弱，小便复利，身有微热，见厥者难治，四逆汤主之。（392）

【通释】本条论胃阳虚阴盛之证治。呕而脉弱为胃阳虚衰，寒气上逆。小便复利是肾阳虚衰，下焦固涩无权。阳虚阴盛之证，若见身热厥逆者，为阳虚阴盛之格阳证，故为难治，当用四逆汤，急温回阳。

【原文】干呕，吐涎沫，头痛者，吴茱萸汤主之。（393）

【通释】本条论厥阴肝寒犯胃的证治。足厥阴之脉，夹胃属肝，上贯膈，布胁肋，上入颃颡，连目系，上出与督脉会于颠顶。厥阴寒邪上犯于胃，使胃失和降，寒浊不化，故见干呕吐涎沫。寒浊之邪，循经上逆，故见头顶疼痛，治用吴茱萸汤，暖肝温胃、化浊降逆。

【按语】吴茱萸汤证，在六经病中共有三条；一是《阳明篇》第255条："食谷欲呕者，属阳明也，吴茱萸汤主之。"二是《少阴篇》第323条："少阴病，吐利，手足厥冷，烦躁欲死者，吴茱萸汤主之。"三是《厥阴篇》第393条："干呕，吐涎沫，头痛者，吴茱萸汤主之。"综合这三条，其病因病机都是胃虚浊阴上逆，是以呕吐为主症，虽有下利，但不是主要症状，所以吴茱萸汤的治则是温胃降逆止呕，重点在胃。四逆汤的治则是温中健脾止利，重点在脾，应当区别使用。

【原文】呕而发热者，小柴胡汤主之。（394）

【通释】本条论厥阴之邪外出少阳的证治。足厥阴之脉，属于肝而络于胆。足少阳之脉，属于胆而络于肝。肝胆经脉的互相络属，构成了足厥阴肝与足少阳胆的表里关系。在病理情况下，少阳病可以转入厥阴，厥阴病亦可转出少阳，故曰实则少阳，虚则厥阴。今厥阴病，见到呕而发热者，是厥阴之邪外出少阳，脏病还腑，阴病转阳，故见少阳病之呕吐、发热，治疗当用小柴胡汤和解少阳。

【原文】伤寒大吐大下之，极虚，复极汗出者，以其人外气怫郁，复与之水，以发其汗，因得哕。所以然者，胃中寒冷故也。（395）

【通释】本条论误治伤寒致哕之证。伤寒历经大吐大下之后，使正气极虚，又重发其汗，一误再误，中焦阳气大伤。因误治后，伤寒在表之邪气不解，怫郁肌表，医者以饮水的方法发其汗，因中焦阳虚，水湿不化，水饮之邪复聚胃中，胃气上逆而见哕逆。"所以然者，胃中寒冷故也"，是自注句。所以出现哕逆，是由于胃中阳虚，水饮复聚，寒邪冷饮而致胃气上逆，故见哕逆。

【原文】伤寒，哕而腹满，视其前后，知何部不利，利之则愈。

【通释】本条论哕逆证的辨治。古人认为，有物有声谓之呕，有物无声谓之吐，无物有声谓之哕。哕亦称为干呕、哕逆或呃逆。在伤寒病中出现哕逆而腹部胀满者，当审证求因。首先视其大小便，然后推断何部不利。若小便不利而腹部胀满哕逆者，为下焦蓄水，膀胱气化不利，治用五苓散，温阳利尿；若大便不通而腹部胀满哕逆者，为燥屎内结，阳明腑气不通，胃气上逆所致，治用承气汤泻下腑实。所谓"视其前后，知何部不利，利之则愈"。

卷 七

辨霍乱病脉证并治法第十三（1—11 条）

所谓霍乱，霍者，有猝然急速之意，乱者，挥霍缭乱也。霍乱病是以突发剧烈吐利为主的急性胃肠道疾病，多由于饮食不洁、寒热不宜，或感受六淫疫疠之邪，清浊相并，乱于肠胃，而致脾胃升降失常。《灵枢·五乱》指出："清气在阴，浊气在阳……清浊相干……乱于肠胃，则为霍乱。"

根据临床症状，霍乱病可分为湿霍乱和干霍乱。上吐下利，吐泻无度者，为湿霍乱。欲吐不吐，欲泻不泻者，为干霍乱。无论湿霍乱或干霍乱，和西医所说的由霍乱弧菌引起的霍乱病截然不同。

【原文】问曰：病有霍乱者何？答曰：呕吐而利，名曰霍乱。（1）

【通释】本条指出了霍乱病的主要症状。霍乱的主要症状为呕吐下利，因其来势暴急，吐利交作，有挥霍缭乱之势，故称霍乱。本病多因饮食不洁，寒温失宜，清浊相干，使脾气不升则利，胃气不降则吐，脾胃升降失常，故既吐且利。《外台秘要》指出："上吐下利者，名为湿霍乱。"

【原文】问曰：病发热，头痛，身疼，恶寒，吐利者，此属何病？答曰：此名霍乱。自吐下，又利止，复更发热也。（2）

【通释】本条论述霍乱病的主要症状及其与伤寒的区别。霍乱病的主要病因是感受六淫邪气、饮食不洁、寒温失宜，所以在发病初期就可见呕吐、下利，同时兼见发热、恶寒、头身疼痛之在表症状。

【按语】此证与《太阳篇》第33条、第34条之葛根汤及葛根加半夏汤相比，葛根汤及葛根加半夏汤证为太阳阳明合病，以阳明经受邪为重。由于阳明之气抗邪于表，不能顾护肠胃之里而升降失常，因此出现下利或呕吐，治用葛根汤或葛根加半夏汤，表解里和，下利呕吐自止；霍乱的吐利，是因秽浊之气乱于肠胃，使脾胃升降失常而致暴然呕吐、下利，其发病快，病情重，有挥霍缭乱之势，而且以吐利为主症。"自吐下"，是言自发性的呕吐下利，病从内发，不是受表邪的影响而发。因而霍乱之吐泻，比太阳阳明合病之下利呕吐出现得早，且来势急、病情重。若下利止但见发热者，为里气和而表证未解。

【原文】伤寒，其脉微涩者，本是霍乱，今是伤寒，却四五日，至阴经上，转入阴必利，本呕下利者，不可治也。欲似大便而反失气，仍不利者，属阳明也，便必硬，十三日愈，所以然者，经尽故也（3）

【通释】本条论霍乱与伤寒的鉴别及转归，可分两部分来理解。

第一部分，从开始到"不可治也"，论霍乱与伤寒的区别。患者出现发热、恶寒、头身疼痛等类似伤寒的症状，如属太阳伤寒，其脉当见浮紧，今脉见微涩者，当属霍乱。霍乱病以吐利为主，吐利交作，津气大伤，津伤则脉涩，气伤则脉微。津气大伤，故脉见微涩而无力。若是伤寒，必须历经四五日，表邪由阳经传入阴经之后，方可见到吐利，和病初就出现吐利交作的霍乱自不相同。所以，霍乱的吐利，绝不可以伤寒论治，故曰"本呕下利者，不可治也"。

从"欲似大便而反失气"到最后，补述了霍乱病吐利后的症状。霍乱呕吐泻利之后，不但脉见微涩，而且因吐利津伤化燥，胃肠失其滋润，故见欲似大便而不能，仅见矢气而已，因津伤肠燥，大便必硬，故曰"属阳明也"。此证，虽有肠燥便硬，但是和邪热内传阳明之腑实证不同，临床亦不会出现腹满疼痛、潮热谵语等痞、满、燥、实、坚之症，此证虽大便硬结，经过十多天，当津液自行恢复，胃气和而病自愈。所以然者，以行其经尽故也。

【原文】下利后，当便硬，硬则能食者愈；今反不能食，到后经中，颇能食，复过一经能食，过之一日，当愈。不愈者，不属阳明也。（4）

【通释】本条论下利后的各种证候变化。霍乱吐利之后，由于津伤肠燥，故见大便硬。但是，因津液受伤而大便硬，胃气和而腑气通，故有能食自愈的机转。如果开始不能食，但是"到后经中"即过七日以后能食者，为胃气逐渐恢复。如果复过一经而继续能食者，过一日其病当愈。若不愈，就不属津伤便硬之阳明证。

【原文】恶寒脉微，而复利，利止，亡血也，四逆加人参汤主之。（5）

四逆加人参汤方：甘草二两，炙，附子一枚，生，破八片，干姜一两半，人参一两。

上四味，以水三升，煮取一升二合，去滓。分温再服。

【通释】本条论霍乱吐利后阳虚津竭的证治。霍乱病，症见身蜷恶寒、脉微、下利者，此为阳虚寒盛之证，手足厥冷自在言外。若利止厥回，全身转温，乃阳复阴消，病向痊愈。今下利虽止，未见阳气来复之征，此乃大利伤津，津伤液竭，利无可利，故曰"利止亡血也"。治用四逆加人参汤，回阳救阴。

四逆加人参汤，是在四逆汤的基础上加人参一两而成。四逆汤温阳散寒、回阳救逆。人参益气固脱、养阴生津。本方用于大吐大利，脉沉伏不起之阳虚阴脱者，最为适宜。

【按语】在《伤寒论》中，阳明病见到身大热，烦渴不止者，治用白虎加人参汤；少阴病见下利，脉微欲绝，或利止脉不出者，用通脉四逆汤加人参；霍乱下利，利止亡血者，用四逆加人参汤。可见，人参不但益气，亦可生津。所以《长沙方歌括》曰："四逆原方主救阳，加参一两救阴方，利虽已止知亡血，须取中焦变化乡。"本方临床多用于伤津耗气之重症。

【医案】周某，男，73岁。1989年2月17日初诊。患者昏迷不醒 4 天。家人代述：高血压病史已有数年，血压忽高忽低，经常波动在 170～200/95～110mmHg。平时经常感到头目眩晕，腰困耳鸣，有时肢体麻木。半个月前，晨起左侧肢体麻木，活动失灵，头目眩晕，不能行走，口角轻度右偏，言语謇涩，逐渐神志不清，人事不省，病势日重，当地医院诊断为脑血栓形成。用大量丹参注射液、甘露醇等药，疗效不显。其子女围坐身边，手足无措，惊恐万分，邀余为之诊治。握其两手冰冷至肘，视其头额部汗出如珠，呼吸急促，终日昏睡，神志不清，呼之不应。用物撬口，望其舌象，舌质红绛，舌苔黄厚燥裂而起芒刺，脉沉伏不起。辨为阴虚阳气将亡之证，治以回阳固脱、益气生津。处四逆加人参汤：制附子 10g（先煎），红参 10g（另煎兑服），干姜 10g，炙甘草 6g。1 剂，水煎顿服。另用安宫牛黄丸一丸，温开水送服。

1989 年 2 月 18 日清晨，家人急促叩门，欣然告曰，服药当天子夜，神志渐知，翌日凌晨，完全清醒，全家人欣喜若狂。复诊时，但见神志清醒，且能与之交谈，握其两手已转温，额汗亦止，脉已不沉，厚苔始退。又以温阳养阴之品，调理数剂而愈。

【原文】霍乱，头痛，发热，身疼痛，热多欲饮水者，五苓散主之；寒多不用水者，理中丸主之。(6)

理中丸方：人参（甘温），甘草，炙（甘平），白术（甘温），干姜（心热），以上各三两。

上四味，捣筛为末，蜜和丸，如鸡黄大，以沸汤数合，和一丸，研碎，温服之。日三四，夜二服，腹中未热，益至三四丸，然不及汤。汤法，以四物依两数切，用水八升，煮取三升，去滓，温服一升，日三服。

加减法：若脐上筑者，肾气动也，去术加桂四两。吐多者，去术，加生姜三两。下多者，还用术；悸者，加茯苓二两。渴欲得水者，加术，足前成四两半。寒者，加干姜，足前成四两半。腹满者，去术，加附子一枚。服汤后，如食顷，饮热粥一升许，微自温，勿发揭衣被。

【通释】本条论霍乱兼表的证治。霍乱兼见头痛、发热之表证者，为表里皆病。若以表证为主，所谓"热多欲饮水"，兼小便不利者，治用五苓散，温阳化气行水、利小便实大便，表里两解；如果以里虚寒证为主，所谓"寒多不用水者"，即"自利不渴属太阴也"，治以理中丸，温中散寒止利。

理中丸，由人参、白术、干姜、甘草组成。方中用人参、甘草，健脾益气。干姜温脾散寒，白术健脾燥湿。如此使脾阳得复，寒湿得去，吐利自止。

在煎服法上，如果病情缓者，当服丸药，将丸药捣碎，用温水送服。日三次，夜一次。如腹中未热，可加到三到四丸。如果服汤药，四味药都用至一两以上。用水八升，煮取三升，去滓，温服一升，日三服。并可随症加减。

如脐上筑者，肾气动也，去术加桂四两。筑，原意为捣土的杵。杵者，捣也。引申为脐下悸动，是肾虚水气蠢蠢欲动，有欲作奔豚之意，去白术之壅补，加桂枝温肾行水、平冲降逆。吐多者，气壅于上，故去白术之壅补，加生姜以和胃止呕。下利严重者，是脾阳不升，水湿不运，故用白术健脾利湿。心下悸动者，是水气凌心，加茯苓补脾、利水、宁心。渴欲饮水，脾虚水停，津液不布，重用白术健脾利湿、制水升津。中焦阳虚寒盛者，加干姜温中散寒。阳虚寒盛，寒气阻遏而腹部胀满者，去白术之壅补，加附子以温阳散寒。为增强药效，服药后要喝热稀粥，并温覆取暖，以温养中气。

【医案】池某，男，63岁。间断大便脓血黏液半年余，曾在某医院行内窥镜检查，诊断为非特异性溃疡性结肠炎。久治而不愈，故邀余诊治。自述近因纳凉，大便次数增多，日行四五次，伴右下腹疼痛，小腹冰冷，但无里急后重，腰困乏力，身体消瘦，面色苍白，手足不温，脉见沉弦，两尺尤弱，舌淡苔白。辨为脾肾阳虚证，治以温补脾肾，用附子理中汤加减。处方：制附子10g（另煎），干姜10g，党参10g，白术10g，炙甘草6g，川黄连10g。6剂，水煎服。

服上药6剂，大便次数明显减少，日行一二次，腹痛止，手足转温，但大便仍有黏液。原方再服 12 剂，大便成形，已无黏液及脓血。其后用附子理中丸调理十余日而愈。一年后随访，未再复发。

【原文】吐利止而身痛不休者，当消息和解其外，宜桂枝汤小和之。（7）

【通释】本条论霍乱里和表不解的证治。霍乱因湿浊之邪乱于肠胃而呕利，复因六淫邪气客于表而身痛。因此，吐利身痛，是霍乱病的主要症状。今吐利止，说明里气和、脾胃升降之机已复。而身痛不休者，为表邪未尽。因吐利后，阳气大伤，津液未复，故解表不可用麻黄汤峻汗，以免大汗亡阳。用桂枝汤微汗，以外解肌表之邪，内和脾胃之气。所谓"消息"，是斟酌病情而适当用药的意思。"小和之"，即不可过量发汗，亦无须啜粥温覆取汗，但用桂枝汤调和营卫即可。

【原文】吐利汗出，发热恶寒，四肢拘急，手足厥冷者，四逆汤主之。（8）

【通释】本条论霍乱吐利亡阳的证治。既吐且利，阳气大伤。阳伤不能固表，则见汗出。虚阳不达于四肢，故见手足厥冷，阳虚阴寒内盛，故见全身怕冷恶寒。阳虚寒盛，盛大之阴寒逼虚阳外越，故见阳气被格之发热，属真寒假热之格阳证。阳虚不能化阴，加之汗出津伤，使筋脉失其温煦濡养，故见四肢拘急，治用四逆汤急温回阳。

【原文】既吐且利，小便复利而大汗出，下利清谷，内寒外热，脉微欲绝者，四逆汤主之。（9）

【通释】本条论霍乱病里寒外热之证治。既吐且利，为霍乱病的主症。吐利交作，津液大亏，本当小便短少，反见小便复利者，是阳气大虚，肾气不固。阳虚而外卫不固，故见汗出不止。阳虚阴寒内盛，故见下利清谷、脉微欲绝。盛大之阴寒逼迫虚阳外越，而成阴盛格阳之真寒假热证，故见内寒外热。此条病证较上条为重，治疗用四逆汤，或通脉四逆汤，回阳救逆。

【原文】吐已下断，汗出而厥，四肢拘急不解，脉微欲绝者，通脉四逆加猪胆汁汤主之。(10)

通脉四逆加猪胆汁汤方：甘草二两，炙，附子大者一枚，生用，去皮，破八片，干姜三两，强人可四两，猪胆汁半合。

上四味，以水三升，煮取一升二合，去滓，内猪胆汁，分温再服，其脉即来。无猪胆，以羊胆代之。

猪胆汁"半合"，《玉涵经》作"四合"，《肘后方》作"一合"。

【通释】本条论霍乱阳亡阴竭的证治。吐已下断，是指呕吐下利停止。吐利止后，若见手足转温者，是阳气回复，病情向愈之象。今吐利虽止，反见"汗出而厥，四肢拘急不解，脉微欲绝"等症，为阳气外亡之兆。阳气外亡，故见汗出厥逆。阳虚液脱，筋脉失其温煦濡养，故见四肢拘急。吐已下断，是因吐利太甚，水谷津液枯竭，无物可吐可利而自断，故其病情有加重的趋势，治疗用通脉四逆加猪胆汁汤，回阳救逆、益阴和阳。

通脉四逆汤，温阳散寒、回阳救逆。加猪胆汁，一则遵《黄帝内经》甚者从之、反佐以取之之意，以其性寒而引阳药入阴，减少阴寒对阳药的格拒。再则以猪胆汁之苦寒，制约姜附温燥之性。其次，猪胆汁为血肉有情之品，以补其欲竭之阴液，达到益阴和阳之用。

【原文】吐利发汗，脉平，小烦者，以新虚不胜谷气故也。(11)

【通释】本条论霍乱初愈后的调养方法。霍乱吐利发汗之后，胃气必伤，脉见平和正常，为大邪已去，病向痊愈。出现小烦者，即微微发烦之意，是因病后脾胃之气未复，又进饮食而不能消化，所谓"新虚不胜谷气故也"。此时无须药物治疗，注意饮食调养即可。

【按语】本条置于《霍乱篇》末，提示在疾病过程中，要注重保胃气、存津液，寓意深刻，耐人寻味。

辨阴阳易瘥后劳复病脉证并治法第十四（1—7条）

易者，交易、染易也。伤寒大病之后，正气未复，余邪未尽，因男女房事而互相染易，名曰阴阳易。男病易于女，叫阳易。女病易于男，叫阴易。

伤寒大病之后，正气初复，若不慎起居，妄以作劳而致病复者，称为劳复。若因饮食不节而致病复者，称为食复。

本篇置于六经病后，以示在大病之后，必须注意饮食起居的调养，如《素问·上古天真论》指出："食饮有节，起居有常，不妄作劳。"这样，才能巩固疗效，以收全功。

【原文】伤寒，阴阳易之为病，其人身体重，少气，少腹里急，或引阴中拘挛，热上冲胸，头重不欲举，眼中生花，膝胫拘急者，烧裈散主之。（1）

烧裈散方：上取妇人中裈近隐处，剪烧灰，以水和服方寸匕，日三服。小便即利，阴头微肿，则愈。妇人病，取男子裈当烧灰。

【通释】本条论阴阳易之证治。伤寒，是指广义伤寒，即一切外感热性疾病，初愈之时，大邪虽去而正气未复，如果患者未适度将息调养，男女媾和，因而耗津伤气，热毒相易，出现身体沉重而少气，甚则头重不欲举。阴津受伤，筋脉失养，则见少腹里急，或引阴中拘挛，或引膝胫拘急。阴伤而虚火内生，热毒上攻，则见热上冲胸，眼中生花等症，治用烧裈散，导热下行，使热毒从阴而导出，其病则愈。

烧裈散，是取内裤近隐处，即裤裆的部分，男病取女裤，女病取男裤。烧灰存性，取方寸匕，即今之1g左右，以温水和服，日三次。服药后，小便通利，热毒从下排出，男子会出现阴头微微肿胀，勿怪。

【按语】所谓阴阳易，因众医家对"易"的解释不同，故对阴阳易的理解亦有差异。有人认为易是交换之意。在男女媾和中，男病易于女叫阳易，女病易于男叫阴易。还有人认为易是变易之意。在男女媾和中，如果男性原本患有疾病，在性接触后因刺激导致疾病复发，则这种情况被称为阳易；如果女性原本患有疾病，在性接触后因同样原因复发，则被称为阴易。

本病的治疗，后世医家将其分为两种，一是见上述症状而属热者，治用竹茹、天花粉、白薇，煎汤送服烧裈散。二是患者出现阳虚恶寒、四肢厥冷、精神不振而属虚寒者，治用四逆汤煎汤送服烧裈散。

烧裈散：男女裈裆本为秽浊之物，通过烧灰去秽存性，以达到治疗的目的。

本人在几十年的医疗实践中，无论乡村或城市，都未曾遇过本病，但是，据老一辈先生介绍，本病还是存在的，所以不能轻易否定。

【原文】大病瘥后，劳复者，枳实栀子豉汤主之。若有宿食者，加大黄如博棋子大五六枚。（2）

枳实栀子豉汤方：枳实三枚，炙（苦寒），栀子十四枚，擘（苦寒），豉一升，绵裹（苦寒）。

上三味，以清浆水七升，空煮取四升，内枳实、栀子，煮取二升，下豉，更煮五六沸，去滓，温分再服，复令微似汗。

【通释】本条论大病新瘥后劳复的证治。大病瘥后，正气未复，余热未尽，必须节饮食，慎起居，静养康复。若因劳作过度，如久行、久立、久坐，或话语过多等，使余邪复燃，旧病复发，称作劳复，治用枳实栀子豉汤，清热除烦利气。若兼宿食者，加适量大黄，化滞消食。本方虽未提出具体症状，但以方测证，当见身体烦热、心中懊恼，或腹胀大便不爽等症。

枳实栀子豉汤，由栀子豉汤加枳实组成。用栀子豉汤，清热宣郁除烦。用枳实，行气宽中。大黄性味苦寒，具有清热除烦、攻下积滞、化瘀解毒之效。如果宿有食积者，加大黄以下食积，所以本方亦可治疗因饮食不节而引起的食复。本方要求用清浆水煎服，清浆水又名酸浆水，是用清水浸泡粟米 7 天以上，待味变酸，水面起白花而成。用此水煎药，取其性凉善走，以宣中开胃、化滞除烦。

【原文】伤寒瘥已后，更发热者，小柴胡汤主之。脉浮者，以汗解之；脉沉实者，以下解之。（3）

【通释】本条论瘥后不同症状的证治。伤寒大病瘥后，正气未复，余邪未尽，可出现不同的症状，当观其脉证，知犯何逆，随证治之。若脉浮者，是复感新邪，为病在表，当以汗解之；若脉沉者，为邪结在里，当以下之；若更发热者，既非表证又非里证、邪在半表半里者，当以小柴胡汤和解表里。

【原文】大病瘥后，从腰以下有水气者，牡蛎泽泻散主之。（4）

牡蛎泽泻散方：牡蛎（咸平）熬，泽泻（咸寒），瓜蒌根（咸寒），蜀漆（辛平）洗，去脚，葶苈（苦寒）熬，商陆根（辛酸）熬，海藻（咸寒）洗去咸，以上各等份。

上七味，异捣下筛为散，更入白中治之，白饮和服方寸匕。小便利，止后服，日三服。

【通释】本条论瘥后腰以下有水气的证治。凡大病瘥后，复见腰以下水肿者，多为湿热壅滞、水气不利所致。诸有水者，腰以下肿，当利小便，腰以上肿，当发汗乃愈。本病从腰以下有水气者，治当用牡蛎泽泻散利小便、逐水邪。

牡蛎泽泻散，由牡蛎、泽泻、天花粉、蜀漆、葶苈子、商陆根、海藻组成。方中牡蛎、海藻入肝，软坚利水。商陆根配葶苈、泽泻，泻肺利尿逐水。蜀漆劫痰破结，以开痰水之凝结，现多用常山代替。天花粉养阴生津，以防诸药利水伤津。临床常用本方治疗各种原因引起的腹水。但是，其利水作用较缓，逐水作用弱于十枣汤。因商陆有小毒，一般用量为 3 ～ 9g。

【原文】大病瘥后，喜唾，久不了了者，胃上有寒，当以丸药温之，宜理中丸。（5）

【通释】本条论大病瘥后虚寒喜唾的证治。喜唾者，善唾也。大病瘥后，患者出现频频吐涎或唾沫不止，是因肺脾阳虚。脾阳虚则寒湿不化，肺阳虚则津液不布，肺脾阳虚，寒湿不化，聚而为饮，故见喜唾而久不了了者，治用理中丸，温中散寒、化饮止唾。

【按语】《金匮要略·肺痿肺痈咳嗽上气病脉证治》载："肺中冷，必眩，多涎唾，甘草干姜汤以温之。"与本条相似，当互参。

【原文】伤寒解后，虚羸少气，气逆欲吐者，竹叶石膏汤主之。（6）

竹叶石膏汤方：竹叶二把（心平），石膏一斤（甘寒），半夏半升，洗（辛温），人参三两（甘温），甘草二两（甘平），炙，粳米半升（甘微寒），麦门冬一升（甘平），去心。

上七味，以水一斗，煮取六升，去滓，内粳米，煮米熟汤成，去米，温服一升，日三服。

【通释】本条论病后余热未尽、气阴两伤的证治。伤寒不但伤人之阳气，而且化热之后伤人之津液。伤寒大病之后，大邪虽去，余热未尽，气津两伤。津伤而不能滋润，故见形体羸瘦。气伤而不足以息，故见短气。余热不尽，内扰于胃，故见气逆欲吐。本证还当见心烦口渴、舌红少苔等症，治用竹叶石膏汤，清热和胃、益气生津。

竹叶石膏汤由竹叶、石膏、半夏、人参、甘草、粳米、麦冬组成。石膏、竹叶清热除烦。人参、甘草益气生津。麦冬、粳米滋养胃阴。半夏和中降逆。上药共奏清热和中、益气养阴之功。

竹叶石膏汤，是临床常用的处方，特别是对热病后期，出现气阴两伤者，用之更为适宜。

【按语】竹叶石膏汤，是白虎加人参汤去知母，加麦冬、竹叶、半夏而成。用治大病初愈，余热未尽，气阴两伤之证，治以扶正为主，故用麦冬而不用知母。白虎加人参汤证，是阳明气分热盛，热盛耗气伤津，虽然亦有气阴两伤，但以热盛为主，故用知母清热，而不用麦冬，此两方之别也。

2022年年底，新型冠状病毒感染肆虐，疫病广泛流行。大同广盛原中医药有限公司积极配合当地政府，为抗击疫病捐款捐药，免费为患者发放中药煎剂。笔者献出防疫抗疫系列处方，根据患者的临床表现，把竹叶石膏汤作为新型冠状病毒感染恢复期服用的处方，向患者发放，收到了非常好的疗效。

【原文】病人脉已解，而日暮微烦，以病新瘥，人强与谷，脾胃气尚弱，不能消谷，故令微烦，损谷则愈。(7)

【通释】本条论病解微烦的调治。参照《辨霍乱病脉证并治法》篇第11条"吐利发汗，脉平，小烦者，以新虚不胜谷气故也"。本条所言之"病人脉已解"，是言患者大病已愈，病脉已解。但是每到日暮，出现微微发热，这是由于大病新瘥，脾胃之气尚弱，若强食多饮，难以消化吸收，故令微微发热。微热的产生，是由强食多饮所致，故称作食复，食复和宿食不同，无须治疗，只要减少饮食即可痊愈，故曰"损谷则愈"。

【按语】对本条的解释，有人把"烦"字解释成心烦。根据前后文意，此处之"微烦"应理解为微微发热。结合临床，大病瘥后，特别是未成年人，因脾胃功能尚弱，常因饮食不节而致身体微微发热。

辨不可发汗病脉证并治法第十五（1—14条）

汗法，是中医八法之一。凡是能祛除表邪、解除表证的方法，称为汗法。所以，汗法适用于表证。但是，既言汗法，就必有其法则和规则，如果不在规则之内，即使有表证亦不可使用。本篇着重讨论汗法的禁忌及误用汗法后所引起的不良后果。关于汗法的禁忌，散见于六经各篇，特别在《太阳篇》中，有详细的论述，故当互参。

【原文】夫以为疾病至急，仓卒寻按，要者难得，故重集诸可与不可方治，比之三阴三阳篇中，此易见也。又时有不止是三阳三阴，出在诸可与不可中也。（1）

【通释】本条说明编写可与不可与诸篇内容的目的和意义。俗话说："得病如山倒，去病如抽丝。"疾病的发生，是非常迅速和急促的，疾病发生之后，仓促之间很难寻找到准确而有效的治疗方法。所以重新收集整理了各种可与不可与的治疗方法而集于一篇，比从散见于三阴三阳篇中去寻找，更方便易得。其次，在三阳三阴篇中尚未论及的内容，亦录至诸可与不可与各篇之中。

【原文】脉濡而弱，弱反在关，濡反在巅，微反在上，涩反在下。微则阳气不足，涩则无血。阳气反微，中风汗出而反躁烦。涩则无血，厥而且寒。阳微发汗，躁不得眠。（2）

【通释】本条指出阳虚血少不可发汗及汗后的变证。浮细而无力谓之濡脉，主血虚。沉细而无力谓之弱脉，主气虚。"弱反在关，濡反在巅"，巅者，关脉高骨之处。濡弱之脉见于关部，关脉以候胃，故为胃之气血不足。脉来无力，按之似有似无为微脉，主气血虚。脉来涩滞，按之如轻刀刮竹之艰涩，谓之涩脉，主血滞精亏。寸脉在上以候心肺，尺脉在下以候肝肾。寸脉见微，心肺之气血不足。尺脉见涩，肝肾之精血亏损。气血不足，风邪乘虚而入，则见中风汗出而烦躁。精血亏损，阴阳之气不相续接，故见四肢厥冷恶寒。实人伤寒发其汗，虚人伤寒建其中。吾师刘渡舟亦警戒世人："治病留人，不可发虚人之汗。"阳虚血少而中风，治当扶正祛邪，若误发其汗，犯虚虚之戒，必因汗出阳气更虚。阳虚阴盛，阴来搏阳，故见躁烦不得眠也。

【原文】动气在右，不可发汗，发汗则衄而渴，心苦烦，饮即吐水。（3）

【通释】本条论肺气虚不可发汗及汗后的变证。动气者，因气虚于内而筑筑跳动也。动气发生的部位不同，主病各异。《素问·至真要大论》曰："所谓动气，知其脏也。"《难经·十六难》指出肝内证，脐左有动气。心内证，脐上有动气。脾内证，当脐有动气。肺内证，脐右有动气。肾内证，脐下有动气。又肝气升于左，肺气降于右。今动气发生于腹之右侧，故知肺脏之气虚。肺主一身之气，开窍于鼻。肺气虚，误用汗法而气更虚，气虚不能帅血统血，使血妄行而见鼻衄。气虚汗出，汗出津伤，故见口渴而心烦。气虚津液不化，水液内停而上逆，故饮水则吐，又名水逆。

【原文】动气在左，不可发汗，发汗则头眩，汗不止，筋惕肉𥆧。（4）

【通释】本条论肝气虚不可发汗及汗后的变证。若动气发生于腹部之左侧，此乃肝气不足。肝藏血、主筋，为风木之脏，体阴用阳。肝气虚而误发其汗，必致肝气更虚，虚风上扰，故见头目眩晕、汗出不止。气主煦之，血主濡之，气虚不能温养筋脉，而见筋惕肉𥆧。故《素问·至真要大论》曰："诸风掉眩，皆属于肝。"

【原文】动气在上，不可发汗，发汗则气上冲，正在心端。（5）

【通释】本条论心阳虚不可发汗及汗后的变证。动气发生于脐上，乃心阳虚也。心为君主之官，阳中之阳，汗为心之液。心阳虚而误发其汗，气随津脱，使心阳更虚。阳虚不能制水于下，寒水气逆而上冲，发为奔豚。治疗用苓桂术甘汤温通心阳、平冲降逆。

【原文】动气在下，不可发汗，发汗则无汗，心中大烦，骨节苦疼，目运，恶寒，食则反吐，谷不得前。（6）

【通释】本条论肾气虚不可发汗及汗后的变证。动气发生于脐下者，肾气虚也。肾者主水，主骨生髓。肾气虚而误发其汗，使肾更虚，因肾之阴液不足，故发汗而无汗可发。汗后肾水不足，水不制火，而心中大烦。汗后肾精更虚，故见骨节疼痛。肾阴虚，阴不制阳，虚阳上扰，故见目运。运通晕，目运者，头目眩晕也。阴病及阳，肾阳虚而见恶寒。肾阳虚不能暖土，使其腐熟运化不能，故见不欲饮食，甚则食物不运而食则反吐。

【原文】咽中闭塞，不可发汗，发汗则吐血，气欲绝，手足厥冷，欲得蜷卧，不能自温。（7）

【通释】本条论肾阴虚者不可发汗及汗后的变证。手少阴之脉，上夹于咽。足少阴之脉，上循喉咙而夹舌本。咽中闭塞者，少阴之阴液不足，治当滋补阴液。若误用辛温发汗，因辛温助热，热动阴血而见吐血。故《太阳篇》第87条曰："咽喉干燥者，不可发汗。"又因过汗伤阳，阳气大虚，气虚不达而见手足冷，不能自温，欲得蜷卧。

【原文】诸脉得数动微弱者，不可发汗，发汗则大便难，腹中干，胃燥而烦，其形相象，根本异源。（8）

【通释】本条讨论阴虚阳盛者不宜发汗及误汗后的病变。若脉象数动而微弱，表明阴虚火旺，治疗应泻心火、补肾水，以滋阴降火为主。若错误地给予发汗，会导致津液严重耗损，使腹部干燥，大便难以排出。此大便燥结虽看似与阳明腑实证相似，但两者病因根本不同。阳明腑实证由燥热内结、腑气不通所致，治疗用承气汤以泻实通便；而本证则由津液大亏、燥屎难行引起，治疗需用增液承气汤，以增津液、促排便。因此说："症状相似，但病因迥异。"

【原文】脉微而弱,弱反在关,濡反在巅,弦反在上,微反在下。弦为阳运,微为阴寒。上实下虚,意欲得温。微弦为虚,不可发汗,发汗则寒栗,不能自还。(9)

【通释】本条论阳虚寒盛之人不可发汗及误汗后的变证。关以候胃,微弱之脉见于关部,为脾胃气血不足。弦脉在上,微反在下,即弦脉见于寸部,微脉见于尺部。弦脉为阳虚于上,微脉为寒盛于下。因虚阳上浮,阴寒下实,故曰上实下虚。阳虚寒盛,故曰微为阴寒,意欲得温。治疗当温阳散寒,若误用汗法,必因汗之而阳气更虚、阴寒更盛。阳虚寒盛,故见全身恶寒振栗,虚阳不能自还。

【原文】咳者则剧,数吐涎沫,咽中必干,小便不利,心中饥烦,晬时而发,其形似疟,有寒无热,虚而寒栗,咳而发汗,蜷而苦满,腹中复坚。(10)

【通释】本条论肺阳虚不可发汗及误汗后的变证。阳虚导致寒湿不化,积聚成痰饮。痰饮阻滞肺部,影响肺气宣降,引起剧烈咳嗽,咳出白色涎沫,同时因津液分布不均而咽干。此外,水道受阻,小便不畅。痰饮停留胸膈,造成胸腹满闷,虽有饥饿感却食欲不振。阳虚寒饮内聚,表现为阵发性发冷,类似寒疟,可用小青龙汤温肺化饮。若误用发汗法,会进一步损伤阳气,加剧形寒蜷卧、腹部满硬的症状。

【原文】厥,脉紧,不可发汗,发汗则声乱、咽嘶、舌萎、声不得前。(11)

【通释】本条论少阴阳虚不可发汗及误汗后的变证。李时珍《濒湖脉学》云:"紧为诸痛主于寒,喘咳风痫吐冷痰。"紧脉主寒主痛,寒在肌表,当见头身疼痛而恶寒,今但见脉紧而四肢厥冷,寒不在表而在里,为阳虚寒盛,阳气不达于四肢,故见肢厥脉紧。阳虚治当温阳,不可发汗。足少阴之脉,循喉咙,夹舌本;手少阴之脉,从心系上夹咽。咽喉乃诸阴经所聚。若误用汗法,使心肾之气伤,而见舌体萎软,声音低弱而嘶哑。

【原文】诸逆发汗，病微者难瘥；剧者言乱、目眩者死，命将难全。（12）

【通释】本条论阳虚厥逆的患者不可发汗及误汗后的变证。诸逆，是指各种厥逆，诸如寒厥、热厥、痰厥等，都属禁汗之列。特别是阳虚寒厥的患者，更不能发汗。若误发其汗，轻则阳气更虚而使病情加重难愈，重则使阳气外脱，神明昏聩，语言错乱。甚则出现虚阳上脱、神气外亡之目眩，故《难经·二十难》曰："脱阳者见鬼，脱阴者目盲。"病若至此，性命难保。

【原文】咳而小便利，若失小便者，不可发汗，汗出则四肢厥逆冷。（13）

【通释】本条论下焦阳虚而咳者不可发汗及误汗后的变证。咳而小便自利者，病在肺也，当以肺论治。咳而小便失禁者，病及肾也。五脏之病，穷必及肾，肾司二便，病及于肾，气化不能，故咳时小便自出，治当温补肾阳。若误发其汗，汗出阳气更虚，阳虚不达于四肢，故见四肢厥逆。

【原文】伤寒头痛，翕翕发热，形象中风，常微汗出自呕者，下之益烦，心中懊恼如饥；发汗则致痉，身强，难以屈伸；熏之则发黄，不得小便；灸则发咳唾。（14）

【通释】本条论误治太阳中风证的各种变证。伤寒头痛，翕翕发热，微汗出而自呕者，为太阳中风证，当用桂枝汤解肌散风。如果误用下法，必致正虚邪陷，使病情加重，故曰下之益烦。若下后表邪入里化热，热扰胸膈，则见心烦懊恼如饥之虚烦证，治用栀子豉汤。若用麻黄汤之辛温重剂发汗，因汗出过多，阳亡津伤，经脉失其温养，而见身体强直、难以屈伸之痉病。若以火熏之，热邪入里，不得小便而湿无出路。湿与热合，湿热郁蒸，发为黄疸。若误用灸法，必因火为邪，火热伤肺而见咳唾脓血。

辨可发汗病脉证并治法第十六（1—6 条）

　　本篇与《辨不可发汗病脉证并治法》对偶而设，上篇主要论述汗法之禁忌及误汗后的各种变证。本篇则论述汗法的应用原则及具体方法。同时根据天人相应的理论，首次提出了"春夏宜汗"的治疗原则，这是对《黄帝内经》"春夏养阳，秋冬养阴"理论的继承和发展。关于可发汗的条文，亦散见于六经各篇，特别在《太阳篇》中，论述更为详细，诸如第 13 条之桂枝汤、第 32 条之葛根汤、第 36 条之麻黄汤、第 39 条之大青龙汤及第 41 条之小青龙汤等，故当互参。

　　【原文】大法，春夏宜发汗。（1）

　　【通释】本条指出春夏治病的法则。春主生，夏主长。四时中，春夏为阳气升发之季，人体的阳气多浮盛于表，邪气袭人，亦多在表，治疗宜发其汗，以顺应阳气之升发。这是一般的治疗原则，不可拘泥。

　　【原文】凡发汗，欲令手足俱周，时出以漐漐然，一时间许，亦佳。不可令如水流漓。若病不解，当重发汗。汗多必亡阳，阳虚，不得重发汗也。（2）

　　【通释】本条论发汗的方法和法则。邪气在表，当以汗解，所谓体若燔炭，汗出而散。但是必须汗而得法，汗不得法，病必不除。首先，必须是全身汗出，所谓"欲令手足俱周"，不可但使局部汗出而邪去不彻。其次要汗出漐漐然，漐漐者，小雨也。即微似有汗者也，不可令汗流浃背。出汗最好为一时许，即两个小时左右，不可时间太长，亦不可时间太短。发汗后病仍不解者，应当按上述方法再发其汗。汗生于阴而出于阳，汗出多者必亡其阳，阳虚的患者，不可重发汗。此条与桂枝汤方后注略同，当互参。

【原文】凡服汤发汗，中病便止，不必尽剂。（3）

【通释】本条提出发汗的注意事项。汗法，本为祛邪而设，若服药后汗出病愈者，当停服余药，所谓中病即止。如桂枝汤方后注云："若一服汗出病瘥，停后服，不必尽剂。"否则有汗多亡阳之虞。

【原文】凡云可发汗，无汤者，丸散亦可用；要以汗出为解，然不如汤，随证良验。（4）

【通释】本条指出发汗之药不必拘于剂型。凡辨为可发汗的表证，发汗时若无汤药者，亦可用发汗解表的丸药或散药，要以发汗祛邪为目的，不必拘于剂型。不过，丸者，缓也；散者，散也；汤者，荡也。所以丸散之剂型，不若汤剂之取效快，又不能如汤剂随症加减。

【原文】夫病脉浮大，问病者言，但便硬尔。设利者，为大逆。硬为实，汗出而解。何以故？脉浮当以汗解。（5）

【通释】本条论表里同病的治则。浮脉为阳而表病居多，患者脉见浮大，为病在表，虽见大便硬结而未见腹满胀痛者，非为阳明燥屎内结，当先发汗以解表，表解里和，大便自通。若用通下之法，此为大逆。纵然是表证而兼阳明燥热内结者，亦当先解表。表解而里实未除者，复当攻里。如《太阳篇》第94条曰："本发汗而复下之，此为逆也；若先发汗，治不为逆。"

【原文】下利后，身疼痛，清便自调者，急当救表，宜桂枝汤发汗。（6）

【通释】本条继论表里兼病的治疗原则。虚寒下利而兼表证之身疼痛者，当先温阳止利，利止清便自调者，再治其表，解表宜桂枝汤。《外台秘要》云："里和表病，汗之则愈。"本条当参考《太阳篇》第95条。

辨发汗后病脉证并治法第十七（1—2条）

《辨发汗后病脉证并治法》，从其篇名而言，凡是汗后表邪未除，或汗之不彻而表证尚存，或因误汗后产生坏病者，均属本篇讨论的范畴。故其内容繁多，散见于六经各篇，尤其在《太阳篇》中叙述更为详细。本篇但举一条为例，实为抛砖引玉之笔，当参照其他各篇。

【原文】发汗多，亡阳谵语者，不可下，与柴胡桂枝汤和其荣卫，以通津液，后自愈。（1）

【通释】本条论汗多亡阳谵语的证治及禁忌。汗法本为表证而设，若汗不得法，则变证接踵。汗生于阴而出于阳，汗出过多，不但表证不解，亦可导致亡阳。阳亡则神气内虚，故见谵语。但是，本条之谵语与阳明燥热内结之谵语不同，治疗不可用承气汤，当用柴胡桂枝汤。用桂枝汤调和营卫，以祛太阳未尽之邪；复用小柴胡汤，疏利三焦，使上焦得通，津液得下，胃气因和，则谵语止而病向痊愈。本条方证亦见于《太阳篇》第154条。第154条叙症较详，而本条但言谵语一症，此详于前而略于后，故当互补。

【原文】此一卷，第十七篇，凡三十一证，前有详说。（2）

【通释】此卷第十七篇，共收三十一证，前之各篇都有详尽说明。

辨不可吐第十八（1条）

吐法本为祛邪而设，用之得当，邪去病愈；用之不当，非但邪实不去，亦使正气受伤，病不除而加重。故设此篇，以示不可乱用此法。

【原文】合四证，已具太阳篇中。（1）

【通释】本篇辨不可吐四证，见《太阳篇》《少阴篇》《厥阴篇》中。

太阳病，当恶寒发热，今自汗出，不恶寒发热，关上脉细数者，以医吐之过也。若得病（注：《太阳篇》第128条无此语），一二日吐之者，腹中饥、口不能食；三四日吐之者，不喜糜粥，欲食冷食，朝食暮吐，以医吐之所致也，此为小逆。（见《太阳篇》第128条）

太阳病吐之，但太阳病当恶寒，今反不恶寒，不欲近衣，此为吐之内烦也。（见《太阳篇》第129条）

少阴病，饮食入口则吐，心中温温欲吐，复不能吐，始得之，手足寒，脉弦迟者，此胸中实，不可下也，当吐之。若膈上有寒饮，干呕者，不可吐也，当温之。（注：《少阴篇》第338条为"急温之，宜四逆汤"）（见《少阴篇》第338条）

诸四逆厥者，不可吐之（注：《厥阴篇》第344条为"不可下之"），虚家亦然。（见《厥阴篇》第344条）

详解内容见上述诸篇之中。

辨可吐第十九（1—5条）

　　《素问·阴阳应象大论》曰："其高者，因而越之。"吐法是中医八法之一，凡是邪实停留于胸膈以上者，便可使用吐法，此亦因势利导之法也。本篇与"辨不可吐"相对而设，当互相参考。

　　【原文】大法，春宜吐。（1）
　　【通释】本条指出春季当用吐法。《素问·四气调神大论》曰："春三月，此为发陈。"春天，气象更新，万物苏醒，自然界充满升发之气。根据"天人相应"的理论，四时之春季，治疗当顺应自然界升发之气，若辨为实邪蕴结于胸膈之上者，便可使用吐法。

　　【原文】凡用吐汤，中病即止，不必尽剂也。（2）
　　【通释】本条指出吐法的使用原则。吐法，虽能祛除实邪，但因力量峻猛，最易伤人之正气，故当"中病即止"。否则，邪气虽去，正气受伤，变证接踵而至，故《素问·五常政大论》曰："大毒治病，十去其六；常毒治病，十去其七；小毒治病，十去其八；无毒治病，十去其九；谷肉果菜，食养尽之。无使过之，伤其正也。"

　　【原文】病胸上诸实，胸中郁郁而痛，不能食，欲使人按之，而反有涎唾，下利日十余行，其脉反迟，寸口脉微滑，此可吐之。吐之，利则止。（3）
　　【通释】本条论痰实阻于胸中之证治。病胸上诸实，是言痰饮或宿食阻于胸膈，胸中气机不畅而郁闷疼痛，不能饮食。因胸中郁闷，欲使人按压，按之反有痰饮涎沫吐出，则知痰饮实邪阻于胸中。下利日十余行，若属阳虚下利脉当微弱，今脉反迟，寸口脉微滑，《金匮要略·呕吐哕下利病脉证治》曰："下利，脉迟而滑者，实也。"此痰实之邪壅塞于上，气机阻滞，水饮不化，水饮下趋大肠，故下利日十余行。治当涌吐胸中痰实，使痰实去，气机畅，胸闷下利诸症自止。

【原文】宿食，在上脘者，当吐之。（4）

【通释】本条论宿食停于上脘之证治。《素问·五脏别论》曰："六腑者，传化物而不藏，故实而不能满也。"胃为六腑之一，主受纳与腐熟。胃有上、中和下脘之不同。宿食又名积食，指未消化的食物停积致病，多因暴饮暴食，或胃的腐熟功能减弱而产生。因宿食停留的部位不同而治法各异：宿食停于下脘，治以调胃承气汤通下；宿食停于中脘，治以保和丸消导；宿食停于上脘，治以瓜蒂散涌吐，各随其证而治之。

卷八

【原文】病人手足厥冷，脉乍结，以客气在胸中；心下满而烦，欲食不能食者，病在胸中，当吐之。（5）

365

【通释】本条论痰实阻于胸膈之证治。《厥阴篇》第369条："病人手足厥冷，脉乍紧者，邪结在胸中。胸中满而烦，饥不能食者，病在胸中，当须吐之，宜瓜蒂散。"两条所论基本相同，本条谓"脉乍结"，第369条谓"脉乍紧"。脉乍结者是言病机，为痰实阻滞，气机不通。脉乍紧者是言病邪，为痰实阻遏胸阳。都以"乍"字来形容，即时有时无，说明邪结不甚，可用瓜蒂散吐之。成无己注曰："紧为内实，乍紧则实未深，是邪在胸中；结为结实，乍结则结未深，是邪在胸中，所以证治俱同也。"详见《厥阴篇》第369条。

辨不可下病脉证并治法第二十（1—23 条）

下法，为中医八法之一，主要为内实燥结、瘀血凝结等证而设，若无上述证者不可用之。因泻下之药多为苦寒，其力峻猛，若误用之必伤正气，使病不除甚或加重。故列此篇，以示学者慎用下法。本篇不但提出了不可下的病证，同时亦列举了误下后的变证。其他内容散见于六经各篇，尤其在《阳明篇》其论更详，当互参。

【原文】脉濡而弱，弱反在关，濡反在巅；微反在上，涩反在下。微则阳气不足，涩则无血。阳气反微，中风、汗出而反躁烦；涩则无血，厥而且寒。阳微不可下，下之则心下痞硬。（1）

【通释】本条指出阳虚血少不可攻下。其内容与《辨不可发汗病脉证并治法》第 2 条字义大抵相同，彼言阳虚血少不可发汗，误汗则阳气更虚，阴来搏阳，故见烦躁不得眠。此条谓阳虚血少不可下，误下则正虚邪陷，中焦升降失常，气机闭塞而见心下痞硬。

【原文】动气在右，不可下。下之则津液内竭，咽燥、鼻干、头眩、心悸也。（2）

【通释】本条论肺气虚不可下。如前之《辨不可发汗病脉证并治法》篇所释，动气在右，肺气之虚也。肺气虚，金不制木，肝气旺。治当泻南补北，即泻心火、补肾水，因子令母实，母令子虚。或培土生金，切不可用泻下之法，大汗亡阳，大下伤阴，阴伤津液内竭，故见咽燥鼻干。肺虚金不制木，肝风上扰，故见头目眩晕而心悸。

【原文】动气在左，不可下。下之则腹内拘急，食不下，动气更剧。虽有身热，卧则欲蜷。（3）

【通释】本条论肝气虚不可下。动气在左，肝气虚。误用下法。肝气更虚，动气更甚，因木虚而致火虚（母令子虚），火不生土，脾土不运，故见食不下。肝木不足，误下气虚津伤。阳气者，精则养神，柔则养筋。肝之津气不足，筋脉失养，而见腹内拘急。阳虚饮盛，虚阳外浮，见身热而欲蜷卧，此热在皮肤，寒在骨髓也。

【原文】动气在上，不可下。下之则掌握热烦，身上浮冷，热汗自泄，欲得水自灌。（4）

【通释】本条论心气虚不可下。动气在上，心气之虚，误用攻下，下多伤阴，阴虚虚火内生，故见掌握热烦。掌握者，手掌之中心也，后世称五心烦热。阴虚火旺，虚火迫津外渗而汗出，汗出津伤，气随津脱，故身上浮冷。汗出津伤，欲得饮水。故曰"欲得水自灌"。

【原文】动气在下，不可下。下之则腹胀满，卒起头眩，食则下清谷，心下痞也。（5）

【通释】本条论肾气虚不可下。肾虚者误用攻下，必致脾肾两虚。《素问·阴阳应象大论》曰："清气在下，则生飧泄；浊气在上，则生䐜胀。"阳虚寒湿内生，寒湿中阻，脾胃升降失常。浊气在上，头目眩晕；清气在下，下利清谷，气闭中焦，则见心下痞硬、腹部胀满。

【原文】咽中闭塞，不可下。下之则上轻下重，水浆不下，卧则欲蜷，身急痛，下利日数十行。（6）

【通释】本条论肾阳虚不可下。手少阴之脉，上夹于咽。足少阴之脉，循喉咙，夹舌本。《辨不可发汗病脉证并治法》第7条是言肾阴虚不可发汗，本条是言肾阳虚不可下，误用下法，不但因苦寒之药败胃，亦可更伤阳气。阳虚于下，虚火浮于上而致咽喉闭塞。阳虚寒盛，故见身痛蜷卧。阳虚寒湿内生，而见水浆不下，下利清谷，日数十余行。甚则因虚阳浮于上，寒湿沉于下，而成上轻下重之格局。

【原文】诸外实者，不可下。下之则发微热，亡脉厥者，当脐握热。（7）

【通释】本条论表实证误下后之脉症。所谓外实者，是指外感邪气在表，诸如太阳中风、太阳伤寒等证。邪气在表，不可泻下，纵然兼有里实证者，亦当先治其表、后攻里，这是六经病的治疗原则。若误用攻下，正虚邪陷，使津伤气亡而病情加重。因津伤气亡而见脐握即腹中发热，甚则厥逆无脉。阳虚外浮，而成身微热之格阳证。

【原文】诸虚者，不可下。下之则大渴，求水者易愈；恶水者剧。（8）

【通释】本条论误下诸虚证的变证及预后。下法本为邪实而设，各种虚证当禁用。若误下虚证之后，使津液大伤，气津两亡。津伤则求水自救，故见大渴，饮后令胃气和润而病愈。若津伤口渴而恶水者，此阳气绝矣，示病情重而预后不佳。

【原文】脉濡而弱，弱反在关，濡反在巅；弦反在上，微反在下。弦为阳运，微为阴寒。上实下虚，意欲得温。微弦为虚，虚者不可下也。（9）

【通释】本条论上实下虚者不可下，与《辨不可发汗病脉证并治法》第2条略同。关以候胃，濡弱之脉见于关部，脾胃之气血不足。弦脉在上，弦脉见于寸部；微脉在下，微脉见于尺部。弦脉为虚阳扰于上，故曰弦为阳运；微脉为阴寒盛于下，故曰微为阴寒。因虚阳浮于上，阴寒盛于下，故曰上实下虚。阳虚阴盛，意欲得温，治当温阳散寒。阳虚阴盛，不可攻下，下之更使津伤气亡。

【原文】微则为咳，咳则吐涎，下之则咳止，而利因不休，利不休，则胸中如虫啮，粥入则出，小便不利，两胁拘急，喘息为难，颈背相引，臂则不仁，极寒反汗出，身冷若冰，眼睛不慧，语言不休，而谷气多入，

此为除中，口虽欲言，舌不得前。(10)

【通释】本条论误下阳虚的变证。脉微为阳气虚，阳虚寒湿不化、肺气不宣，故见咳吐涎沫，治用小青龙汤温肺化痰。若误用攻下，不但使阳气更虚、痰饮更甚而咳不止，更因下焦阳虚关门不固而下利不休。阳虚则寒湿痰饮内盛，胸中如有虫啮而不适。脾阳虚，中焦不运，故见粥入则吐。肾阳虚，气化不利，故见小便不利。阳气者，精则养神，柔则养筋。阳虚，经脉失其濡养，故见两胁拘急，颈背相引，臂则不仁。阳虚阴寒内盛，故身冷如冰。阳虚不固，汗出津伤，神气外浮，故见目睛不慧，视物不清，或见郑声之语言不休，声音低微，口虽欲言，但舌不得前。阳虚寒盛，中焦不运，当不欲饮食，今反能食者，则为除中。除中者，中气消除也。有胃气则生，无胃气则死，若见此证，病已危矣！

【按语】对"下之则咳止"，注家多认为因下之气下而可止。如成无己曰："下之气下，咳虽止而因利不休。"也有的对下后咳止之因，避而不谈，如《医宗金鉴》注曰："今脉微，下之寒虚更甚，故咳虽止而利不休也。"余以为，误下之后，阳气更虚，只能使咳嗽加重，所以，前之解释，于理相悖，实有强勉之嫌。"下之则咳止"，疑在传抄之中，漏掉一"不"字，当是"下之则咳不止"。意即上焦阳虚，痰饮内盛，误用攻下之后，使阳气更虚，不但使咳嗽加重，因脾肾阳虚，寒湿不化，又增下利不止，如此肺、脾、肾阳气都虚，故使病情加重。

【原文】脉濡而弱，弱反在关，濡反在巅；浮反在上，数反在下。浮为阳虚，数为无血，浮为虚，数为热。浮为虚，自汗出而恶寒；数为痛，振寒而慄。微弱在关，胸下为急，喘汗而不得呼吸，呼吸之中，痛在于胁，振寒相搏，形如疟状，医反下之，故令脉数、发热、狂走见鬼，心下为痞，小便淋沥，小腹甚硬，小便则尿血也。(11)

【通释】本条论阳虚血少误下后的变证。脉见濡而弱，濡为血少，弱为气虚，弱反在关，濡反在巅。濡弱之脉见于关部，为中焦脾胃气血不足。浮为阳气虚，数为阴不足。浮取脉浮，为阳气虚；沉取脉数，为阴不足。浮为阳气虚，阳虚不能固表，故见自汗出而恶寒；数为阴不足，阴不足经脉失养，故见身体疼痛而振栗。微弱为阳虚，微弱在关，为中焦阳虚，阳虚不能制水，水饮停于中焦，故见心下拘急。寒水逆于上，则见汗出气喘，不得呼吸。气喘引动胸胁，故见胸胁疼痛，振寒如疟。阳虚血少，治当扶正，若误用攻下，使正气更虚，气机闭塞，升降失常，故见心下痞满。误下阴气伤，阴虚生热，虚火内生，故见身热脉数。虚火上扰心神，则见发狂奔跑，如见鬼神。虚火移于下焦，则见小腹硬满疼痛，甚则小便淋沥而便血。

【原文】脉濡而紧，濡则胃（赵本作"卫"字）气微，紧则荣中寒。阳微卫中风，发热而恶寒；荣紧胃气冷，微呕心内烦。医为有大热，解肌而发汗。亡阳虚烦躁，心下苦痞坚。表里俱虚竭，卒起而头眩。客热在皮肤，怅怏不得眠。不知胃气冷，紧寒在关元。技巧无所施，汲水灌其身。客热应时罢，栗栗而振寒。重被而复之，汗出而冒巅。体惕而又振，小便为微难。寒气因水发，清谷不容间。呕变反肠出，颠倒不得安。手足为微逆，身冷而内烦。迟欲从后救，安可复追还。（12）

【通释】本条论误治太阳虚证之变证，当属汗法之禁忌。脉见濡而紧，濡则卫气虚衰，紧为寒邪中荣（营）。卫阳不足，复感风寒之邪，而成太阳中风之证，故见发热恶寒。风寒外束肌表，内困脾胃，故见呕而心烦。治当用桂枝汤，解肌散风、调和营卫，表解而里和。

医者误以麻黄汤峻猛发汗，大汗亡阳，阳虚阴盛，阴来搏阳，故见心中烦躁、怅怏不眠。汗生于阴而出于阳，大汗之后，胃阳不足，中焦阳虚寒盛，脾胃升降失常，气机痞塞，故见心下痞坚。阳虚阴盛，清阳不升，猝起则头目眩晕。虚阳浮于肌表，而见里寒外热的格阳证。热邪浮于表，内扰心神，故见心中郁闷而不得眠。

医者不知温阳散寒以救里，但见其身热而用冷水浇灌，身热虽能得到缓解，但阳气大虚而寒从内生，阳虚不能濡养经脉，故见身体寒栗而振。因寒栗而覆被加衣，导致汗出阳气更虚。阳虚火不暖土，则见呕吐、不断下利清谷。清阳不升，故上见头目眩晕，下见肛肠下脱。阳虚寒盛，阳虚而气化不能，故见小便不利。清阳不达四肢，而见手足逆冷，甚则身冷躁扰不安，一派纯阴用事。如此阳亡之证，治当急温回阳，如若迟疑不决，亡阳于顷刻之间。

【原文】脉浮而大，浮为气实，大为血虚。血虚为无阴，孤阳独下阴部者，小便当赤而难，胞中当虚，今反小便利，而大汗出，法应卫家当微，今反更实，津液四射，荣竭血尽，干烦而不得眠，血薄肉消，而成暴液。医复以毒药攻其胃，此为重虚，客阳去有期，必下如污泥而死。（13）

【通释】本条论误下后气实血虚的死证。脉浮而大，浮而有力为阳气实，大而中空为阴血虚。气为阳，血为阴，阴虚不能缩阳，而成阳亢之证。阴虚阳亢，虚火内盛，下焦阴亏，必见小便短少，今反小便利而大汗出，更伤其阴液。阴虚阳亢，亢盛之阳，亦当为虚阳，故曰"法应卫家当微"，今反是邪热盛，热迫津液外泄，使津液四射，加之阳热伤津竭液，营血津液大虚，故见心烦不寐、形体消瘦，称为"暴液"。暴液者，津液猝然脱竭也。治疗本当救阴制阳，医者反误用攻下之法。一则因泻下而更伤阴竭液，阴伤而虚阳外亡，故曰"客阳去有期"；二则因泻下苦寒败胃，使胃气将绝，故见大便如同淤泥一般的危重症。

【原文】脉数者，久数不止，止则邪结，正气不能复，正气却结于脏，故邪气浮之，与皮毛相得。脉数者，不可下，下之则必烦利不止。（14）

【通释】本条论邪热结滞及误下后的变证。数脉主热盛，脉数而有间歇者，则为促脉。促脉不但主热，又主气血痰瘀，故曰"止则邪结"。邪气瘀阻，正气不能复出而内结于脏，使邪气浮于肌表，留于皮毛。脉数虽为热盛，但非为腑实内结，故不可攻下，否则使正虚邪盛，邪热扰心而见心烦。正气益虚，故见下利不止。

【原文】脉浮大，应发汗，医反下之，此为大逆。(15)

【通释】本条论表证不可下。浮脉为阳表病居，浮而有力为表实，浮而无力为表虚。脉见浮大，浮为在表，大为邪实。浮大之脉，为表病邪盛，治当发汗解表。即使夹有里实者，亦当先解表后攻里。若以脉大误用攻下，必致正虚邪陷，变证接踵，故曰此为大逆。

【原文】呕多，虽有阳明证，不可攻之。(16)

【通释】见《阳明篇》第216条。

【原文】太阳病，外证未解，不可下，下之为逆。(17)

【通释】见《太阳篇》第45条。

【原文】夫病阳多者热，下之则硬。(18)

【通释】本条论阳明病热未成实不可下。凡病阳经者，皆有发热，诸如太阳病之发热恶寒、少阳病之寒热往来、阳明病之但热不恶寒等。下法，但为阳明腑实证而设，太阳证、少阳证，都在禁下之例，纵然是阳明热证，因邪热尚未与燥屎敛结成实，亦不可攻下，若误用攻下，正虚邪陷，邪热与胸中痰水相结，则成胸腹硬满疼痛之结胸证，故《太阳篇》第138条曰："病发于阳，而反下之，热入因作结胸。"

【原文】无阳阴强，大便硬者，下之则必清谷腹满。(19)

【通释】本条论阳虚寒凝而大便硬者禁用寒下。大便硬结者，有因热、因寒、因虚、因实之异，若燥热内结者，治用承气汤攻下。若津亏肠燥者，治用麻子仁丸润下。无阳阴强而大便硬者，无阳为阳虚，阴强为阴寒盛。阳虚寒盛，寒气凝结而大便不通者，治用温脾汤或大黄附子汤温下。若误用苦寒攻下，因苦寒败胃，使中焦脾胃阳气受伤，失其腐熟运化，而见下利清谷、腹满胀痛。

【原文】伤寒发热，头痛，微汗出。发汗，则不识人；熏之则喘，不得小便，心腹满；下之则短气，小便难，头痛，背强；加温针则衄。

（20）

【通释】本条论误治太阳表虚证的变证。伤寒，症见发热、头痛、微汗出，为太阳表虚证，治用桂枝汤，解肌散风、调和营卫。若误用麻黄汤发汗，因汗出过多，津伤热盛而神志昏聩。若以火熏之，则助热伤津，邪热内盛，上迫于肺而气喘，下壅于腹而心腹胀满，热盛伤津而不得小便。若误用苦寒攻下，正虚邪陷，正气受伤而见短气，津液受伤，在上因经脉失养而头项强痛；在下则小便难。若以温针强发其汗，因助热伤津，伤阴动血，则为鼻衄。

【原文】伤寒，脉阴阳俱紧，恶寒发热，则脉欲厥。厥者，脉初来大，渐渐小，更来渐渐大，是其候也。如此者恶寒甚者，翕翕汗出，喉中痛；热多者，目赤脉多，睛不慧，医复发之，咽中则伤；若复下之，则两目闭，寒多者便清谷；热多者便脓血；若熏之，则身发黄；若熨之，则咽燥。若小便利者，可救之；小便难者，为危殆。（21）

【通释】本条论太阳少阴厥的脉症特点及误治后的各种变证。在太阳病中，症见发热恶寒、脉阴阳俱紧者，为寒邪伤于太阳之表实证。太阳与少阴相表里，太阳受邪，极易传于少阴。在太阳之邪欲传少阴的过程中，其脉由浮紧，逐渐变为沉细；当邪气欲出于太阳之表，其脉由沉细，逐渐变为浮紧，这种脉象称为厥脉，厥脉者，是言脉之忽大忽小、忽浮忽沉，为邪气进退于表里之脉象。因太阳少阴同时受邪，邪在太阳，而见恶寒汗出；邪在少阴，则见咽喉疼痛，目赤红肿，甚则视物不清，治当两解太少。

若复用汗法解太阳之表，必因辛温伤津化燥，而致咽中伤痛。若复用攻下，则使正虚邪陷。因误下少阴阳虚者，而精神不振，两目紧闭，但欲眠睡，甚则下利清谷。若误下后阴虚者，虚火灼伤阴络，而见下利脓血。若以火熏之，火热与湿邪相结，则成湿热发黄证。若以瓦熨之，火逆伤津而见咽干口燥，而成火逆证。火逆伤津之后，小便自利者，津液未竭，尚可救治；小便短少者，津液已竭，其病危殆！

【原文】伤寒发热，口中勃勃气出，头痛，目黄，衄不可制，贪水者必呕，恶水者厥。若下之，咽中生疮，假令手足温者，必下重便脓血。头痛目黄者，若下之，则两目闭。贪水者，脉必厥，其声嘤，咽喉塞；若发汗，则战栗，阴阳俱虚。恶水者，若下之，则里冷不嗜食，大便完谷出；若发汗，则口中伤，舌上白苔，烦躁，脉数实，不大便，六七日后，必便血；若发汗，则小便自利也。（22）

【通释】本条论伤寒化热入里、误治后的各种变证。伤寒本当发热，若见其口中勃勃气出，头痛，目黄，鼻衄不可制者，为寒邪化热也。因热气内壅，故见呼吸时勃勃气出。勃勃，兴盛之貌，勃勃气出是言呼吸急促，为热盛也。热邪上扰清窍，故见头痛，热郁血分，而见目黄。热伤阳络，则见鼻衄。若因热邪伤津口渴者，须少少与饮之，令胃气和润即可，若暴饮而致水邪复聚而作呕。若不欲饮水者，是因素体阳虚，水湿不化。水停心下，阳气不达四肢，故见四肢厥冷。

伤寒化热入里，治当清热泻火，若误用下法，下后伤津，而见咽中生疮。若见手足温者，是邪热入于营血，因热腐成脓，必便脓血。误下后，正虚邪陷，阳热内闭者，由原来邪热上扰的头痛目黄，变成目闭不欲睁。若原来热盛津伤而欲饮水者，误下后，正虚邪闭，故见脉厥声嘤，声嘤者，声音低微也，甚则咽喉痹塞。

伤寒化热入里，若误发其汗，使津伤阳虚，而见振寒战栗。平素中焦阳虚，误下后，使阳气更虚，阳虚生寒，故见脘腹寒冷而不欲饮食，甚则下利完谷不化；若误汗后，阳虚津伤，虚阳上扰，则见口伤烂赤、心中烦躁、舌上白苔。若脉来疾数而有力，是阳复太过，阳复津伤，故见不大便六七日，久之，热伤阴络而大便下血。若更发其汗，使肾阳受伤，气化不利，膀胱失约，而小便自利。

【原文】下利，脉大者，虚也，以其强下之故也。设脉浮革，因尔肠鸣者，属当归四逆汤主之。（23）

【通释】本条论下后血虚里寒的证治。下利而脉大者，是由于误下之后，中焦阳气受伤，清气不升，故见下利，所以《素问·阴阳应象大论》曰："清气在下，则生飧泄。"阳虚不敛，故脉见浮大而无力。《濒湖脉学》谓："革脉形如按鼓皮，芤弦相合脉寒虚，女人半产并崩漏，男子营虚或梦遗。"所以误下后，脉见浮革者，是血虚有寒，寒邪下趋，故见肠鸣，治用当归四逆汤，温中散寒、养血通阳。

辨可下病脉证并治法第二十一（1—11条）

本篇继《阳明篇》之后，较为详细地论述了下法的病因病机和病证，并根据病情的轻重缓急及寒热虚实，提出了峻下法、急下法、温下法和寒下法等。特别是温下法的提出，虽未出具体方剂，但是从治疗原则上是对阳明病下法的补充。本篇开始提出了秋宜下的治疗原则，体现了中医"天人相应"的整体观念。

【原文】大法，秋宜下。（1）

【通释】本条指出秋季治病的法则。《素问·四气调神大论》曰："秋三月，此谓容平，天气以急，地气以明。"在四时中，秋主收，其气主降，为万物收敛肃降之季。根据人与天地相应的规律，人体的阳气，亦多沉降于里。故治病之大法，宜多下法，以顺应阳气收敛肃降之势，此亦因势利导之法也，这是一般的治疗原则，不可拘泥。

【原文】凡服下药，用汤胜丸，中病即止，不必尽剂也。（2）

【通释】本条论泻下剂型的区别及泻下的原则。汤者，荡也。丸者，缓也。在泻下剂中，以汤剂最为峻猛，丸剂较为缓和，故曰"用汤胜丸"。临证当根据病情的轻重缓急，准确选用剂型，方可取得疗效。凡事总是利弊相随，水能行舟，亦能覆舟。泻下剂，既可祛邪，亦易伤正。应用泻下剂，一定要把握其度，所谓"中病即止，不必尽剂也"。所以，在《阳明篇》第225条和第226条分别强调"若一服利，止后服""若一服谵语止，更莫复服"。

【原文】下利，三部脉皆平，按之心下硬者，急下之，宜大承气汤。（3）

【通释】本条论急下存阴之法。下利，若属阳虚寒盛，脉当沉细而弱。今三部脉皆平，即非为沉细弱之脉，再切按其腹部，心下脐周硬满疼痛者，为燥屎内结阳明而成热结旁流证。热结不去，旁流不止，欲止旁流，必去热结，治用大承气汤急下之。急者，刻不容缓也，因热结逼迫津液下渗，有亡津竭液之虞，故当急下，如救焚然！

【原文】下利，脉迟而滑者，内实也。利未欲止，当下之，宜大承气汤。（4）

【通释】本条论热结下利的证治。脉见迟滑者，脉迟，是热结肠胃，脉气受阻；脉滑，是燥热内结，宿食内停，所以《金匮要略·中风历节病脉证并治》曰："滑则谷气实。"下利脉迟而滑为内实也。内实阻滞，热结旁流，故见下利不止。治用大承气汤通下燥实，下利自止。

【原文】问曰：人病有宿食，何以别之？师曰：寸口脉浮而大，按之反涩，尺中亦微而涩，故知有宿食，当下之，宜大承气汤。（5）

【通释】本条论内有宿食之脉症及治法。所谓宿食，多缘于暴饮暴食，使食物停滞胃脘日久不化而成。宿食停滞胃脘，气机阻滞于上，故见寸口脉浮而大。食积停滞胃脘，气机阻滞不通，按之反涩。涩脉者，涩滞不畅也。中焦有宿食阻滞，下及于下焦，所以尺中脉轻微涩滞，治以大承气汤，攻下宿食、推陈致新。

【原文】下利，不欲食者，以有宿食故也，当宜下之，与大承气汤。（6）

【通释】本条论宿食之证治。宿食停滞肠胃不下，热积迫水液下趋，而成热结旁流之证。因宿食内停，胃不受纳腐熟，故不欲饮食。结合上条，当见浮大而涩滞之脉，治用大承气汤，攻下宿食，其利自止，此亦通因通用之法也。

【原文】下利瘥后，至其年月日复发者；以病不尽故也，当下之，宜大承气汤。（7）

【通释】本条论下利复发的原因及证治。下利，经治疗而痊愈，其后每到同一时期下利复发，可称为休息利。究其病因，是由于当初治之不彻，余邪未尽，病蒂未除，故在来年同一时期，因劳累过度，或感受时令邪气，引动伏邪而再次发病，治用大承气汤，下未尽之余邪，以断其病蒂。

【原文】下利，脉反滑，当有所去，下之乃愈，宜大承气汤。（8）

【通释】本条论实邪壅滞之下利。下利者，若因阳虚寒盛，脉见微弱。今下利而脉反滑者，是宿食积滞不化，邪实阻滞不通，故曰"当有所去"，治用大承气汤，下之乃愈。

【按语】以上诸条，皆论实邪阻滞之下利，无论宿食或燥屎，皆为有形实邪，都属实证、热证。虽见下利，治用承气汤攻下，故属通因通用之法。每条的论述，各有偏重，当互相参考。

【原文】病腹中满痛者，此为实也，当下之，宜大承气汤。（9）

【通释】本条论内实腹满疼痛的治疗。腹中满痛者，应分寒热虚实，因于虚寒而腹满疼痛者，当见胀满疼痛、喜温喜按、疼痛绵绵不已，治用四逆辈；若因实邪阻滞而腹满疼痛者，其胀满疼痛拒按，且胀痛持续剧烈，故曰"此为实也"，治用大承气汤，攻下实邪。

【原文】伤寒后，脉沉。沉者，内实也，下解之，宜大柴胡汤。（10）

【通释】本条论伤寒解后内实证的治疗。病属伤寒，解后当脉静身凉而病愈，今反见脉沉者，沉脉主里，以示邪气去表而入里，与胃肠有形之邪敛结成实，而成里实之证，故曰："沉者，内实也。"治用大柴胡汤，下之乃解。

【按语】大柴胡汤，是和解少阳兼通阳明之方，当参照《太阳篇》第109条、第144条、第173条等条文的脉症。

【原文】脉双弦而迟者，必心下硬；脉大而紧者，阳中有阴也，可以下之，宜大承气汤。（11）

【**通释**】本条以脉辨别心下痞硬的证治。心下痞硬，双手之脉皆见弦而迟者，弦脉主寒饮，迟脉主阳虚，脉见弦而迟，为阳虚寒饮内停。寒饮之邪停于中焦，脾胃升降失常，故见心下痞硬，病属虚寒之证。

若脉见大而紧者，大脉属阳，为热气盛；紧脉属阴，为邪气实。脉大而紧者，热盛而邪实，故曰"阳中有阴也"。又见心下痞硬，为热实内阻，治用大承气汤攻下实热。

辨发汗吐下后病脉证并治法第二十二
（附二十五方）

此第十卷，第二十二篇，凡四十八证，前三阴三阳篇中，悉具载之。卷内音释，上卷已有。

此已下诸方，于随卷本证下虽已有，缘止以加减言之，未甚明白，似于览者检阅未便，今复校勘，备列于后。

方

桂枝加葛根汤主之方：葛根四两，芍药二两，甘草二两，生姜三两，切，大枣十二枚，擘，桂枝二两，去皮，麻黄三两，去节（疑为错简）。

上七味，以水一斗，先煮麻黄、葛根减二升，去上沫，内诸药，煮取三升，去滓，温服一升，复取微似汗，不须啜粥，余如桂枝法。

桂枝加厚朴杏子汤方：于桂枝汤方内，加厚朴二两，杏仁五十个，去皮尖，余依前法。

桂枝加附子汤方：于桂枝汤方内，加附子一枚，炮，去皮，破八片，余依前法。术附汤方，附于此方内，去桂枝，加白术四两，依前法。

桂枝去芍药汤方：于桂枝汤方内，去芍药，余依前法。

桂枝去芍药加附子汤方：于桂枝汤方内，去芍药，加附子一枚，炮，去皮，破八片，余依前法。

桂枝麻黄各半汤方：桂枝一两，十六铢，去皮，芍药，生姜切，甘草炙，麻黄各一两，去节，大枣四枚，擘，杏仁二十四个，汤浸，去皮尖及两仁者。

上七味，以水五升，先煮麻黄一二沸，去上沫，内诸药，煮取一升八合，去滓，温服六合。

桂枝二麻黄一汤方：桂枝一两十七铢，去皮，芍药一两六铢，麻黄十六铢，去节，生姜一两六铢，切，杏仁十六个，去皮尖，甘草一两二铢，炙，大枣五枚，擘。

上七味，以水五升，先煮麻黄一二沸，去上沫，内诸药，煮取二升，去滓，温服一升，日再。

白虎加人参汤方：于白虎汤方内，加人参三两，余依白虎汤法。

桂枝去桂加茯苓白术汤方：于桂枝汤方内，去桂枝，加茯苓、白术各三两，余依前法，煎服。小便利，则愈。

以上九方，病证并在第二卷内。

葛根加半夏汤方：于葛根汤方内，加入半夏半升，余依葛根汤法。

桂枝加芍药生姜人参新加汤方：于第二卷桂枝汤方内，更加芍药、生姜各一两，人参三两，余依桂枝汤法服。

栀子甘草豉汤方：于栀子豉汤方内，加甘草二两，余依前法。得吐，止后服。

栀子生姜豉汤方：于栀子豉汤方内，加生姜五两，余依前法。得吐，止后服。

柴胡加芒硝汤方：于小柴胡汤方内，加芒硝六两，余依前法。服不解，更服。

桂枝加桂汤方：于第二卷桂枝汤方内，更加桂二两，共五两，余依前法。

以上六方，病证并在第三卷内。

柴胡桂枝汤方：桂枝去皮，黄芩，人参各一两半，甘草一两，炙，半夏二合半，芍药一两半，大枣六枚，擘，生姜一两半，切，柴胡四两。

上九味，以水七升，煮取三升，去滓，温服。

附子泻心汤方：大黄二两，黄连，黄芩各一两，附子一枚，炮，去皮，破，别煮取汁。

上四味，切三味，以麻沸汤二升渍之，须臾，绞去滓，内附子汁，分温再服。

生姜泻心汤方：生姜四两，切，甘草三两，炙，人参三两，干姜一两，黄芩三两，半夏半升，洗，黄连一两，大枣十二枚。

上八味，以水一斗，煮取六升，去滓，再煎取三升，温服一升，日三服。

甘草泻心汤方：甘草四两，黄芩三两，干姜三两，半夏半升，洗，黄连一两，大枣十二枚，擘。

上六味，以水一斗，煮取六升，去滓，再煎取三升，温服一升，日三服。

黄芩加半夏生姜汤方：于黄芩汤方内，加半夏半升，生姜一两半，余依黄芩汤法服。

以上五方，病证并在第四卷内。

桂枝加大黄汤方：桂枝三两，去皮，大黄一两，芍药六两，生姜三两，切，甘草二两，炙，大枣十二枚，擘。

上六味，以水七升，煮取三升，去滓，温服一升，日三服。

桂枝加芍药汤方：于第二卷桂枝汤方内，更加芍药三两，随前共六两，余依桂枝汤法。

四逆加吴茱萸生姜汤方：当归二两，芍药三两，甘草二两，炙，通草二两，桂枝三两，去皮，细辛三两，生姜半斤，切，大枣二十五枚，擘，吴茱萸二升。

上九味，以水六升，清酒六升，和煮取五升，去滓，温分五服。一方水酒各四升。

以上三方，病证并在第六卷内。

四逆加人参汤方：于四逆汤方内，加人参一两，余依四逆汤法服。

四逆加猪胆汁汤方：于四逆汤方内，加入猪胆汁半合，余依前服；如无猪胆，以羊胆代之。

以上二方，病证并在第七卷内。

主要参考书目

1. 刘渡舟. 伤寒论诠解 [M]. 天津：天津科学技术出版社，1993.

2. 刘渡舟. 伤寒校注 [M]. 北京：人民卫生出版社，2013.

3. 王庆国，李宇航，陈萌. 刘渡舟伤寒论专题讲座 [M]. 北京：人民卫生出版社，2013.

4. 成都中医学院. 伤寒论释义 [M]. 上海：上海科学技术出版社，2013.

5. 陈宝明. 伤寒论类辨 [M]. 北京：人民卫生出版社，1997.